U0189080

Vascular Complications of Surgery and Intervention
A Practical Guide

血管并发症外科及介入治疗
实用指南

原著　[美] Ramyar Gilani

　　　[美] Joseph L. Mills Sr.

主译　陆信武　叶开创

中国科学技术出版社

·北京·

图书在版编目（CIP）数据

血管并发症外科及介入治疗：实用指南 /（美）拉姆亚尔·吉拉尼 (Ramyar Gilani) ,（美）老约瑟夫·L. 米尔斯 (Joseph L. Mills Sr.) 原著；陆信武，叶开创主译. — 北京：中国科学技术出版社，2024.3

书名原文：Vascular Complications of Surgery and Intervention: A Practical Guide

ISBN 978-7-5236-0451-9

Ⅰ .①血… Ⅱ .①拉… ②老… ③陆… ④叶… Ⅲ .①血管外科学—并发症—诊疗—指南 Ⅳ .①R654-62

中国国家版本馆 CIP 数据核字 (2024) 第 040536 号

著作权合同登记号：01-2023-3930

First published in English under the title

Vascular Complications of Surgery and Intervention: A Practical Guide

edited by Ramyar Gilani, Joseph L. Mills Sr.

Copyright © Springer Nature Switzerland AG 2022

This edition has been translated and published under licence from Springer Nature Switzerland AG.

All rights reserved.

策划编辑	王久红　孙　超
责任编辑	王久红
文字编辑	张凤娇
装帧设计	佳木水轩
责任印制	李晓霖

出　　版	中国科学技术出版社
发　　行	中国科学技术出版社有限公司发行部
地　　址	北京市海淀区中关村南大街 16 号
邮　　编	100081
发行电话	010-62173865
传　　真	010-62179148
网　　址	http://www.cspbooks.com.cn

开　　本	889mm × 1194mm　1/16
字　　数	270 千字
印　　张	11
版　　次	2024 年 3 月第 1 版
印　　次	2024 年 3 月第 1 次印刷
印　　刷	北京盛通印刷股份有限公司
书　　号	ISBN 978-7-5236-0451-9/R·3177
定　　价	128.00 元

译者名单

主　译　陆信武　上海交通大学医学院附属第九人民医院血管外科
　　　　叶开创　上海交通大学医学院附属第九人民医院血管外科
译　者　（以姓氏笔画为序）
　　　　王　新　上海交通大学医学院附属第九人民医院血管外科
　　　　仇　鹏　上海交通大学医学院附属第九人民医院血管外科
　　　　卢化祥　上海交通大学医学院附属第九人民医院血管外科
　　　　成　咏　上海交通大学医学院附属第九人民医院血管外科
　　　　刘俊超　上海交通大学医学院附属第九人民医院血管外科
　　　　许之珏　上海交通大学医学院附属第九人民医院血管外科
　　　　吴小雨　上海交通大学医学院附属第九人民医院血管外科
　　　　张　荣　上海交通大学医学院附属第九人民医院奉城分院血管外科
　　　　张　省　上海交通大学医学院附属第九人民医院血管外科
　　　　施慧华　上海交通大学医学院附属第九人民医院血管外科
　　　　倪　燕　上海交通大学医学院附属第九人民医院血管外科
　　　　黄　群　上海交通大学医学院附属第九人民医院血管外科
　　　　黄斯旖　上海交通大学医学院附属第九人民医院血管外科
　　　　崔超毅　上海交通大学医学院附属第九人民医院血管外科
　　　　梁思渊　台州市立医院血管外科
　　　　彭智猷　上海交通大学医学院附属第九人民医院血管外科
　　　　惠美容　上海交通大学医学院附属第九人民医院血管外科
　　　　傅　彦　上海交通大学医学院附属第九人民医院血管外科
　　　　薛　松　上海交通大学医学院附属第九人民医院血管外科

内容提要

　　本书引进自 Springer 出版社，由美国贝勒医学院 Michael E. DeBakey 外科学系专家 Ramyar Gilani 和 Joseph L. Mills Sr. 联袂编写。著者聚焦各种血管并发症，分四篇 18 章系统介绍了血管并发症诊治的一般原则、围术期常见血管并发症的诊治，以及与外科手术、介入治疗相关的直接或间接血管并发症、迟发性血管并发症等内容，同时结合实际病例，总结操作流程规范，提出了规避意外事件的可行性建议，并详细介绍了针对已发生的血管并发症的处理策略。本书内容实用、阐释简洁、图文并茂，可供血管外科临床医生在日常防治血管并发症时借鉴参考。

译者前言

人生遭遇一些不幸在所难免。对医生而言，外科及介入治疗的血管并发症就是不幸之一，对患者更是如此。血管遍布全身，几乎所有外科手术都会涉及血管，血管疾病本身的手术和腔内介入治疗更是直接对血管进行操作。因此，血管并发症是外科医生无法逃避的话题。血管并发症在外科手术和介入治疗中虽然防不胜防，但仍可防微杜渐。著者编写本书的目的在于，最大限度地预防血管并发症的发生和发展。本书内容以理论联系实践，从四个方面与读者分享了丰富的理论知识和经验。

第一篇以血管并发症诊治的一般原则为主要内容。首先，复习了血管的局部解剖学，特别强调了任何手术之前复习相关解剖学的重要意义；其次，介绍了血管并发症常见病理生理学病变，包括出血、血栓形成和缺血机制，这是血管并发症最为常见的不良结局；最后，简要叙述了血管影像学的成像技术和临床应用，以及如何成为血管并发症诊断和制订治疗计划的重要依据。

第二篇以围术期常见血管并发症的诊治为主要内容，包括动脉和静脉血栓栓塞性病变及神经系统缺血性病变，后者又包括颅内神经缺血和脊髓缺血。同时针对儿童血管创伤做了比较详细的阐述，着重讨论了儿童血管创伤诊治的特点和注意事项。

第三篇是本书的重点内容，阐述了外科手术及介入操作引起的直接和间接血管并发症，从头颈部血管、胸腹部血管到四肢血管都有介绍，既概括了血管并发症诊治需要遵循的一般原则，还讨论了不同外科专科和不同疾病手术中可能遭遇的血管并发症。结合实际案例，总结了操作流程的规范，强调手术清单和团队协作的重要性，提出了规避意外事件的可行性建议，强调防患于未然的安全理念，并针对如何处理已发生的血管并发症做了详细介绍。

第四篇主要介绍两方面内容：一方面，对迟发性血管并发症做了系统介绍，目前，在专著中对迟发性血管并发症做出如此翔实的阐述是少有的。另一方面，对同一个手术术野的二次手术可能存在哪些挑战和陷阱做了详细介绍，并强调了术前手术方案的规划和血管损伤的预判，著者花了极大的笔墨强调血管外科专科医生在此过程中举足轻重的作用。当然，并发症可能伴随着医疗纠纷，这也是从另一个角度阐述手术安全的意义。

总之，本书内容以手术操作安全为宗旨，以规范操作流程为原则，强调了团队合作的力量、统一思想的核心、各司其职的必要。对于预防、预判、防范、规避、及时发现、诊断和治疗血管并发症，任何一名外科医生乃至医务人员都务必谨记终生。

优秀的外科医生，无外乎手持手术刀、头顶无影灯、心怀悬壶济世之义、饱含医者仁心之志，汲取老师之经验，规避先辈之意外，然后历经血雨腥风，不断反思总结，方能安全、有效、经久地治病救人。

上海交通大学医学院附属第九人民医院血管外科

原书前言

欢迎阅读 *Vascular Complications of Surgery and Intervention: A Practical Guide*。血管并发症是一个令人不快的话题，最好可以做到预判、识别和及时处理。作为血管外科医生，大部分日常工作中的思索和精力都致力于预防、诊断、减轻和救治血管并发症，在此过程中我们并非孤独。本书由致力于通过个人努力和专业知识提高医疗质量的专家们撰写。内容主要源自笔者们多年积累的临床实践经验，同时还结合了书中所述并发症的患者经历。

医务人员熟知慌乱和误操作所引起的意外血管并发症，也深知其对患者影响的方式和程度。首先，血管系统是一个无处不在且相互沟通的网络，覆盖躯体的全部区域，对器官和组织的生存至关重要，因此，血管并发症很可能会给患者带来严重后果。其次，不同医学专业和医务人员，在其执业范围内都会涉及这个既强大又脆弱的血管系统，但是对其熟悉程度和培训水平存在极大的差异，尤其在现代医学中，医学专业化程度越来越高。因此，需要以简洁且实用的形式阐述这些血管并发症的范畴及其管理措施，指导医务人员预防与处理血管并发症。最后，鉴于血管并发症可能对患者造成严重伤害，甚至死亡，了解与这些不良事件相关的医学法律也会培养医务人员的自我防护意识和安全文化。

本书内容的读者主要包括负责处理血管不良事件和直接治疗血管疾病及其相关并发症的医务人员。需要注意的是，本书没有讨论血管介入治疗引起的常见非血管特异性并发症，如心肌梗死或呼吸衰竭。本书内容分四篇阐述：第一篇介绍血管解剖及其功能；第二篇讲述血管系统的特异性并发症可能发生于任何患者身上，甚至发生在那些没有手术治疗的情况；第三篇讨论了介入操作和手术期间遇到的并发症；第四篇也是最后一个部分，介绍了关于血管并发症导致的迟发性和长期的后遗症。

第一篇主要介绍血管系统的基础解剖学和病理学知识，涵盖了血管穿刺和解剖显露时的血管局部解剖学，概述了血栓形成、出血和缺血性病变。血管影像学在临床上应用广泛，因此也做了简要介绍。本篇所述为后续内容奠定了基础。

第二篇主要阐述非干预相关并发症，即患者血管系统紊乱所导致的一系列并发症，这些并发症任何医务人员都可能会经历。内容涵盖了血栓栓塞性事件、脑卒中和脊髓缺血性瘫痪，还有一章讨论了儿童患者血管损伤。设置本篇的目的是为读者提供临床实用和可操作的信息，而不是医学文献的回顾。例如，哪些情况下应该怀疑有肺动脉栓塞、诊断流程是怎样的、如何使用药物治疗等。

由于不同专科医生都可能会进行针对血管系统的介入治疗和手术操作，所有医生都可能会遇到血管并发症，因此，第三篇内容旨在向这些医生介绍血管操作时可能发生的直接或间接并发症，比如，如何安全地进行手术操作（如血管穿刺、血管显露及手术清单讨论等的基本原则），如何安全地穿刺股总动脉，紧随其后的内容是讨论意外损伤侧支造成的致命出血和缺血并发症。每章都介绍了规避并发症的技巧和技术，以及如何正确处理已经发生的并发症。第三篇的最后内容分析了隐匿性并发症，即所谓"我以为不会发生但确实发生了"的情况列表，着重讨论未被及时识别的出血和缺血，特别是发生在外科不同专科手术相关的血管并发症，如神经外科、骨科、妇科和泌尿外科等。

第四篇重点介绍血管并发症导致的迟发性和长期后遗症。血管并发症可能发生于术后一段时间的任何时间点，即迟发性并发症，以原发血管和移植物发生的感染和对周围组织腐蚀最被熟知，这类并发症多数表现为迟发性，同样给肢体甚至生命带来严重的威胁。二次手术，在制订详细的术前手术计划和方案时务必考虑到可能遇到的解剖学困难。当然，讨论意外血管并发症是绕不开医学法学的。笔者们的宗旨是为了提高对血管并发症的认识、预判和监测，进而达到预防血管并发症的目的。

愿对知识的热爱永远激励着我；愿我的内心不贪婪，不吝啬，不渴望荣耀，更不追求个人名利。因为真理和博爱的敌人很容易欺骗我，使我忘记行善的崇高目标。

但愿我在患者身上只看到遭受着痛苦的同胞。

请赐给我力量、时间和机会，让我不断地修正我所获取的知识，并不断地扩展知识领域。因为知识是无限的，人的精神也是无限的，每天以新的要求充实自己。今天可以发现昨天的错误，明天又可以重新审视今天所确信的一切。

我已经为恪守职责做好了准备，现在就让我去履行我的使命吧。

——摩西·迈蒙尼德（中世纪哲学家）

Ramyar Gilani & Joseph L. Mills Sr.
Houston, TX, USA

目　录

第三篇 手术和介入

第四篇　迟发性并发症

第一篇　一般原则
General Principles

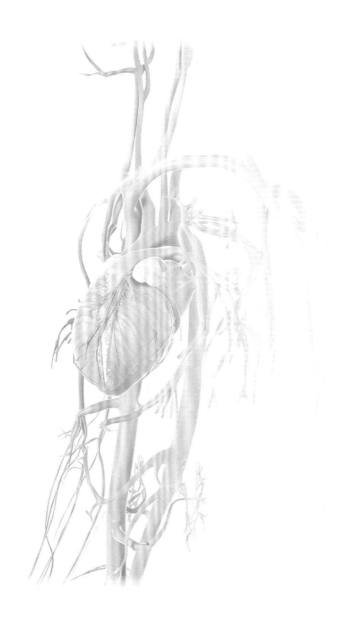

第1章 血管局部解剖学
Regional Vascular Anatomy

Brian C. Imada   Stephen R. Chen   著

一、血管的胚胎发育

脉管系统分为动脉系统、静脉系统和淋巴系统。动脉系统将血液从心脏逐步输出至更细的动脉、小动脉及远端器官的毛细血管。静脉系统将血液从机体逐步输入微静脉和更粗的静脉，直至心脏。淋巴系统从组织和器官收集组织液并引流至双侧锁骨下静脉[1]。

血管系统是胚胎发育的核心系统，供氧给发育中的胚胎并带走细胞中的代谢废物。因此，心血管系统是胚胎发育中的第一个有功能的器官系统。

在胚胎发育过程中，胚胎的外层（外胚层的前体）内陷形成原始条纹。胚层见于胚胎发育的最初阶段，由内层（内胚层）、中间层（中胚层）和外层（外胚层）组成。在中胚层中，被称为血管细胞的中胚层细胞聚集成血岛，然后分化为成血管细胞。这些成血管细胞发育为内皮细胞和血细胞。血岛细胞团持续分化并组合发展为充满血细胞的长管道。

同时，来自胚胎内中胚层的头端外侧细胞围绕体轴组装成心内膜管。这些心内膜管相互融合并向前延长。导管分割成腹侧主动脉和主动脉襻，并进一步向后方延伸为两个对称的背侧主动脉。这些背侧主动脉合并为一个单独的管腔。主静脉的发育源自成血管细胞前体细胞的迁移分化。

背侧主动脉形成于脊索腹侧，后主静脉形成于躯干内胚层背侧。

血液从心脏尾侧经背侧主动脉流出，经心静脉向头侧回流。

在胚胎早期血管生成过程中，成血管细胞是内皮细胞的前体。随着胚胎的继续发育，内皮细胞从前体细胞中发育而来，同时也从已融入胚胎发育中的血管床内皮细胞中发育而来。在后续的发育阶段，内皮细胞则完全由已有的内皮细胞发育而来。在整个发育过程中，被称为周细胞的血管平滑肌细胞被募集至原始内皮细胞群中，以促进形成成熟的血管[1]。

血管发生是指在血管发育的早期阶段，由成血管细胞，即中胚层前体，从头开始发育形成血管。这些成血管细胞迁移到胚胎的特定区域，并与其他成血管细胞结合形成松散的索，然后分化为内皮细胞。碱性成纤维细胞生长因子（basic fibroblast growth factor，bFGF）是血管形成的一个重要因素。这些原始结构形成了后续血管扩张的基础。背侧主动脉经血管形成部位的第一组成血管细胞发育而来。心内膜、腹侧主动脉和后主静脉是通过第二种机制形成的，即成血管细胞迁移到血管形成的不同部位。

在血管系统发育过程中起着重要作用的其他成分包括：血管内皮生长因子（vascular endothelial growth factor，VEGF）、VEGF 受体 2（VEGF receptor-2，VEGFR-2）和 VEGF 受体 1（VEGF receptor-1，VEGFR-1）。

内皮细胞还可以通过信号传导诱发早期的器官生成，如肝脏和胰腺的发育。

随着时间的延续，血管树通过细胞分裂、迁移，以及在血管新生中已有的血管内皮细胞的组装形成分支并建立新的连接。血管新生描述了一组细胞从母血管向外迁移的过程。这些内皮细胞在血管新生相关生长因子，如 VEGF、转化生长因子 β（transforming growth factor beta，TGF-β）、血小板衍生生长因子（platelet-derived growth factor，PDGF）和血管生成素 –1 的作用下，通过细胞重组从顶端延伸。这些顶端细胞迁移形成新的出芽，而后面的被称之为柄细胞发生增殖。顶端的细胞最终与其他细胞融合形成桥梁，并建立新的分支。这些新的连接会形成一个供血液流动的通畅的管腔[2]。

血管的分叉伴随着动脉新生而形成，动脉新生是指由原有的小动脉连接经生长发育而发展成侧支动脉。这一过程包括平滑肌细胞和内皮细胞活跃的增殖和重塑。

血管的精简和重塑发生于整个胚胎发育过程，这过程包括血管新生和血管发生的多个周期，并同时伴有凋亡。细胞根据胚胎的生长需要发生分裂或死亡，而这种精简和重塑是由不同的血流动力学、代谢需求和生长因子分泌等因素而引起的。胚胎期的血管丛最初是均匀、大小相等的血管。然后这些血管变得或大或小，在整个胚胎发育过程中形成各种各样的血管连接。血流动力学应力在血管环向生长中起着关键作用。

在发育早期阶段，动脉和静脉彼此是不能区分的。分化为动脉和静脉是由内皮细胞在分子水平上决定的，动脉和静脉特异性标记位于动脉的后极和静脉的前极[3]。

二、头和颈

（一）颅内

1. 动脉　为头颈部供血的动脉发自主动脉弓的三根分支动脉，包括双侧颈总动脉和椎动脉。

颈总动脉斜行向上，并在甲状软骨平面分为颈内动脉和颈外动脉。左侧颈总动脉包括胸段和颈段。胸段直接起自主动脉弓并位于纵隔内，颈段起自左侧胸锁关节平面。右侧颈总动脉没有胸段。

颈内动脉往往起自 C_3 和 C_5 平面，但每个人双侧颈内动脉的起源平面各不相同，而且大部分人是不对称的。

Bouthillier 分段将颈内动脉分为七段，即颈段（C_1）、岩段（C_2）、破裂孔段（C_3）、海绵窦段（C_4）、床突段（C_5）、眼段（C_6）和交通段（C_7）（图 1-1）。

颈内动脉的颈段在颈部没有重要的分支。颈内动脉岩段的分支有颈鼓动脉和翼管动脉。岩段的一个显著特征是，颈内动脉在进入颅底时固定于颅骨上，避免了颈内动脉向颅内延伸。颈内动

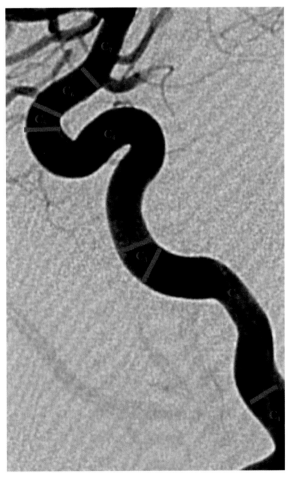

▲ 图 1-1　颈内动脉 Bouthillier 分段
C_1. 颈段；C_2. 岩段 / 水平段；C_3. 破裂孔段；C_4. 海绵窦段；C_5. 床突段；C_6. 眼段 / 床突上段；C_7. 交通段 / 终末段

脉破裂孔段没有分支。

海绵窦段由脑膜垂体干和海绵窦下外侧干组成。脑膜垂体干进一步分支为垂体下动脉、小脑幕动脉和斜坡外侧动脉（脑膜背侧动脉）。垂体下动脉为垂体供血，小脑幕动脉为幕突供血，斜坡外侧动脉为斜坡区硬脑膜供血。海绵窦下外侧干支配第Ⅲ对脑神经、第Ⅳ对脑神经、第Ⅵ对脑神经和三叉神经节。

两个颈动脉环将床突段分为近端和远端。这些颈动脉环对于防止床突段以下动脉瘤破裂引起的颅内蛛网膜下腔出血非常重要。眼段的分支包括眼动脉和垂体上动脉。眼动脉为视神经供血，垂体上动脉有分支为视神经、视交叉、垂体柄和结节部（垂体前叶）供血。眼动脉在临床上具有重要意义，可作为颈动脉远端硬脑膜环的解剖标志，因为眼动脉的起始点正好在颈动脉远端环的远端。位于颈动脉硬膜环远端上方的动脉瘤可引起蛛网膜下腔出血，因此，通常比位于颈动脉硬膜环近端的动脉瘤治疗更积极。

交通段的分支包括后交通动脉，脉络丛前动脉，大脑前动脉和大脑中动脉。后交通动脉与后循环相沟通，位于视神经束与脑神经Ⅲ之间。这种解剖关系在临床上很重要，因为后交通动脉的动脉瘤可能会由于压迫导致脑神经Ⅲ麻痹。后交通动脉发出丘脑前穿支血管。脉络丛前动脉是颈内动脉最远端的分支，为视交叉、海马和内囊的后肢供血。

大脑前动脉分三段（图 1-2）。A$_1$段（水平 / 交通前段）经过同侧视交叉和视神经。A$_2$段（垂直 / 交通后段）进入终板前方的半球间裂。A$_3$段包括前交通动脉远端和皮质分支。大脑前动脉绕过胼胝体压部后，止于第三脑室顶的脉络膜丛[4]。

大脑前动脉 A$_1$段发出 Heubner 回返动脉，尾状头和内囊前肢供血。该动脉起源于前交通动脉的近端。A$_1$段还发出内侧纹状体穿支动脉，为内侧基底神经节供血。

大脑中动脉包括四段（图 1-2）。M$_1$段是大脑中动脉的水平段，从颈内动脉末端延伸到脑裂开口处。这一节段发出外侧纹状体穿支动脉，为外侧基底神经节[5]供血。M$_2$段由位于大脑侧裂底部的大脑中动脉侧裂段组成。M$_2$段的分支为颞叶和岛叶皮质（韦尼克语言中枢区）、顶叶（皮质感觉

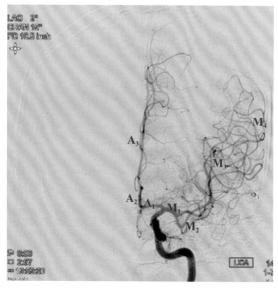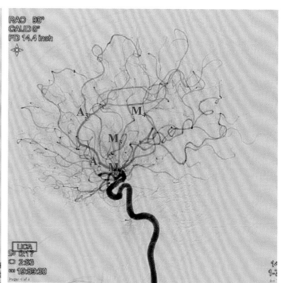

▲ 图 1-2　颅内颈内动脉造影

A$_1$. 大脑前动脉（ACA）的水平 / 交通前段；A$_2$. 大脑前动脉的垂直 / 交通后段；A$_3$. 前交通动脉远端和大脑前动脉皮质分支；M$_1$. 大脑中动脉（MCA）的水平段；M$_2$. 大脑中动脉的侧裂段；M$_3$. 大脑中动脉的皮质段；M$_4$. 大脑中动脉的皮质小分支

区）和额叶下外侧供血。M₃ 段为皮质段，从大脑侧裂顶部延伸至皮质表面。M₃ 段的分支为脑外侧皮质供血。大脑中动脉的皮质小分支组成 M₄ 段。

另外一对为头颈部供血的主要动脉是椎动脉。椎动脉从锁骨下动脉的第一段发出，在颈椎的横突孔内上行，位于颈内动脉后方和舌下神经（脑神经Ⅻ）根前方。椎动脉为颅后窝、枕叶、部分椎体和脊柱提供血液供应。

椎动脉分为以下四段。

V₁ 段（骨外段）：自椎动脉开口至 C₆ 横突孔。V₁ 段位于颈长肌后侧和前斜角肌外侧之间向后斜行，然后穿过椎动脉三角，在颈总动脉后面进入 C₆ 椎体的横突孔。V₁ 段分支包括节段颈肌支和脊髓支。

V₂ 段（椎间孔段）：从 C₆ 椎体的横突孔延伸到 C₂ 椎体的横突孔。V₂ 段通过 C₆ 椎体的横突孔上升到 C₃ 的横突孔，然后从上外侧穿过 C₂ 椎体的 L 形横突孔。V₂ 段的分支包括肌肉和脊髓的分支动脉及脑膜前动脉。

V₃ 段（寰椎段、硬膜外或椎管外）：从 C₂ 椎体的横突孔到硬脑膜的节段。V₃ 段出 C₂ 椎体横突孔，自外侧绕过 C₁ 横突孔，向后行走于 C₁ 椎体的后缘，穿行于颈髓连接处外侧和寰枕后膜的下缘以下，然后向内上侧穿过硬脑膜和蛛网膜，移行为 V₄ 段。

V₄ 段（硬脑膜内或颅内）：从硬脑膜延伸到两侧椎动脉的汇合处形成基底动脉。这段上升到舌下神经根的前面在脑桥下与对侧 V₄ 段相连形成基底动脉。V₄ 椎动脉的分支有脊髓前动脉、脊髓后动脉、穿支和小脑后下动脉。脊髓前动脉供给脊髓背侧至脊髓圆锥，脊髓后动脉供给脊髓的背侧和髓质下部，穿支灌注部分髓质，小脑后下动脉为第四脑室的外侧髓质、扁桃体、小脑下蚓部/小脑、脉络膜丛供血。小脑后下动脉是椎动脉的最大分支，也是小脑供血的三大动脉之一。

基底动脉延续为大脑后动脉，并发出丘脑穿支来供应丘脑血液。大脑后动脉分为以下四段（图 1-3）。

P₁ 和 P₂ 为大脑后动脉深部节段，P₁ 段位于基底动脉末端和后交通动脉之间。P₁ 段分支包括为中脑上半部分和丘脑供血的丘脑-下丘脑动脉[6]。Percheron 动脉是发自 P 段的解剖学变异动脉，该

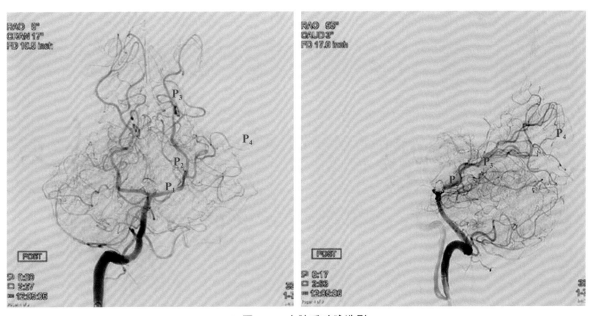

▲ 图 1-3　大脑后动脉造影

P₁. 大脑后动脉（PCA）的丘脑和下丘脑动脉；P₂. 大脑后动脉的丘脑膝状体动脉和脉络膜后动脉；P₃. 大脑后动脉的四叠体段；P₄. 大脑后动脉的距裂段

动脉是丘脑主要贯通支，供应丘脑双侧旁正中区域和中脑头端血液。该动脉具有重要临床意义，如发生动脉栓塞会引起丘脑双侧腹内侧梗死，患者表现为精神状态变化、垂直凝视麻痹、记忆障碍、偏瘫、小脑共济失调和运动紊乱。

P_2 段分支动脉有丘脑膝状体动脉和脉络膜后动脉。丘脑膝状体动脉为丘脑腹外侧供血，而脉络膜后动脉为膝状体外侧、丘脑枕、后丘脑、海马和海马旁回供血[6]。

P_3 和 P_4 是大脑后动脉的浅表部分。P_3 段是四叠体段，发出颞叶的前后颞下动脉。P_4 段是位于距状裂内的皮质段，其分支包括枕颞动脉、枕顶动脉和距状动脉[6]。P_4 段以距状动脉终止。

Willis 环是颈内动脉和椎 – 基底动脉在颅内中央相互沟通形成的环状结构。Willis 环位于脚间池。Willis 环前部是由大脑前动脉由前交通动脉连接，后部由基底动脉延续为大脑后动脉，通过后交通动脉与同侧颈内动脉汇合。

2. 静脉 / 静脉窦 颅静脉包括板障静脉和脑膜静脉。板障静脉经颅骨板障缝隙穿过，并与脑膜静脉、硬脑膜窦及颅骨膜静脉相交通。板障静脉的主要分支有额板障静脉、颞前（顶）板障静脉、颞后（顶）板障静脉、枕板障静脉及上矢状窦的板障静脉小属支。脑膜静脉由硬脑膜的静脉丛形成，回流至硬脑膜外层的输出静脉，最终连接上矢状窦。

幕上静脉系分为浅静脉系统和深静脉系统。脑外侧裂上方的大脑上静脉，于脑的外侧面收集额前静脉、额静脉、正中静脉和顶静脉，这些静脉同时也接受脑内侧面半球间裂的静脉回流。Trolard 静脉是连接皮支浅静脉和上矢状窦的静脉，是汇入上矢状窦的最大静脉，该静脉通常位于顶叶区域的外侧裂上方。

大脑中浅静脉引流脑外侧靠近外侧裂的浅静脉血流，该浅静脉通常向后汇入横窦，但也可能会向前流入大脑中深静脉。

大脑外侧裂下方的浅静脉，以及颞叶和枕叶下方的浅静脉流入横窦。Labbe 静脉是经颞部汇入横窦或乙状窦的浅静脉，该浅静脉是外侧裂下方最大的侧支静脉。术中识别该静脉很关键，Labbe 静脉的牵拉损伤可能会导致静脉型梗死和失语。

大脑深静脉由配对的大脑内静脉、Rosenthal 基底静脉和丘脑静脉组成。大脑内静脉是成对的静脉，走行距离中线约 2mm。这些静脉通过室管膜下内侧静脉和室管膜下外侧静脉，收集侧脑室额角深部白质和侧脑室体外侧的静脉血。大脑浅静脉和大脑中深静脉于外侧脑裂的内侧汇合形成 Rosenthal 基底静脉。然后这些静脉离开大脑外侧裂，沿着钩状核的上方走行，向后穿过中脑周围池，向后汇入至大脑大静脉（Galen 静脉）。

丘脑纹状体静脉是沿着侧脑室体下侧壁走行的深静脉。前间隔静脉和丘脑纹状体静脉的汇合也被称为静脉角，这是识别大脑内静脉的起源 Monro 孔的血管成像标志。

大脑深静脉汇入 Galen 静脉，Galen 静脉收集大脑内静脉、Rosenthal 基底静脉及颅后窝上方回流静脉的血液。Galen 静脉走行于胼胝体压部的后下方，然后流入直窦。

硬脑膜静脉窦也收集颅内静脉血液。上矢状窦位于大脑镰附着处的硬脑膜内，并收集运动和感觉皮质的静脉血液。横窦是汇入乙状窦的一对静脉窦，乙状窦再汇入颈静脉球。上矢状窦、横窦和直窦的交汇形成窦汇。

海绵窦位于蝶鞍两侧的腔隙，其内有动眼神经、滑车神经、眼神经、外展神经和颈内动脉海绵窦段。眼上静脉和眼下静脉向前方汇入海绵窦；碟顶窦在前方外侧汇入海绵窦；大脑浅静脉和沟回静脉偶尔也会汇入海绵窦。

海绵窦先向后方汇入岩上窦，然后向后下方汇入岩下窦，再往下汇入翼静脉丛。双侧海绵窦经海绵间前窦和海绵间后窦相连接。面静脉通过内眦静脉与海绵窦相交通。

垂体小静脉收集垂体前叶静脉血液汇入外侧的垂体腺静脉，并进一步汇入至垂体表面的垂体静脉，后者继续在外侧走行并汇入海绵窦。

颅后窝有三组静脉回流途径。上组收集小脑中央前静脉、中脑后静脉和蚓上静脉的血液，并汇入 Galen 静脉。前组收集脑桥中脑前静脉和岩静脉的血液并汇入岩窦。后组由扁桃体后上分支和下分支汇集而成的蚓下静脉组成，并汇入窦汇或横窦。

（二）颅外

1. 动脉　头颈浅表动脉主要来自颈外动脉。颈外动脉起自 C₄ 椎体平面，差不多甲状软骨的上缘。颈外动脉起自颈内动脉的内前方，上行于前方，然后稍微向后弯曲行走于颈部下颌骨后方的空隙。在整个过程中，颈外动脉逐渐变细。

颈外动脉分为前支和后支。前支有甲状腺上动脉、舌动脉和面动脉。甲状腺上动脉是颈外动脉的第一个前支，在舌骨平面附近[5]，该动脉在甲状腺的顶端延续为终末支。甲状腺上动脉供血喉部和甲状腺组织。它的分支包括上边缘弓、后腺弓、腺外侧弓、舌骨支、胸锁乳突动脉、喉上动脉和环甲动脉[5]。

舌动脉是颈外动脉的第二个分支。舌动脉为口腔底部和舌的肌肉供血[5]。舌动脉起自颈外动脉的前内侧，介于甲状腺上动脉和面动脉开口之间。舌动脉向斜上和内侧走行，然后向下和向前弯曲形成一个环，然后水平向前延伸，再上升至舌头的下表面。舌动脉的分支包括舌骨上支、舌背动脉和舌下动脉[5]。

面动脉来自颈外动脉的前方，于下颌支内侧延伸至下颌骨的下缘，走行浅表。面动脉为面部组织供血，包括肌肉、皮肤、下颌下限、扁桃体和软腭。面动脉分支有颈支、腭升动脉、扁桃体动脉、腺支、颏下动脉、面支、下唇动脉、上唇动脉、鼻外侧支（角动脉）、咬肌下支、颊动脉干支、颏中动脉和前颊支[5]。

颈外动脉后方的分支包括咽升动脉、枕动脉、耳后动脉、颞浅动脉和上颌动脉[5]。

咽升动脉包括前区和后区并供应颅底血液，前区分支包括咽支和鼓室下动脉，后区的分支有颈支和舌下神经支[5]。

枕动脉位于面动脉水平，向相反方向（向后上）走行。枕动脉的分支包括胸锁乳突肌支、乳突肌支、肌支和脑膜支[5]。

耳后动脉是颈外动脉的一根细小动脉，供应耳郭和耳郭后方的头皮血液，它包括三根分支动脉，分别为茎突动脉、耳支和枕支[5]。

随着颈外动脉进入腮腺后形成终末支，即颞浅动脉和上颌动脉。

颞浅动脉靠近腮腺，起自下颌颈后方。颞浅动脉供应部分面部和头皮血液。颞浅动脉的分支包括面横动脉、耳前支、颧眶动脉、颞中动脉、额支和顶支[5]。

上颌动脉是颈外动脉两根末端分支中较大的一根，起自下颌颈后方，经翼外肌的下头，并向远端进入翼腭窝。该动脉分为三段：下颌段、翼状段和翼腭段[5]。

上颌动脉下颌段位于下颌骨颈后方，其分支包括耳郭深动脉、鼓室前动脉、脑膜中动脉、额支、顶枕支、岩鳞干、脑膜副动脉和压槽下动脉[5]。脑膜中动脉经蝶骨棘孔进入颅内，是最大的脑膜动脉[5]。脑膜中动脉临床意义重大，破裂通常发生于翼点，从而导致硬膜外血肿[7]。此外，该动脉的损伤会形成动脉瘤或动静脉瘘[7]。

翼状段走行于颞窝的翼突外侧肌的浅层或深层，其分支包括颞深支、翼状支、咬肌动脉和颊动脉[5]。

翼腭段进入翼腭窝，并分为几个分支，根据离开翼腭窝的方向命名。这些分支包括牙槽上动脉、眶下动脉、腭大动脉、咽支、翼管动脉和蝶腭动脉[5]。蝶腭动脉是上颌动脉的末梢支，支配鼻腔，蝶腭动脉通常是造成鼻出血的原因。

2. 静脉　头颈部浅静脉经常见到明显的变异，本章将介绍最常见的静脉解剖。

滑车上静脉起自额头前部，与额部颞浅静脉

的分支相连。然后，该静脉向中线靠近并到达鼻表面，与鼻弓和眶上静脉伴行并同时向外侧延伸，在内眦附近形成面静脉[5]。眶上静脉起源于额骨颧骨突附近，然后向眶内侧上方移动。眶上静脉与滑车上静脉相连形成面静脉。眶上静脉的一个分支穿过眶上切迹与眼上静脉汇合[5]。

面静脉是由滑车上静脉和眶上静脉汇合而成。面静脉在靠近鼻翼的一侧斜行，也被称为角静脉。然后在眶下向后外侧延伸，继续向下延伸到面动脉后，直达下颌角。此时，与下颌后静脉相连。面静脉最终在舌骨大角处流入颈内静脉。面静脉经眼上静脉与海绵窦相连[5]。

颞浅静脉起源于头皮静脉网。翼静脉丛由蝶腭静脉、颞深静脉、翼静脉、咬肌静脉、颊静脉、牙静脉、腭大静脉和脑膜中静脉的分支组成。翼静脉丛通过面深静脉与面静脉相连，并通过蝶导静脉孔、卵圆孔和破裂孔与海绵窦相连[5]。

上颌静脉很短，与上颌动脉的第一部分伴行。下颌后静脉位于腮腺内，位于颈外神经和面神经之间，由两个分支组成。前段汇入面静脉，后段与耳后静脉一起汇入颈外静脉。耳后静脉源自顶枕静脉网，也接受来自枕静脉和颞浅静脉的血液汇入，偶尔也接受来自耳郭静脉和茎突静脉的分支静脉。耳后静脉在耳郭后方向下延伸，并与下颌后静脉的后支相连形成颈外静脉[5]。

枕静脉起源于头皮后静脉网，与颈深静脉、椎静脉汇合，最终汇入颈内静脉[5]。

颈外静脉是由下颌后静脉和靠近下颌角的耳郭后静脉的后支形成的。颈外静脉收集头皮、面部及其皮下组织的静脉血液。颈外静脉由颈阔肌、浅筋膜和皮肤覆盖。颈外静脉的主要分支包括颈外后静脉、颈横静脉、肩胛上静脉和颈前静脉。颈外静脉最终与锁骨下静脉汇聚[5]。

颈外后静脉源自枕部头皮，收集皮肤和肌肉静脉血并汇入颈外静脉中间部分。颈前静脉源自舌骨附近和下颌下浅静脉的连接处，并与之平行向中间走行，然后向外侧及远端深部汇入颈外静脉。颈外静脉也收集喉静脉和甲状腺小静脉的血流。两侧颈前静脉末端通常经颈静脉弓后相连接[5]。

颈内静脉收集颅、脑、颈部和面部的浅层组织及深层组织的静脉血。颈内静脉源自乙状窦位于颅底颈静脉孔的延续，在颈动脉鞘内向下延伸，最终在锁骨胸骨端深面与锁骨下静脉汇合形成头臂静脉。颈内静脉位于颈内动脉的前方和外侧。它的主要分支包括岩下窦和面静脉、舌静脉、咽静脉、甲状腺上静脉和中静脉[5]。

岩下窦自颈静脉孔的前部出颅腔，汇入颈静脉上球（颈内静脉的起始）。舌静脉由一条收集舌侧面和背部静脉血的舌背静脉和一条起自舌尖并沿着舌下表面向后延伸的舌深静脉组成[5]。

咽静脉始于咽外侧的咽丛，并与脑膜静脉汇合，最后流入颈内静脉。

甲状腺上静脉由深支和浅支组成，并与喉上静脉及环甲静脉汇合。甲状腺上静脉分支与对应的甲状腺上动脉分支伴行，并最终汇入颈内静脉。

甲状腺中静脉收集甲状腺下叶的静脉血。喉静脉和气管静脉与甲状腺中静脉汇合并汇入颈内静脉。

甲状腺下静脉源自静脉丛并与甲状腺中静脉及上静脉相通。左侧甲状腺下静脉源自静脉丛并与左侧头臂静脉相连。右甲状腺下静脉在上腔静脉起始的连接处汇入右侧头臂静脉。

椎静脉由椎内静脉丛组成的分支静脉汇合而成。椎内静脉丛源自寰椎后弓上方的椎管。细小的肌肉静脉在椎动脉周围形成静脉丛，最后汇合为椎静脉，并于 C_6 横突孔发出，在动脉后方下降，汇入头臂静脉的后半部分。主要分支静脉包括枕静脉、肌静脉、椎丛内静脉和外静脉、椎前静脉和颈深静脉。

椎前静脉源自上段颈椎横突周围的静脉丛。此静脉平行于颈升动脉下行，并汇入椎静脉末端。颈深静脉源自枕下区，与枕静脉相通，与颈后方肌肉静脉分支相通。椎前静脉收集来自颈椎周围静脉丛的分支血流，并最终汇入椎静脉的下部[5]。

（三）正常变异

由于椎动脉发育不全，两侧椎动脉解剖可能不对称。其中一侧椎动脉的小脑后下动脉的缺失或中断比较常见，以左侧优势椎动脉的变异最为多见。偶见椎动脉起源不同，左椎动脉直接起源于主动脉弓。

完整的 Willis 环是所有组成这个环形结构的动脉都存在，虽然是文献报道，但是完整的 Willis 环仅仅出现于极少部分人群。常见的变异有：一侧或双侧后交通动脉发育不良、前交通动脉缺如或两根源自同一侧颈内动脉呈分叉状、前交通动脉 A_1 段发育不良或缺如和胚胎型后交通动脉。当后交通动脉源自颈内动脉（而不是源自大脑后动脉）伴有大脑后动脉 P_1 段缺如或发育不良。存在这种变异时，后循环完全由单侧颈内动脉通过代偿性增粗的后交通动脉供血。

先天性一侧或双侧颈内动脉缺如偶尔也能见到。如果一侧颈内动脉缺如，鞍区内常见到颈-颈之间的交通动脉，此时，鞍区内动脉瘤发生率高。

永存颈动脉-椎基底动脉吻合较为常见。胚胎发育时，颈动脉和基底动脉之间建立很多连接，但是，这些连接通常在出生后不久发生消退。然而，有时这些连接在出生后仍然存在。往往以其邻近组织结构来命名。

永存原始三叉动脉是最常见的永存颈动脉-基底动脉吻合。它是连接颈内动脉海绵前段和基底动脉的一种永久性胚胎血管。该动脉与三叉神经相邻，然后汇入基底动脉。该动脉发生动脉瘤和动静脉畸形的概率较高。

其他不太常见的颈动脉-基底动脉连接包括连接颈内动脉颈段与基底动脉的永存舌下动脉（图1-4），以及连接颈内动脉与椎动脉的寰前段间动脉。

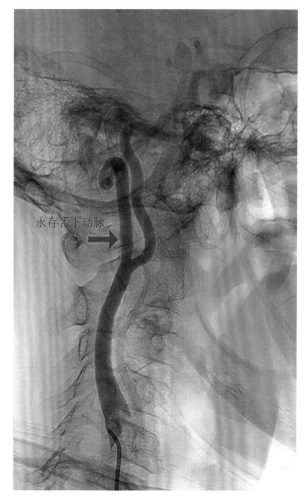

永存舌下动脉

▲ 图 1-4　永存舌下动脉（persistent hypoglossal artery, PHA）
永存颈动脉-基底动脉吻合，连接颈内动脉颈段与基底动脉

颈外动脉变异主要表现为不同的分支类型。常见的变异是舌动脉和面动脉共干（舌面干）、枕动脉和耳后动脉共干。

有些常见的硬脑膜静脉窦的正常变异，包括横窦发育不良导致的缺失，以及乙状窦或颈内静脉发育不良。一种常见的斜纹肌变异是上矢状窦直接汇入右横窦，直窦直接汇入左横窦。

三、胸部

胸主动脉解剖学上分为四段，即主动脉根部、升主动脉、主动脉弓和降主动脉。主动脉根部是从主动脉瓣环到窦管交界处的一段主动脉。主动脉窦是由位于瓣环上方的三个瓣尖组成，并止于窦管交界处。左侧和右侧冠状动脉分别发自左侧和右侧主动脉窦，而后瓣尖 / 后窦与冠状动脉无关，因此有时被称之为无冠状动脉窦。

升主动脉起自左心室基底部，通常位于胸骨后方约 6cm 处[8]。

主动脉弓自右侧第二胸肋关节上缘水平发出。主动脉弓先于气管的前方向后上方延伸，再向左侧延长，随后向后走行于气管的左侧。主动脉弓最终从第 4 胸椎左侧向下移行为降主动脉。

绝大多数人的主动脉有三根分支动脉，包括头臂干动脉（无名动脉）、左侧颈总动脉和左侧锁骨下动脉。头臂干动脉发出右侧锁骨下动脉和右侧颈总动脉。在左侧锁骨下动脉和肺动脉韧带之间的主动脉弓称之为峡部，在峡部的远端，沿着小弯区可以见到一个隆起的轮廓，称之为导管隆起。需要注意的是，这是一个正常的解剖结构，不应与假性动脉瘤相混淆。

根据弓上分支动脉与主动脉弓之间的成角，将主动脉弓分为三种不同类型。分类的原则是基于头臂干动脉起源的水平线与弓顶水平线之间的距离。如果水平线距离短于头臂干动脉的直径，称为 I 型弓；水平线距离是头臂干动脉直径的 1~2 倍，称为 II 型弓；水平线距离是头臂干动脉直径的 2 倍以上，称为 III 型弓[9]。

头臂干动脉是主动脉弓发出的第一根也是最大的一根分支动脉，发出右侧锁骨下动脉和右侧颈总动脉。右侧锁骨下动脉为右上肢供血，右侧颈总动脉为头颈部供血。右侧椎动脉由右侧锁骨下动脉发出。

左侧颈总动脉是主动脉弓发出的第二根分支动脉。主动脉弓发出左侧颈总动脉后再发出左侧锁骨下动脉。

降主动脉发自第 4 胸椎椎体的下缘水平，向下行走于脊柱的左侧，然后趋于中线走行，再于椎体前方下行并移行为腹主动脉。降主动脉供应心包、肺、支气管、食管等内脏动脉分支和胸壁的壁支血液。

降主动脉管壁的血液供应源自小血管网，即滋养动脉，来自于胸主动脉的肋间动脉和腹主动脉的腰动脉[5]。

肺循环包括肺动脉和肺静脉。左右肺动脉汇入肺动脉主干，后者汇入右心室。肺动脉将脱氧的静脉血输送至肺部，新的含氧血经左右肺静脉回到左心房，进入心脏。

（一）静脉

双侧头臂干静脉是位于上胸腔内由颈内静脉和锁骨下静脉汇集而成的粗大静脉。左侧锁骨下静脉位于左侧锁骨下动脉和颈总动脉前方，沿着斜向右方向汇入左侧头臂干静脉。右侧头臂干静脉位于右侧头臂干动脉前方，然后与左侧头臂干静脉汇合为上腔静脉。左侧头臂干静脉的主要分支包括：左侧椎静脉、胸内静脉、甲状腺下静脉、肋间上静脉、甲状腺静脉和心包膈静脉。右侧头臂干静脉的分支静脉包括：右侧椎静脉、胸内静脉、甲状腺下静脉，偶尔也包括右侧第一肋间静脉[5]。

上腔静脉是躯干上半部分的主要回流静脉，注入右心房。上腔静脉与右肺、胸膜、气管、右肺门和主动脉直接接触[5]。上腔静脉的主要分支静脉包括脐静脉和小的纵隔静脉。

奇静脉由腰升静脉、肋下静脉和腰奇静脉汇合而成。奇静脉在纵隔后上升至第 4 胸椎椎体水平，随后在右肺门上方向前形成弓形注入上腔静脉。奇静脉的主要分支静脉包括肋间后静脉、半奇静脉、副半奇静脉和食道静脉、纵隔静脉及心包静脉。右支气管静脉也于右肺门附近注入奇静脉。

半奇静脉起自左侧，于脊柱前方上行，然后向右侧横跨脊柱椎体达到奇静脉。半奇静脉的主要分支静脉包括下三根肋间后静脉、左侧腰升静脉和肋下静脉汇合形成的静脉干。副半奇静脉由众多肋间后静脉汇合而成，于胸椎外侧下行注入奇静脉。有些时候，副半奇静脉也会注入半奇静脉。

至于脊柱和脊髓的静脉回流，是大量静脉丛之间相互自由建立沟通并最终与椎间静脉相连接[5]。

（二）正常变异

主动脉弓有多种变异，包括右位主动脉弓、颈位主动脉弓和双主动脉弓。如果持续存在的第 4 胚胎主动脉弓是右侧而不是左侧时，则为右位主动脉弓。源自右位主动脉弓的分支动脉与源自左位主动脉弓的分支动脉呈镜像关系。双主动脉弓意味着双侧胚胎主动脉弓持续存在。颈位主动脉弓解剖位置特别高，可见于胸廓出口位置，甚至位于更高的颈部，提示持续存在的是第 3 而不是第 4 主动脉弓。

大部分人的主动脉弓分支动脉呈正常的解剖形态，但也见有变异。最常见的变异是头臂干动脉和左侧颈总动脉共干，往往被错误地称为"牛角弓"，其实真正的"牛角弓"是弓上分支动脉共用一根主干，再依次发出双侧锁骨下动脉和双侧颈总动脉。其他可能存在的变异包括左侧颈总动脉由头臂干动脉发出，或者双侧颈总动脉和双侧锁骨下动脉均直接来自主动脉弓。除此之外还有两种较为常见的变异：迷走右锁骨下动脉和左椎动脉直接来自主动脉弓。迷走右锁骨下动脉直接来自左侧锁骨下动脉远端的主动脉弓，然后在食管后方向右上肢走行。大多数患者无症状，但是少部分患者由于动脉对食管的压迫，导致吞咽困难，该临床现象称为"食管受压性吞咽困难"[10]。迷走右锁骨下动脉在计划甲状腺外科手术时具有重要的临床价值，因为喉返神经往往不在常见的位置[11]，而是绕着右锁骨下动脉走行。迷走右锁骨下动脉也可能会发生瘤样扩张。

四、腹部和盆腔

（一）腹主动脉

腹主动脉起始于横膈水平，于约第 12 胸椎椎体水平穿过主动脉裂孔。主动脉自中线稍向外侧靠近椎体逐渐下行。腹主动脉分叉为双侧髂总动脉，在大约第 4 腰椎水平，体表位于肚脐平面[5]。

在腹主动脉前方，与腹腔丛、小网膜囊、胰体和脾静脉在解剖学上非常接近。左肾静脉紧挨着肠系膜上静脉（superior mesenteric vein，SMV）后方的腹主动脉前壁。在腹主动脉的右侧有乳糜池、胸导管和奇静脉。横膈的右膈脚将主动脉和下腔静脉分开。主动脉和下腔静脉继续向下在第 2 腰椎水平附近彼此接触。

随着腹主动脉下行，其发出多根内脏动脉而直径逐渐变细。腹主动脉腹侧分支动脉有腹腔动脉、肠系膜上动脉（superior mesenteric artery，SMA）、肠系膜下动脉（inferior mesenteric artery，IMA）。腹腔动脉又叫腹腔干动脉或腹腔轴动脉，是腹主动脉腹侧第 1 根分支动脉（图 1–5）。最常见的走行是水平向前延伸，但也可向头侧或尾侧走行[5]。腹腔干动脉三根主要分支分别为胃左动脉、肝总动脉和脾动脉。

胃左动脉是腹腔干动脉最细小的分支动脉，先是向头侧沿着大网膜囊左后方上行分布至胃的上半部分，并发出食管远端分支动脉和胃底分支动脉。然后沿着胃体的小弯侧向前下走行直至幽门，终末支与胃右动脉终末支吻合。胃左动脉同时也通过胃短动脉与脾动脉吻合[5]。

肝总动脉向前延伸并朝右走向肝门。发出胃十二指肠动脉后，肝总动脉变成肝固有动脉。胃

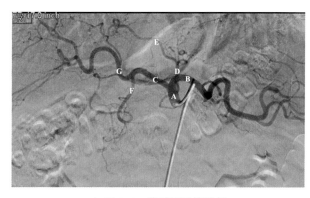

▲ 图 1–5　腹腔干动脉造影
A. 腹腔干动脉；B. 脾动脉；C. 肝总动脉；D. 胃左动脉；E. 替代肝左动脉；F. 胃十二指肠动脉；G. 肝固有动脉

十二指肠动脉向下走行于十二指肠和胰颈之间并发出三根分支动脉：胰十二指肠前弓和后弓、终末支动脉和胃网膜右动脉。胰十二指肠动脉弓供应胰头、胰腺钩突、十二指肠球部血液。胰十二指肠动脉前弓也称为胰十二指肠上动脉，是胃十二指肠终末支动脉，与肠系膜上动脉或胰十二指肠下动脉吻合[5]。

胃网膜右动脉是胃十二指肠动脉的另一个末端分支。胃网膜右动脉沿胃体大弯侧走行，为胃提供主要的血液供应。这条动脉与胃左动脉及胃右动脉的分支吻合，其终末支沿着胃体大弯侧与胃网膜左动脉相连接。

胃右动脉也是由肝动脉发出，可以源自肝动脉的任何部位，并与胃左动脉吻合。

肝固有动脉进入肝门后分为肝左动脉和肝右动脉。胆囊动脉一般由肝右动脉发出并为胆囊供血。肝左动脉和肝右动脉进一步细分并为肝实质提供动脉血液。

脾动脉是腹腔干最大的分支动脉，发出不同分支动脉供应胰腺、胃和脾脏血液。脾动脉分支包括胰背动脉、胃短动脉、胃后动脉、胃网膜左动脉和脾动脉的终末支和节段性分支。胰背动脉一般源自脾动脉并供应胰颈大部分和胰体近端血液。胰背动脉一般与胃十二指肠的分支建立沟通。

胃短动脉源自脾动脉并供应胃体大弯侧的头部血液，其数量从 1 根到 9 根不等[5]。该动脉与胃的其他供血动脉相连接。胃后动脉源自脾动脉后供应胃的左侧部分和胃网膜血液。

脾动脉最终进入脾门然后分为多跟节段性分支为脾实质供血。

肠系膜上动脉是腹主动脉的第 2 根腹侧分支动脉，供应小肠、右结肠横结肠大部分血液（图1-6）。起自腹主动脉在腹腔干开口以下约 1cm 处，第 12 胸椎和第 1 腰椎水平。肠系膜上动脉的分支动脉包括胰十二指肠下动脉、空肠和回肠分支、回结肠动脉、右结肠动脉和中结肠动脉[5]。

胰十二指肠下动脉是肠系膜上动脉向右侧发

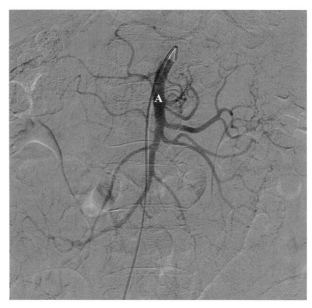

▲ 图 1-6　肠系膜上动脉（A）造影

出的第 1 根分支动脉，并分为前后两个分支。前支汇入胰十二指肠前弓并与胰十二指肠上动脉的胃十二指肠动脉相连接。后支与胰十二指肠后弓相连接。右结肠动脉有腹膜后段，供应升结肠和结肠右曲血液。结肠中动脉为横结肠提供大部分血液。回结肠动脉是肠系膜上动脉的终末支，分别供应回肠末端、右结肠、盲肠和阑尾（通过阑尾动脉）血液。

肠系膜下动脉供应横结肠左侧 1/3 部分、降结肠、乙状结肠和直肠的大部分（图1-7）血液。肠系膜下动脉起自腹主动脉分叉以上数厘米，位于腹中线第 2 和第 3 腰椎水平，其直径相比肠系膜上动脉要细得多。肠系膜下动脉的主要分支动脉包括供应降结肠血液的左结肠动脉、供应乙状结肠血液的乙状结肠动脉（行于乙状结肠系膜内）和供应直肠上段血液的直肠上动脉。

从腹主动脉侧面发出的分支动脉有膈下动脉、肾上腺中动脉、肾动脉和性腺动脉。膈下动脉发自腹主动脉腹腔干水平或其正上方水平，沿着膈脚上行为横隔供血，膈下动脉同时发出数支细小的肾上腺分支动脉为肾上腺上部供血。肾上腺中动脉与肠系膜上动脉差不多同一水平，为肾上腺

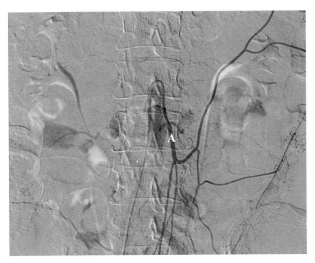

▲ 图 1-7　肠系膜下动脉（A）造影

供血。肾上腺下动脉起自肾动脉。

双侧肾动脉起自腹主动脉侧面于第 1 和第 2 腰椎水平，大概位于肠系膜上动脉开口以下 1～2cm 处。每根肾动脉发出一根或更多肾上腺下动脉供应肾上腺血液，然后肾动脉再发出前支和后支，并进一步分为多个节段分支为肾脏供血。

性腺动脉在男性和女性中分别由睾丸动脉和卵巢动脉组成。这些动脉起自腹主动脉前外侧，位于肾动脉开口以下数厘米。这些动脉与其伴行的静脉走行于下腔静脉的前方。右侧性腺动脉于右侧输尿管前方下行，左侧性腺动脉先是下行于左侧性腺静脉后方，再转至输尿管的前方[5]。

卵巢动脉向下延伸至骨盆，为卵巢和子宫阔韧带供血。卵巢动脉为输尿管和输卵管供血，并与子宫动脉相连接。双侧睾丸动脉穿过腹股沟深环进入精索，进入腹股沟管，最终进入阴囊。睾丸动脉向输尿管、肾周脂肪、髂淋巴结和睾肌供血。

由腹主动脉背侧发出的动脉包括腰动脉和骶正中动脉。正常情况下，主动脉每侧有四根腰动脉。这些动脉的分支包括支配背侧肌肉的背支和供应关节、被膜、脊髓和肌肉血液的分支。骶中动脉起始于腹主动脉分叉上方，在第 4 和第 5 腰椎、骶骨和尾骨的前方沿着中线下行。该动脉与

直肠、髂腰动脉和骶外侧动脉相互形成吻合连接。

腹主动脉末端分支是髂总动脉，一般起始于第 4 腰椎水平。髂总动脉分为髂外动脉和髂内动脉。髂总动脉供血盆腔周围组织和肌肉、腹膜、输尿管和神经。髂总动脉正常情况下在分叉前没有分支动脉。

髂内动脉分为前群和后群。前群灌注盆腔大部分脏器，而后群为盆腔肌肉组织和臀肌供血。前群分支包括膀胱上动脉、下动脉、直肠中动脉、子宫动脉、阴道动脉、闭孔动脉和阴部内动脉。

膀胱上动脉为膀胱底、输精管和输尿管动脉供血，膀胱下动脉为膀胱底、前列腺、精囊、输尿管下段和输精管供血。直肠中动脉与直肠上下动脉吻合，供应直肠下段、精囊、前列腺和膀胱壁血液[5]。

子宫动脉为输尿管、阴道、子宫、子宫阔韧带、子宫圆韧带供血，一般还供应卵巢内侧半段和输卵管内侧 2/3 段血液。子宫动脉供应以外的卵巢和输卵管的其他部分由卵巢动脉供血。阴道动脉供应阴道、膀胱底和直肠血液。阴部内动脉由直肠下动脉和臀下动脉组成，供应外生殖器、臀部和大腿的肌肉血液。

髂内动脉的后群包括髂腰动脉、骶外侧动脉和臀上动脉。髂腰动脉由供血髂骨和髂肌的髂支和支配第 5 腰椎、第 1 和第 2 骶椎神经的腹侧支，以及腰大肌、腰方肌及竖棘肌的腰支组成。骶外侧动脉供应骶椎、骶管、骶背肌和皮肤血液。臀上动脉是髂内动脉的最大分支，供应臀部和骨盆组织血液。

髂外动脉是髂总动脉的延续，沿着腰大肌向外侧下行至大腿，穿过腹股沟韧带后移行为股动脉为下肢供血。髂外动脉的分支动脉有腹壁下动脉和旋髂深动脉。腹壁下动脉起自髂外动脉内侧腹股沟韧带上方，并与腹壁上动脉及低位的肋间后动脉相沟通[5]。

腹盆腔动脉之间有很多侧支连接。腹腔干动脉和肠系膜上动脉通过胰十二指肠上动脉、胃十二指肠动脉和胰十二指肠下动脉建立连接。腹

腔干动脉和肠系膜上动脉之间偶尔会存在一根短段动脉直接连接，是一种原始胚胎残体的永存，称为 Buhler 弓。

肠系膜上动脉和肠系膜下动脉之间也通过多个侧支建立循环。来自肠系膜上动脉的中结肠动脉与来自肠系膜下动脉的左结肠动脉组成 Riolan 弓。Drummond 边缘动脉是由肠系膜上动脉的回结肠动脉、右结肠动脉和中结肠动脉的末端分支与肠系膜下动脉的左结肠动脉和乙状结肠动脉的末端分支组成的吻合动脉。Drummond 边缘动脉通常直径细小，但可在肠系膜上动脉或肠系膜下动脉有病变 / 疾病的情况下变得粗大。

髂动脉也与其他动脉之间建立沟通。髂外动脉的腹壁下动脉与来自胸主动脉的胸廓内动脉建立沟通，髂外动脉经旋髂深动脉和髂腰动脉与髂内动脉建立沟通。Winslow 通路是一条侧支循环，通过腹壁上动脉、腹壁下动脉将肋间动脉、乳内动脉与髂外动脉连接起来，常见于主髂动脉闭塞性疾病中。

（二）静脉

股静脉向上延伸为髂外静脉。髂外静脉主要属支包括臀上静脉、臀下静脉、阴部内静脉、闭孔静脉、骶外侧静脉、直肠中静脉、直肠静脉丛、膀胱静脉丛、前列腺静脉丛、阴茎背静脉和阴茎静脉丛（男）、子宫和阴道静脉丛（女）[5]。

髂外静脉和髂内静脉在骶髂关节处汇合为髂总静脉。髂总静脉收集髂腰静脉、骶外侧静脉、腹壁下静脉、旋髂深静脉、耻骨静脉的血液回流。

右侧和左侧髂总静脉在第 4 和第 5 腰椎水平汇合为下腔静脉。左侧髂总静脉从右侧髂总动脉后方穿过，这一解剖学关系具有重要临床意义，因为左侧髂总静脉可能会受到右侧髂总动脉的压迫，引起静脉充血进而导致左下肢肿胀，临床上称为 May-Thurner 综合征。

下腔静脉平行于腹主动脉，在其右侧上行，收集下肢、盆腔和腹腔组织和器官的静脉血。在腹腔、下腔静脉收集腰静脉、腰升静脉、右侧生殖静脉、双侧肾静脉、双侧肾上腺静脉、膈下静脉和肝左、肝中、肝右静脉的静脉回流。

生殖静脉由男性的睾丸静脉和女性的卵巢静脉组成。睾丸静脉收集睾丸和附睾的静脉血，而卵巢静脉收集卵巢的静脉血。右侧生殖静脉于肾静脉水平以下直接汇入下腔静脉，而左侧生殖静脉直接汇入左肾静脉。

肝静脉通过三根主要的肝静脉引流肝实质静脉血：肝右静脉、肝中静脉和肝左静脉。尾状叶有单独的静脉引流。肝右静脉经肝右裂走行，将右肝分为前段（Ⅷ、Ⅴ 段）和后段（Ⅵ、Ⅶ 段）。肝中静脉经肝中裂走行，将右肝与左肝分开。肝中叶引流肝左叶内侧部分（Ⅳ 段），也接收肝 Ⅴ 段的一些血液。肝左静脉部分走行于圆韧带裂 Ⅱ 段与 Ⅲ 段之间的肝左裂。肝左静脉引流左肝的外侧部分（Ⅱ、Ⅲ 段），并收集来自肝 Ⅳ 段的分支静脉。尾状叶静脉引流尾状叶静脉血，并在相对于肝脏三根主要静脉的较低位置直接汇入下腔静脉。三根主要肝静脉汇合并汇入下腔静脉[5]。

脾静脉和肠系膜上静脉汇合为门静脉。门静脉在解剖上位于胰头的后方和下腔静脉的前方。门静脉将内脏静脉血液输送至肝脏，到达肝窦，然后流入肝静脉并最终汇入下腔静脉。在肝门处，门静脉位于胆管和肝动脉的后方。胆管位于门静脉的前外侧，肝动脉位于门静脉的内侧。

门静脉在肝门处分为左右两支，右支收集胆囊静脉后进入右肝，然后分为四根分支分别进入右肝的四段（Ⅴ、Ⅵ、Ⅶ、Ⅷ 段）。左支分为四根分支分别进入左肝的四段（Ⅰ、Ⅳ、Ⅱ、Ⅲ 段）。

门静脉的主要分支包括脐周静脉、肝圆韧带、胃左静脉、胃右静脉和胆囊静脉。胃右静脉沿着胃小弯走行并最终汇入门静脉，胃左静脉在胃小弯上行，穿过小网膜上行汇入门静脉。胃左静脉与食管下静脉之间有许多沟通。脐周静脉沿着肝圆韧带和脐内侧韧带延伸，连接腹壁前静脉和门静脉左支，是一种潜在的门体分流的解剖结构。

脾静脉较为粗大（直径约 1cm），由脾门处多条节段小静脉形成，走行于胰体和胰尾的后方，同时收集众多胰腺静脉分支和属支的静脉血，如胃短静脉、胃网膜左静脉和胰腺静脉。胃短静脉收集胃底和部分大弯侧静脉血液，并与食管下静脉有共同沟通静脉，在门静脉高压时会变得粗大。胃网膜左静脉沿着胃大弯侧延伸至脾静脉，胰腺静脉经胰体和胰尾汇入至脾静脉。

肠系膜上静脉收集胃、胰腺、小肠、盲肠、升结肠和横结肠的部分静脉血。肠系膜上静脉由空肠静脉、回肠静脉、回结肠静脉、右结肠静脉、中结肠静脉、胃网膜右静脉和胰十二指肠静脉的属支组成。肠系膜上静脉在胰头和十二指肠水平部的后方，在下腔静脉前方与脾静脉汇合。

肠系膜下静脉收集直肠、乙状结肠和左半结肠静脉血，其主要属支包括直肠上静脉、乙状结肠静脉和左结肠静脉。肠系膜下静脉往往先汇入脾静脉然后流入门静脉。

下腔静脉最终在胸腔与上腔静脉、奇静脉和冠状窦汇合，流入右心房。

（三）正常变异

如上所述，腹腔干动脉具有较高的变异概率。腹腔干动脉正常的分支动脉大概见于 75% 的人群，在其他人群中，可能有左右两根肝动脉（副肝动脉），或者并非起源于肝固有动脉（替代肝动脉）[5]。在右侧替代肝动脉或副肝动脉时，肝右动脉起源于肠系膜上动脉。在左侧替代肝动脉或副肝动脉时，肝左动脉起源于胃左动脉（图 1-8）。在腹部手术、肠系膜上动脉病变或经肝动脉介入治疗时，替代肝右动脉具有重要临床意义。在外科胃切除手术时，当切除替代肝左动脉时可能导致肝左叶段的缺血 / 损伤。

至于肾动脉，多数人是每侧肾脏由单根动脉供血。但偶尔也会见到副肾动脉（图 1-9）。这些副肾动脉起自腹主动脉，位置开口于肾动脉水平上方或下方，并伴随着肾动脉进入肾门。

永存坐骨动脉，是一种罕见的胚胎血管变异，胚胎型永久坐骨动脉可持续为大部分下肢供血（图 1-10）[5, 12]。该变异表现为髂内动脉向下肢远端延伸并移行为腘动脉。在胚胎发育早期，该动脉为下肢提供大部分血液。坐骨动脉通常在胚胎第 3 个月时发生退化，此时股浅动脉从髂外动脉发育而来并连接腘动脉。如果股血管系统发育不全，坐骨动脉变成优势动脉，保留发育不全的股动脉。

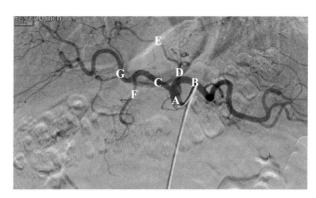

▲ 图 1-8　腹腔干动脉造影

腹腔干动脉造影显示解剖学变异，由胃左动脉（D）发出的替代肝左动脉（E）。A. 腹腔干动脉；B. 脾动脉；C. 肝总动脉；D. 胃左动脉；E. 替代肝左动脉；F. 胃十二指肠动脉；G. 肝固有动脉

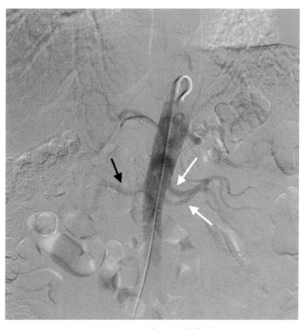

▲ 图 1-9　腹主动脉造影

腹主动脉造影显示右肾动脉是单根（黑箭），左肾动脉是两根（白箭）

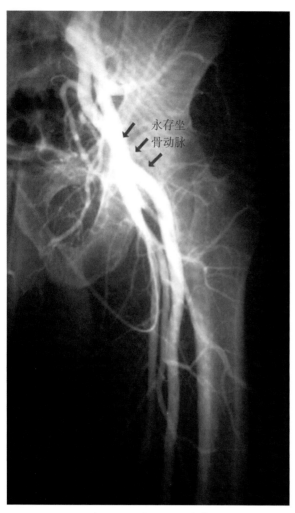

▲ 图 1–10　左下肢动脉造影
左下肢动脉造影显示永存坐骨动脉（红箭）

永存坐骨动脉从大腿的股骨后方通过，最终与下肢远端血管建立沟通。永存坐骨动脉更易形成动脉瘤[12]，在年纪较轻时更易发生坐骨动脉粥样硬化，并且更易导致严重肢体缺血。此外，永存坐骨动脉可能具有临床意义，因为如若未识别这一血管正常变异，可能误以为股浅动脉闭塞而做了不恰当的旁路手术。

五、上肢

（一）动脉

右侧锁骨下动脉起自头臂干动脉，并被前斜角肌分为三段：第一段自锁骨下动脉开口至前斜角肌内侧缘，这段发出三根分支动脉，分别为椎动脉、乳内动脉 / 胸廓内动脉和甲状颈干；第二段自右侧胸锁关节深面向上穿过前斜角肌后面，这段发出肋颈干；第三段从前斜角肌的外侧缘略向下水平延伸至胸上动脉，开口于第一肋骨的外侧缘。肩胛背动脉起自锁骨下动脉第三段。

左锁骨下动脉起自主动脉弓，开口于左侧颈总动脉远端。第一段向颈部方向上行然后向外侧延伸并穿过左前斜角肌。第二和第三段的走行同右侧锁骨下动脉。与右侧不同的是，左侧肋椎干起自左侧锁骨下动脉第二段。

乳内动脉 / 胸廓内动脉的分支包括心包膈动脉、纵隔动脉、心包支、肋间支、穿支、肌膈动脉、腹壁上动脉。甲状颈干有三个分支：甲状腺下动脉、肩胛上动脉和颈浅动脉。肋椎干的分支是供应上两肋间隙的肋间上动脉和供应颈后深肌群的颈深动脉。

随着锁骨下动脉向胳膊延伸，动脉名称也发生变化。锁骨下动脉越过第 1 肋外侧缘后变成腋动脉。腋动脉的分支动脉包括胸上动脉、胸肩峰动脉、胸外侧动脉、肩胛下动脉和旋肱前后动脉。

当腋动脉穿过大圆肌的下缘时变为肱动脉。肱动脉沿着前臂下行，于肱骨内侧下行并最终绕行至肱骨前方。肱动脉的分支动脉包括肱深动脉、肱骨的主要滋养动脉、肌支（喙肱肌、肱二头肌、肱肌）和尺侧上下副动脉。

在桡骨头处，肱动脉分为尺动脉和桡动脉。尺动脉发出骨间总动脉，然后分为骨间前动脉和骨间后动脉。桡动脉穿过前臂和腕部，直达手部。桡动脉的分支有桡动脉返支、肌支和掌腕支。尺动脉从桡骨颈开始，于内侧向下至前臂尺侧，然后在手腕的豌豆骨外侧穿过。尺动脉通常组成手部掌浅弓，而桡动脉组成掌深弓。

（二）静脉

在手外侧，背侧静脉网与食指桡侧的指背静脉和拇指双侧指背静脉相连，向近端延续为头静脉。在手内侧，背侧静脉网与来自第 5 指尺侧的指背静脉相连，并向近端延续为贵要静脉。

上肢静脉分为浅静脉和深静脉。前臂的浅静脉有头静脉、贵要静脉和正中静脉。头静脉和贵要静脉收集前臂的浅层组织静脉血。头静脉在皮下组织中上行，在肱二头肌外侧于锁骨的锁骨下窝水平汇入腋静脉。贵要静脉在前臂的背侧皮下组织中上行，并移行至前臂的掌侧，在近端与肘正中静脉相连，然后在肱二头肌和旋前圆肌之间上行。在肩部，贵要静脉穿过深筋膜汇入腋静脉。前臂的正中静脉是由掌浅静脉丛组成，并止于贵要静脉或肘正中静脉[5]。

手和上肢的深静脉伴行同名动脉，并沿着各自解剖路径上行。掌浅动脉弓和掌深动脉弓伴行掌浅静脉弓和掌深静脉弓。指掌总静脉回流至掌浅静脉弓，掌心静脉回流至掌深静脉弓。

前臂桡静脉、骨间静脉和尺静脉伴行各自的同名动脉，并最终于肘部回流至肱静脉。肱静脉接受前臂静脉属支的静脉回流，并向近端延伸，并与贵要静脉汇合，在肩部汇入腋静脉。

腋静脉起自大圆肌下缘，是贵要静脉的延续。腋静脉的主要属支是头静脉。腋静脉向近心端延伸至第 1 肋外侧缘延续为锁骨下静脉。锁骨下静脉自第 1 肋外侧缘向前斜角肌内侧缘延伸。锁骨下静脉位于锁骨下动脉前下方，并有锁骨保护。锁骨下静脉收集的属支包括颈外静脉和肩胛背静脉。锁骨下静脉继续向内侧延伸并最终与颈内静脉汇合为头臂静脉。双侧头臂静脉于右胸汇合为上腔静脉。

（三）正常变异

肩胛下动脉、旋肱动脉和肱深动脉可以共干。腋动脉可能分为尺动脉和桡动脉而不是肱动脉。偶尔，骨间前动脉持续延伸并取代桡动脉参与形成掌深弓。而且，有时桡动脉起自腋动脉或起自肱动脉近端，称为高位桡动脉。

有些病例可以见到副头静脉。

六、下肢

（一）动脉

髂外动脉于腹股沟韧带附近发出腹壁下动脉后移行为股总动脉。股总动脉的分支动脉包括腹壁浅动脉、旋髂浅动脉和阴部外浅、深动脉。

股总动脉进一步分为股深动脉和股浅动脉（图 1–11）。股深动脉为大腿深部肌肉供血，股浅动脉继续下行为下肢和足部供血。

股浅动脉向前内侧下行并穿过收肌管（Hunter 管）延续为腘动脉。在腘肌的远端，腘动脉分为胫前动脉和胫腓干动脉（图 1–12）。胫腓干动脉进一步分为胫后动脉和腓动脉。胫后动脉行于小腿最内侧，胫前动脉行于小腿最外侧。

胫前动脉是小腿腹侧唯一供血动脉，沿小腿

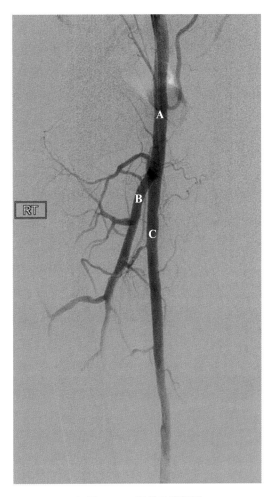

▲ 图 1–11　股总动脉造影
A. 股总动脉；B. 股深动脉；C. 股浅动脉

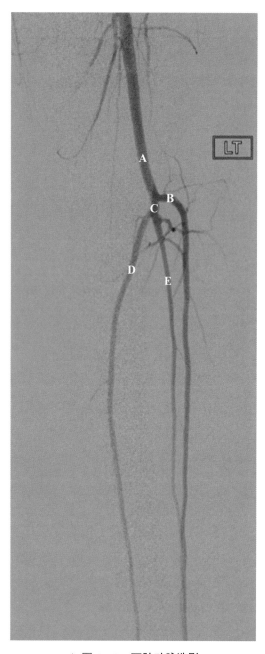

▲ 图 1-12　下肢动脉造影
A. 腘动脉；B. 胫前动脉；C. 胫腓干动脉；D. 胫后动脉；
E. 腓动脉

前方和外侧下行，穿过骨间膜，然后沿胫骨前方下行，在足背处终止为足背动脉。胫后动脉在足部终止于足底内侧、外侧动脉。足底外侧动脉与足背动脉相连接，形成足弓[5]。

（二）静脉

下肢静脉分为三类：深静脉、浅静脉和贯通支静脉，分别位于深筋膜隔室和浅筋膜隔室内，深筋膜隔室由肌肉筋膜隔开，浅筋膜隔室由深面的肌肉筋膜和浅表的皮肤组织包绕[13]。

小腿深静脉系统有六对动脉伴行的静脉组成，分别是胫前静脉、胫后静脉和腓静脉。这些静脉各自上行并最终在腘窝下面汇入腘静脉。胫后静脉位于小腿最内侧，胫前静脉位于小腿最外侧。

浅静脉由大隐静脉和小隐静脉组成。大隐静脉起自足内侧边缘静脉，在小腿前内侧向上延伸并收集足深支静脉血。大隐静脉在小腿内侧继续向上并进入大腿，最终经过位于腹股沟韧带下方的隐股连接处汇入股总静脉。在腹股沟处，大隐静脉汇入股总静脉之前收集阴部外静脉、腹壁前静脉和旋髂外静脉的属支静脉血。

大隐静脉是人体中最长的静脉，具有重要临床意义，常作为用于心脏和周围血管手术的移植物。前后副隐静脉分别位于大隐静脉前后伴行的静脉。

小隐静脉起自足外侧边缘静脉，在小腿后外侧上行。在小腿上半部，小隐静脉于腓肠肌双侧头之间上行并进入腘窝汇入腘静脉。

腘静脉收集小隐静脉、腓肠肌静脉和其他肌肉静脉血。在腘窝上缘穿过收肌管移行为股静脉。股浅静脉这个名词因为是深静脉因此目前不大使用，取而代之的是股静脉。股深静脉收集大腿外侧深部肌肉静脉血，并与腘静脉相连接。临床上股静脉发生血栓栓塞后，股深静脉作为重要的代偿回流静脉。股深静脉位于股深动脉前方。

股静脉和股深静脉汇合为股总静脉，然后在腹股沟处延续为髂外静脉。股总静脉位于股总动脉内侧。股总静脉属支包括肌肉静脉、股深静脉和大隐静脉[5]。

腹股沟韧带以上，髂外静脉是下肢静脉回流的最终主干通道。髂内静脉与髂外静脉汇合为髂总静脉，并在第4腰椎水平与对侧髂总静脉汇合为下腔静脉。

（三）正常变异

在 2/3 的患者中，小隐静脉在膝上直接经隐腘连接处汇入腘静脉。而在其余 1/3 的患者中，小隐静脉汇入大隐静脉后内侧属支、直接汇入大隐静脉或通过贯通支汇入股静脉[13]。

小隐静脉还可能存在其他变异，比如隐腘交界处可能缺如，双小隐静脉发生率约 4%[13]。

参 考 文 献

[1] Udan RS, Culver JC, Dickinson ME. Understanding vascular development. Wiley Interdiscip Rev Dev Biol. 2013;2(3):327–46.

[2] Chappell JC, Bautch VL. Chapter 2: Vascular development: genetic mechanisms and links to vascular disease. In: Koopman P, editor. Current topics in developmental biology, vol. 90. Amsterdam: Academic Press; 2010. p. 43–72.

[3] Ribatti D, Nico B, Crivellato E. The development of the vascular system: a historical overview. In: Walker JM, Ribatti D, editors. Vascular morphogenesis: methods and protocols. New York: Springer New York; 2015. p. 1–14.

[4] Tahir RA, Haider S, Kole M, Griffith B, Marin H. Anterior cerebral artery: variant anatomy and pathology. J Vasc Interv Neurol. 2019;10(3):16–22.

[5] Uflacker R. Atlas of vascular anatomy: an angiographic approach. 2nd ed. Philadelphia: Lippincott Williams & Wilkins; 2006.

[6] Kuybu O, Tadi P, Dossani RH. Posterior cerebral artery stroke. StatPearls. Treasure Island: StatPearls Publishing LLC; 2020.

[7] Natali AL, Leo JT. Neuroanatomy, middle meningeal arteries. StatPearls. Treasure Island: StatPearls Publishing LLC; 2020.

[8] Bavry AA, Kumbhani DJ. Indications and techniques of percutaneous procedures: coronary, peripheral and structural heart disease. Springer; 2012.

[9] Madhwal S, Rajagopal V, Bhatt DL, Bajzer CT, Whitlow P, Kapadia SR. Predictors of difficult carotid stenting as determined by aortic arch angiography. J Invasive Cardiol. 2008;20(5):200–4.

[10] Whitley A. Dysphagia lusoria: a case study. J Vasc Nurs. 2001;19(1):14–7; quiz 8–9.

[11] Polednak AP. Anatomical variation in the right non-recurrent laryngeal nerve reported from studies using pre-operative arterial imaging. Surg Radiol Anat. 2019;41(8):943–9.

[12] Brantley SK, Rigdon EE, Raju S. Persistent sciatic artery: embryology, pathology, and treatment. J Vasc Surg. 1993;18(2):242–8.

[13] Almeida JI. Chapter 1: Venous anatomy. In: Almeida JI, editor. Atlas of endovascular venous surgery. 2nd ed. Philadelphia: Content Repository Only! 2019. p. 1–20.

第 2 章　出血、血栓和缺血的影响
Impact of Hemorrhage, Thrombosis, and Ischemia

Jeremy Ward　Arsalan Amin　著

缩略语		
α	alpha angle	α 角
AD	autosomal dominant	常染色体显性遗传
ADP	adenosine diphosphate	腺苷二磷酸
ALI	acute limb ischemia	急性肢体缺血
AR	autosomal recessive	常染色体隐性遗传
ATLS	advanced trauma life support	加强创伤生命支持
ATP	adenosine triphosphate	腺苷三磷酸
CABG	coronary artery bypass graft	冠状动脉搭桥术
CLI	chronic limb ischemia	慢性肢体缺血
CO	cardiac output	心输出量
COX	cyclooxygenase	环氧合酶
Cr	creatinine	肌酐
CT	computed tomography	计算机断层扫描
CTA	computed tomography angiography	CT 血管成像
CVP	central venous pressure	中心静脉压
DAPT	dual antiplatelet therapy	双重抗血小板治疗
DDAVP	desmopressin	去氨加压素
DIC	disseminated intravascular coagulation	弥散性血管内凝血
DOAC	direct oral anticoagulant	直接口服抗凝药
DVT	deep vein thrombosis	深静脉血栓
FFP	fresh frozen plasma	新鲜冷冻血浆
FiO$_2$	fraction of inspired oxygen	吸入气氧浓度

GCS	Glasgow coma scale	Glasgow 昏迷量表
Gp Ⅰ b	glycoprotein Ⅰ b	糖蛋白Ⅰb
GP Ⅱ b - Ⅲ a	glycoprotein Ⅱ b - Ⅲ a	糖蛋白Ⅱb-Ⅲa
Hb	hemoglobin	血红蛋白
Hct	hematocrit	红细胞比容
Hep-PF4	heparin-platelet factor 4	肝素 – 血小板因子 4
HIT	heparin-induced thrombocytopenia	肝素诱导的血小板减少症
HITT	heparin-induced thrombocytopenia and thrombosis	肝素诱导的血小板减少和血栓形成
INR	international normalized ratio	国际标准化比值
IVC	inferior vena cava	下腔静脉
LMWH	low-molecular-weight heparin	低分子量肝素
LY30	fibrinolysis at 30 min	30min 纤溶
MA	maximum amplitude	最大振幅
MAP	mean arterial pressure	平均动脉压
MTP	massive transfusion protocol	大量输血方案
NOAC	novel oral anticoagulant	新型口服抗凝剂
NOMI	nonocclusive mesenteric ischemia	非闭塞性肠系膜缺血
PaO_2	arterial partial oxygen pressure	动脉血氧分压
PCWP	pulmonary capillary wedge pressure	肺动脉楔压
PE	pulmonary embolism	肺栓塞
PLT	platelets	血小板
PT	prothrombin time	凝血酶原时间
PTT	partial thromboplastin time	部分凝血活酶时间
ROS	reactive oxygen species	活性氧
SMA	superior mesenteric artery	肠系膜上动脉
SOFA	sequential Organ Failure Assessment	序贯器官衰竭估计
SvO_2	venous oxygen saturation	静脉血氧浓度
SVR	systemic vascular resistance	全身血管阻力
TB	total bilirubin	总胆红素
TBI	traumatic brain injury	创伤性脑损伤

TEG	thromboelastography	血栓弹力图
t-PA	tissue plasminogen activator	组织型纤溶酶原激活物
TXA	tranexamic acid	氨甲环酸
TXA$_2$	thromboxane A$_2$	血栓素 A$_2$
V/Q	ventilation/perfusion	通气 / 灌注
VTE	venous thromboembolism	静脉血栓栓塞
vWD	von Willebrand disease	血管性血友病
vWF	von Willebrand factor	血管性血友病因子

手术患者常伴有病理性凝血和出血，两种状态都可能影响组织的血流灌注，进而导致缺血性损伤。虽然部分患者可能由于遗传性疾病或药物使用而增加血栓形成或出血的风险，但那些危重患者则由于维持机体稳态的机制出现紊乱而增加缺血损伤的风险。因此，出血、血栓形成和缺血密切相关。

一、出血性疾病

在深入理解出血的不同原因之前，首先对止血所需机制得有一个基本的了解[1-3]。损伤后的起始反应是一过性血管收缩期，然后是内皮显露血管性血友病因子（von willebrand factor，vWF）。在损伤部位，血小板在糖蛋白 I b（glycoprotein I b，Gp I b）受体介导下附着于 vWF 因子，进而活化血小板并释放腺苷二磷酸（adenosine diphosphate，ADP）和血栓素 A$_2$（thromboxane A$_2$，TXA$_2$）。这些因子诱导血小板进一步活化并通过糖蛋白 IIb-IIIa（Gp IIb-IIIa）受体相互聚集，进而形成血小板塞而起到初级止血的作用。血小板塞形成后，组织因子介导激活凝血级联反应，最终形成稳定的纤维蛋白血凝块。受损部位暴露组织因子启动外源性凝血途径，并通过凝血酶原时间（prothrombin time，PT）来确定。凝血因子XII（Hageman 因子）、前激肽激酶和高分子量激肽原的表面接触启动内源性凝血途径，并通过部分凝血活酶时间（partial thromboplastin time，APTT）来监测。外源性凝血途径依赖于VII因子，而内源性凝血途径包括凝血因子VIII、IX、XI 和XII。外源性和内源性途径汇集到共同途径，共同途径涉及多个凝血因子，包括因子X、V、II（凝血酶原）和 I（纤维蛋白原），并形成相互交联的纤维蛋白。凝血酶原（IIa）在凝血级联反应中起着关键作用，不仅激活其他多个凝血因子，还促进血小板的活化和聚集。凝血级联反应是一个高度自我调节的过程，通过调节组织型纤溶酶原激活物（tissue plasminogen activator，t-PA）和血栓调节蛋白的表达等凝血抑制机制，来限制组织损伤部位的止血过程。

尽管存在多种机制引起细胞和组织遭受缺血损伤，但对外科患者而言，常见病因是出血导致循环血容量的损失。临床上，出血对患者的影响取决于出血原因、出血位置、出血量和出血速度，以及机体的止血能力[1]。出血的原因通常包括创伤性损伤、外科手术出血、外科手术引起血管损伤的并发症或术后出血。使用抗血小板或抗凝治疗会使出血过程更加复杂。此外，众所周知，在创伤所造成的可以预防的死亡原因中，无法控制的出血最为常见。而且，出血相关的病理生理变化和血流动力学表现与失血严重程度有关。

无论是外伤还是围术期的出血，治疗的关键原则是，快速整体评估患者一般情况并及时控制出血部位。开放性外伤或外伤相关的肢体出血，可以通过直接压迫止血或使用止血带止血[4]。肢体的钝性损伤或贯通伤引起血流动力学不稳定或有血管损伤的重要体征，应当急诊送手术室进行复苏和控制损伤的手术[4, 5]。否则，没有急诊探查指征的钝性损伤或贯通伤可以进一步检查，包括增强计算机断层扫描（contrast-enhanced computed tomography，CT）或 CT 血管成像（CT angiography，CTA）。术中出血比较容易识别，但是如果难以控制出血部位可能引起严重失血。如果出血部位不在手术视野附近，或者由于微创手术出血不得不转为开放性手术时，失血可能会进一步恶化。同样，术后出血可能由于延误诊断和需要返回手术室控制出血而变得更加复杂。

虽然引起出血倾向疾病的病因有很多，但临床上有几种在外科或创伤患者中更常见[6]。必须谨记的是，一些出血性疾病也会同时表现有血栓形成。

最常见的遗传性出血性疾病包括血管性血友病（von Willebrand disease，vWD）和血友病 A，其中 vWD 发病率最高，而 I 型 vWD 是最常见的亚型。有趣的是，vWF 和因子Ⅷ是由内皮细胞合成分泌的，不像其他凝血因子由肝脏产生[7]。vWD I 型和Ⅲ型特征是 vWF 数量缺乏，而 vWDⅡ型系 vWF 功能下降。vWD 导致血小板黏附功能缺失而导致后续无法形成血凝块。去氨加压素（desmopressin，DDAVP）是治疗 vWD I 型和Ⅱ型主要方法，是通过刺激内皮细胞释放 vWF，但 vWDⅢ型特点是完全没有 vWF，因此 DDAVP 治疗无效。血友病 A 是一种 X 连锁隐性疾病，导致不同程度的因子Ⅷ缺乏。其特征是引起与创伤性损伤或手术过程相关的严重出血，此外，由于反复发作的自发性关节间隙出血（关节出血）而导致的患者关节问题。A 型血友病的主要治疗方法是输注重组因子Ⅷ。

肝素诱导的血小板减少症（heparin-induced thrombocytopenia，HIT）是机体在使用肝素后，产生抗肝素 – 血小板因子 4（heparin-platelet factor 4，Hep-PF4）复合物抗体而引起的血小板下降，反而具有潜在的肝素诱导的血小板减少和血栓形成（heparin-induced thrombocytopenia thrombosis，HITT）的可能。疑似 HITT 患者需要通过计算 4T 评分和 ELISA 检测抗体来筛查，然而，确诊依赖于血清素释放实验。HITT 的治疗首先是停用所有肝素类药物（包括肝素类药物冲管）而使用非肝素类抗凝药（如比伐芦定）。但如果在出血的情况下，抗凝治疗需要谨慎。

弥散性血管内凝血（disseminated intravascular coagulation，DIC）是一种血栓性出血性疾病，其特点是凝血级联的广泛激活，随之而来的是微血管内血栓形成及消耗性的凝血系统病变。这种血栓和出血并存的状态会导致组织缺氧和缺血性损伤。DIC 是由于组织因子和血栓形成物质的释放或通过肿瘤坏死因子（tumor necrosis factor，TNF）介导的内皮细胞损伤而触发的。DIC 的主要病因包括严重创伤、败血症、产科并发症或恶性肿瘤。诊断上的特点是 PT 和 APTT 延长、血小板减少症、纤维蛋白原水平降低和纤维蛋白降解产物水平升高。DIC 的治疗包括针对潜在病因的治疗和患者的支持治疗。

虽然没有内源性凝血系统疾病，抗血小板或抗凝药物的使用有时也会导致出血并发症，该并发症在患有动脉粥样硬化性疾病、心律失常（如心房颤动），以及既往有血液系统疾病或机械性主动脉瓣置换术后等人群中最为常见。阿司匹林与环氧合酶（cyclooxygenase，COX-1 和 COX-2）发生不可逆性结合，进而抑制 TXA_2 的生成而阻止血小板聚集。氯吡格雷（Plavix）也是一种抗血小板药物，常用于降低心肌梗死和脑血管意外的发生率，也与阿司匹林联合应用来提高冠状动脉和其他血管的支架通畅率，即双重抗血小板治疗（dual antiplatelet therapy，DAPT）。与阿司匹林的最终结果类似，氯吡格雷通过抑制 ADP 受体不可逆地阻止血小板聚集。虽然两者抗血小板机制不同，但阿司匹林和氯吡格雷引起血小板持续失活的时间都是 7 天。华法林（Coumadin）是一种常用抗凝药，是通过抑制维生素 K 依赖凝血因子（因子 II、VII、IX 和 X）来阻断凝血级联反应。华法林还会抑制蛋白质 C 和蛋白质 S（抗凝调节蛋白）活性，导致在使用的初始阶段患者表现为暂时的高凝状态，这与华法林诱导的皮肤坏死有关。通常可以联合使用肝素来避免这一不良反应的发生，直到华法林达到抗凝治疗效果，这种操作被称为"桥接治疗"。在紧急情况下，华法林的抗凝作用可通过凝血酶原复合物浓缩液（prothrombin complex concentrate，PCC，如 KCentra），输注新鲜冷冻血浆（fresh frozen plasma，FFP），或者静脉注射植物甲萘醌（维生素 K）来中和。虽然相对便宜，但使用华法林的缺点是需要定期监测凝血酶原时间（PT）/ 国际标准化比值（international normalized ratio，INR）来维持其抗凝效能[7]。应对这些缺陷，涌现出一类新的药物——新型口服抗凝药或直接口服抗凝药（novel oral anticoagulants/direct oral anticoagulants，NOAC/DOAC）。最常见的是选择性抑制 Xa 因子的阿哌沙班（Eliquis）或利伐沙班（Xarelto），或者选择性抑制 IIa 因子（凝血酶）的达比加群（Pradaxa）[8]。阿哌沙班或利伐沙班的抗凝特性可以通过注射 PCC 逆转，而达比加群可以通过特定的单克隆抗体伊达赛珠单抗（Praxbind）或血液透析来逆转。

在外科危重患者中，往往同时存在多个器官系统的功能障碍，也可能导致止血功能紊乱。营养功能不良的患者和那些不能吸收脂溶性维生素的患者，会增加维生素 K 依赖凝血因子缺乏的倾向。肝脏是生产大部分促凝和抗凝因子的器官，引起肝功能障碍可能同时与出血和血栓形成相关[7]。PT/INR 升高是肝脏细胞功能障碍最具体的指标。肾功能不全也会干扰血凝块形成的正常过程。然而，尿毒症性血小板功能障碍这一并发症可以通过血液透析和 DDAVP 来治疗。

重要的是要有一个切实有效的方法来评估并治疗严重出血的患者[2]。在创伤性损伤或近期手术后出现快速大量失血时，首先应当考虑为解剖上的疾病，可能需要紧急手术干预而不是等待实验室检查结果，因为后者的异常可能较晚才能表现出来。术中使用肝素，同时鱼精蛋白逆转不充分而引起的残余抗凝效应，尤其是心血管外科手术后，使出血变得更加复杂。同样，深静脉血栓（deep vein thrombosis，DVT）形成、心房颤动或心脏瓣膜病变术后的治疗性抗凝，以及冠心病或支架植入后的抗血小板治疗，都会引起术中和（或）术后出血并发症。对出血的初步评估包括实验室检查，以评估患者的血红蛋白红细胞比容（hemoglobin/hematocrit，Hb/Hct）、血小板（platelet，PLT）计数、凝血因子（PT/INR 和 APTT）、生化（评估肝、肾功能）及纤维蛋白原水平。血小板数量减少或出血时间延长提示血小板功能障碍，而 PT/INR 和 APTT 升高分别表示外源性和内源性凝血途径紊乱。PT/INR 和 APTT 升高也可能是凝血级联反应中共同途径紊乱的信号。故利用 PT/INR 和 APTT 可以分别监测华法林和肝素的抗凝效能。因此，凝血水平升高可能表示抗凝药物引起的凝血功能异常。纤维蛋白原水平不仅与血凝块形成的时间呈正相关，而且对肝素和直接凝血酶抑制药的作用也不太敏感。血栓弹力图（thromboelastography，TEG）是对正常止血过程出现紊乱的潜在原因进行更为具体的评估，包括对凝血系统和纤溶系统的分析[2, 9, 10]。血栓弹力图的主要组成部分（图 2-1）包括 R 时间（血栓形成的潜伏期），α（纤维蛋白积累率），最大振幅（MA；血凝块强度）和 LY30（达到最大血凝块强度后的纤溶率）。R 时间延长表明凝血因子缺乏，可通过输注 FFP 来解决，而 α 异常表示纤维蛋白原水平不足，可通过冷沉淀来补充。血凝块强度降低可通过输注血小板或给予 DDAVP 来纠正，使用氨甲环酸（Tranexamic acid，TXA）或氨基己酸（Amicar）可以中和纤维蛋白溶解（简称纤溶）增加。临床试验 CRASH-2 研究结果显示，TXA 可以提高创伤性大出血患者的生存率[10, 11]。

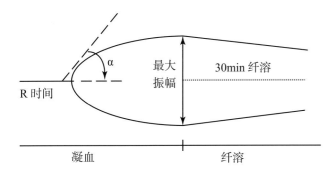

▲ 图 2-1 血栓弹力图（TEG）

尽管上文针对不同疾病状态做了阐述，但是需要谨记的是，临床实践中的出血往往是多因素共同作用的结果，这使得对出血的诊断和治疗更加复杂。例如，在危重症患者身上常见的致命三联征，包括酸中毒、低体温和凝血障碍[9, 12]。持续的灌注不足导致组织缺血和酸中毒，随之发生的 ATP 减少破坏了维持机体恒温的内环境，因此，引起调节凝血级联反应的关键酶功能障碍会导致凝血系统病变。阻止致命三联征进展的关键是充分的复苏和针对潜在病因的治疗。复苏开始先努力将收缩压维持在 90mmHg，并且在输入血制品前先补充 2L 晶体溶液。至于浓缩红细胞，控制性输血策略（Hb 7～9g/dl）和更多剂量输血策略（Hb 10～12g/dl）两种方案可以得到类似的患者生存率，这个结论在 1999 年 TRICC 临床试验得到证实[10, 13]。治疗大出血的另一个里程碑进展是大量输血方案（massive transfusion protocol，MTP），在该方案中，浓缩红细胞、FFP 和血小板按照 1:1:1 的比例配制。PROPPR 试验证实该方案更加有效地实现止血并降低出血相关死亡率[10, 14]。最后，允许性低血压的概念提倡在控制出血之前避免过多的晶体溶液补液，从而延迟复苏[10]。因为过多的晶体溶液输入导致凝血因子稀释性缺乏并加重酸中毒，因此会加重致命三联征。对于正在复苏的出血患者，了解输入的血液制品内容所含有的成分非常重要。FFP 含有 vWF、纤维蛋白原和凝血因子 Ⅰ、Ⅶ、Ⅷ、Ⅸ、Ⅹ、ⅩⅢ，而冷沉淀含有 vWF、纤维蛋白原和凝血因子Ⅷ、ⅩⅢ [10]。

PCC 以三因子 PCC（Ⅱ、Ⅸ 和 Ⅹ）或四因子 PCC（Ⅱ、Ⅶ、Ⅸ 和 Ⅹ）的形式存在，而 TXA 和 Amicar 分别通过抑制纤溶酶原或纤溶酶，起到类似于抗纤溶药物的作用，从而防止纤维蛋白血凝块的后续溶解[10]。

二、血栓栓塞性疾病

血栓形成包括血小板塞的形成及其后续稳定血凝块的凝血级联反应的激活。当然，同时包括抑制血栓形成机制的活化，用以限制血凝块局限于损伤的部位[3]。抑制血栓形成的主要成分包括蛋白 C（降解凝血因子 Ⅴa 和Ⅷa）、抗凝血酶（灭活凝血因子Ⅱa、Ⅸa 和 Ⅹa）及纤溶酶（裂解纤维蛋白）[3]。这些血栓形成抑制机制如果被打破，将会导致失控的血栓栓塞或严重的出血。下文将讨论静脉血栓栓塞（venous thromboembolism，VTE）疾病，主要包括深静脉血栓或肺动脉栓塞（pulmonary embolism，PE）及动脉血栓栓塞性疾病。

危重症及创伤患者或外科患者，由于继发于 Virchow 三联征（内膜损伤、静脉淤滞和血液高凝）而导致血栓形成的风险增加[1, 3, 5]。血栓形成的其他较高发病倾向（如手术时间长、严重创伤、脊髓损伤和心肺衰竭），也被认为是强化 Virchow 三联征而增加血栓形成风险的因素。Caprini 评分的计算，可以协助对患者发生静脉血栓栓塞性疾病的风险进行等级分层，进而指导预防性治疗[15-17]。可以通过机械预防（间歇性充气加压装置）和皮下注射低分子量肝素或普通肝素的药物预防来降低 VTE 风险[17]。偶尔，具有抗凝禁忌证（如颅内出血、大出血高风险）的高风险患者，需要置入下腔静脉（inferior vena cava，IVC）滤器来降低 DVT 脱落阻塞肺循环而导致的肺动脉栓塞。临床表现为下肢突发疼痛和肿胀应当考虑有 DVT 的可能，诊断首先需要静脉多普勒超声检查。急性肺动脉栓塞的典型表现为突发心动过速、呼吸困难、缺氧，可能还有焦虑或右心衰竭的迹象。肺动脉栓塞的诊断主要依赖于胸部 CTA 检查（有些中心可能有肺动脉栓塞 CT 检查的特殊影像学检查流程），但是诊断上还建议通气/灌注扫描检查或心脏超声对右心室功能及肺动脉高压的评估[15]。DVT 和肺动脉栓塞的主要治疗措施是抗凝，首先，静脉给予普通肝素或皮下注射低分子量肝素（low-molecular-weight heparin，LMWH）；其次，改为口服抗凝药（如华法林和新型口服抗凝药/直接口服抗凝药）或继续皮下注射 LMWH。抗凝治疗持续时间取决于血栓形成的原因：诱因明确的 VTE 患者（如外伤、术后等，持续时间=3 个月），自发性 VTE 患者（持续时间=3～6 个月），或复发高风险患者（复发性 VTE、恶性肿瘤或血液高凝状态的患者，持续时间为终身或无治疗时间限制）[15]。影响血流动力学的肺动脉栓塞会导致更加危险的心源性休克或心肺衰竭，因此，需要更加积极地使用 t-PA 进行系统性溶栓治疗，而对于有抗凝禁忌证的患者给予血栓栓子切除术治疗（机械性或外科手术）。肺栓塞以外，DVT 还会引起其他严重并发症，包括静脉广泛性阻塞导致的股白肿甚至股青肿[15, 18]。股白肿是指深静脉完全堵塞引起的下肢肿胀、疼痛及下肢皮肤乳白色表现，可以采用系统性抗凝、血栓切除术或导管接触性溶栓治疗。随着血栓阻塞的范围越来越广泛并累及浅静脉系统会导致股青肿，特征为剧烈疼痛、肿胀及下肢青紫发绀，需要导管接触性药物-机械血栓清除术治疗以避免发展为静脉性坏疽[18]。DVT 的长期并发症包括慢性静脉功能不全和血栓后综合征（post-thrombotic syndrome，PTS）。

吸烟和循环雌激素水平升高会增加 VTE 形成的风险，一些其他疾病也会直接影响凝血级联反应的平衡。而且，正如在出血性疾病一章中提到的，某些疾病的特点是同时表现为凝血功能障碍和血栓形成（如 DIC 或 HIT），由单核苷酸突变导致的因子 V Leiden 和凝血酶原 G20210A 使患者处于高凝状态[1]。因子 V 基因突变导致其丧失了对蛋白 C 的活性抑制作用，而凝血酶原基因突变导致

凝血酶原（因子 II）在循环水平中的升高。基因突变也会导致抗凝血酶 III、蛋白 C 或蛋白 S 的缺乏，进而影响其凝血级联反应的抑制作用[1]。抗磷脂综合征（曾称狼疮抗凝综合征）通过损伤内膜、活化血小板及上调一些特定凝血因子来诱导形成高凝状态[1]。

虽然上文讨论的都是静脉系统，但是血栓栓塞性疾病同样会累及动脉系统，而且是心肌梗死、脑血管意外及周围动脉疾病的发病基础。动脉血栓栓塞性疾病主要源自动脉硬化斑块、心脏附壁栓子、心律失常（如心房颤动或瓣膜赘生物）等。但是，VTE 也会由于卵圆孔未闭或房间隔缺损而引起反常栓塞[1]。

慢性炎症过程是巨噬细胞源性泡沫细胞形成的主要原因，两种细胞融合形成动脉粥样硬化斑块。斑块的累积逐渐造成管腔的狭窄及后续的动脉供血障碍。而且，溃疡斑块的碎片会发生剥离脱落形成动脉粥样硬化栓子。此外，需要注意的是，典型的动脉血栓形成或斑块形成发生于动脉分叉处，而引起动脉栓塞的栓子往往脱落至动脉的远端。明显的动脉斑块会延续发展为临床疾病。最典型的是影响颈动脉（短暂性脑缺血发作或脑血管意外）、冠状动脉（心肌梗死）、肠系膜动脉（肠系膜缺血）、主髂动脉、股腘动脉及膝下动脉（跛行、静息痛和组织坏死缺损）。针对动脉粥样硬化性疾病的治疗，除了药物治疗和生活方式调整以外，有多种外科手段用于恢复缺血组织的血供。虽然有很多经典外科手术长期应用于临床，诸如颈动脉内膜切除术（NASCET 和 ACAS 试验的推荐）、冠状动脉搭桥术（coronary artery bypass graft，CABG）、主髂动脉和股动脉内膜剥脱术及解剖内和解剖外旁路转流术等，但是经皮腔内介入手术的使用也逐渐增多，如球囊成形术和支架置入术。尽管有这些经典手术，外科医生仍然经常面临着栓塞引起急性缺血的挑战。虽然下文将着重讨论两个临床上最为常见的急性肠系膜缺血和急性肢体缺血（acute limb ischemia，ALI），但

需要强调的是，栓塞会导致任何一个或多个器官或组织的急性梗死。虽然典型的动脉血栓栓塞性事件常发生于心脏手术后，但是鉴于手术患者存在高凝状态、既往或术后新发心房颤动等心律失常或 HITT 诊断，动脉血栓栓塞性疾病可以发生于任何术后患者中。

肠系膜缺血有四种不同类型：急性动脉缺血［肠系膜上动脉（SMA）栓塞］、慢性动脉缺血（SMA 动脉粥样硬化性病变）、急性静脉血栓形成（继发于静脉回流障碍的低灌注）和非闭塞性肠系膜缺血（nonocclusive mesenteric ischemia，NOMI；与心源性休克或使用血管收缩剂相关的低灌注）[19]。慢性肠系膜缺血的一个潜在的代偿机制是通过侧支循环来增加肠系膜血供，这些侧支包括胰十二指肠动脉、Riolan 弓及 Drummond 边缘动脉。急性肠系膜缺血的典型表现为腹痛与腹部体征不成比例和血性腹泻，但是慢性肠系膜缺血的典型表现为进食后腹痛、"进食恐惧"及后续的体重下降。急性动脉栓塞的治疗包括外科或经皮取栓术、人工血管搭桥术和不可逆性坏死肠段切除术。而动脉粥样硬化性疾病的治疗有自体静脉或人工血管搭桥术（取决于有没有不可逆性坏死的肠段）和腔内介入治疗。与 VTE 一样，肠系膜静脉血栓形成患者基础治疗也是抗凝，但也有可能需要导管接触性溶栓治疗。

类似于肠系膜缺血，急性肢体缺血也是由于一条或更多条肢体的血供突然中断引起的，主要见于动脉栓塞引起的下肢缺血[20]。慢性肢体威胁性缺血（chronic limb-threatening ischemia，CLTI）与急性肢体缺血不同，CLTI 通常影响长期患有周围血管疾病的患者，往往与跛行、静息痛、创面不愈合或组织缺损等症状相关[21, 22]。急性肢体缺血常表现有"6P 征"（疼痛、无脉、皮温降低、感觉异常、皮肤苍白和运动麻痹）。然而这些临床表现往往不会同时出现，这些表现也不是确诊的必要条件。Rutherford 根据临床表现和客观检查结果，对急性和慢性肢体缺血进一步分级，分别见表 2-1 和表 2-2 [20, 22]。对于可疑的 Rutherford Ⅰ级和Ⅱ级急性肢体缺血患者，应当即刻给予静脉内注射普通肝素或直接给予凝血酶抑制药（比伐卢定或阿加曲班）等抗凝治疗。此外，肢体受威胁的缺血患者，应考虑手术血栓栓塞切除术或导管接触性溶栓治疗，然而，对于肢体出现不可逆性缺血坏死的患者应考虑截肢，以防止由于组织坏死带来的全身性后果[20-22]。

虽然需要 CTA 检查才能确诊，但在高度怀疑是继发于栓塞性疾病引起的急性缺血时，治疗性干预，特别是系统性抗凝治疗不得延误。此外，患者应当通过静脉补液来复苏，并纠正潜在的代谢紊乱，比如组织灌注不良引起的酸中毒。口服抗凝药物治疗也能降低急性栓塞事件的风险。正如 Caprini 评分对患者发生 VTE 风险进行分层一样，CHA2DS2-VASc 评分可以对潜在心房颤动患者发生动脉栓塞风险进行分层分析[23]。与出血类

表 2-1　急性肢体缺血的 Rutherford 分级

分　级	描　述		临床发现		多普勒信号	
			感觉丧失	运动丧失	动　脉	静　脉
Ⅰ级：有活性	有活性，不会立即威胁肢体	无		无	有信号	有信号
Ⅱa级：坏死边缘	及时治疗可以挽救肢体	轻度（脚趾）或无		无	无信号	有信号
Ⅱb级：濒临坏死	迅速治疗可以挽救肢体	足部以上，多有静息痛		轻度至中度	无信号	有信号
Ⅲ：不可逆性坏死	肢体不可逆性坏死	感觉丧失		麻痹	无信号	无信号

表 2-2 慢性肢体缺血的 Rutherford 分级

Fontaine 分级	Rutherford 分级	临床表现	客观指标
I	0	无症状	运动平板试验 / 加强运动试验结果正常
IIa	1	轻度间跛	运动后踝部动脉压>50mmHg，但至少比静息状态下低 20mmHg
	2	中度间跛	介于 Rutherford 1~3 级
IIb	3	重度间跛	不能完成运动平板试验，运动后踝部动脉压<50mmHg
III	4	静息痛	静息状态下踝部动脉压<（30~50）mmHg；踝部或跖骨血流容积描记曲线平坦或无搏动；趾动脉压<30mmHg
	5	轻微组织缺损	静息状态下踝部动脉压<（50~70）mmHg；踝部或跖骨血流容积描记曲线平坦或无搏动；趾动脉压<40mmHg（无糖尿病）或 50mmHg（糖尿病）；经皮氧分压<30mmHg
IV	6	严重组织缺损（难愈合溃疡、局部干性坏疽伴弥漫性足部缺血，创面范围超过跖骨，不可逆性足部坏死）	

似，动脉或静脉血栓栓塞性疾病也会减少组织的充分灌注，导致缺血损伤蔓延至单个器官或身体部分，进而给患者带来全身不良后果。

三、缺血性损伤

在分析了出血和血栓栓塞性疾病后，现在该讨论这两种疾病的最终结局：缺血性损伤。

细胞是所有生物的基本组成部分，是依赖氧气和营养物质的输送来完成细胞代谢功能。缺氧会损害有氧代谢，而缺血会同时破坏有氧和无氧代谢，导致组织损伤进展的更快也更严重[24]。休克大致可分为一种或多种类型（即低血容量或出血性、心源性及血容量异常分布引起的休克：脓毒性或神经源性或梗阻性），是灌注不足导致的一种结局，起初引起的缺血性损伤是可逆的，并持续进展为多器官的不可逆性衰竭[9, 24]。与之前栓塞性疾病引起的孤立性组织缺血（如急性肠系膜或肢体缺血）不同，休克的临床表现是全身性的，并同时累及身体多个系统。

休克的本质是细胞缺氧，由以下因素单独或任意组合所致：氧运输下降、氧消耗增加和（或）氧利用率低[25]。缺氧除了由器官末端灌注不足引起外，也可能继发于肺气体交换下降或无效腔样通气增加的低氧血症。低血容量是休克最常见原因，常由于出血引起的循环血容量较低导致的。加强创伤生命支持（advanced trauma life support, ATLS）指南根据失血量占总血量的百分比和随后的临床表现（失血量>15% 才会明显），将失血性休克分为四期（表 2-3）[26]。败血症是一种危及患者生命的器官功能衰竭，是宿主对感染的反应失调引起的，序贯器官衰竭估计（SOFA）评分（表 2-4）在 2 分以上可以确定。合并败血症和休克导致脓毒性休克，定义为在没有使用血管升压素的情况下，平均动脉压（mean arterial pressure, MAP）无法控制在≥65mmHg，且在充分复苏时血清乳酸水平仍>2mmol/L[27]。心源性休克是由于心脏内泵功能衰竭引起的心输出量下降导致的，其潜在的病因分为：心肌病变（如心肌梗死、充血性心力衰竭）、心律失常（心房和心室快速或缓慢性心律失常）、机械性（如瓣膜功能障碍）[1, 25]。梗

表 2-3　失血性休克的分期				
参　数	Ⅰ 期	Ⅱ 期	Ⅲ 期	Ⅳ 期
失血量（%）	0～15	15～30	30～40	>40
心率	正常	加快	加快	加快
血压	正常	正常	下降	下降
脉压	正常	下降	下降	下降
精神状态	正常	紧张	模糊	昏睡
呼吸	正常	正常	加快	加快

表 2-4　序贯器官衰竭估计（SOFA）评分					
器官 / 系统	0	1	2	3	4
呼吸（P_aO_2/FiO_2）	>400	301～400	201～300	101～200	≤100
心血管（低血压 / 血管加压素）	无	MAP<70mmHg	多巴胺<5 或多巴酚丁胺（任何剂量）[a]	多巴酚丁胺 = 5.1～15 或肾上腺素≤0.1 或去甲肾上腺素≤0.1[a]	多巴酚丁胺>15 或肾上腺素>0.1 或去甲肾上腺素>0.1[a]
凝血系统（PLT×10^3/mm³）	≥150	<150	<100	<50	<20
肾功能（Cr，mg/dl）	<1.2	1.2～1.9	2.0～3.4	3.5～4.9	≥5.0
神经系统（GCS）	15	13～14	10～12	6～9	<6
肝功能（TB，mg/dl）	<1.2	1.2～1.9	2.0～5.9	6.0～11.9	≥12.0

P_aO_2. 动脉血氧分压；FiO_2. 吸入气氧浓度；MAP. 平均动脉压；PLT. 血小板计数；Cr. 血肌酐；GCS. Glasgow 昏迷量表；TB. 总胆红素

a. 儿茶酚胺剂量［单位 mg/（kg·min）］维持≥1h

阻性休克是心脏以外器官病变（如肺栓塞、心脏压塞或张力性气胸）导致的心输出量下降[25]。神经源性休克源自中枢神经系统的损伤，通常是颈椎或上段胸椎脊髓的损伤。自主神经传导通路的中断导致交感神经张力减弱是神经源性休克的标志。由于全身血管阻力降低，患者可能出现心动过缓和低血压，根据损伤程度可能出现呼吸力学中断[1, 25]。上述不同类型的休克定义不仅基于其潜在的病因，同时也参考了各种血流动力学参数的变化，见表 2-5。

出血、休克或动脉闭塞引起组织灌注受损，将启动缺血级联反应最终通过坏死或凋亡造成细胞死亡[24]。氧供不足时，由于无法进行氧化磷酸化和电子传递链的过程，导致 ATP 消耗且合成减少。没有 ATP 时，细胞开始无氧代谢，出现乳酸堆积，在酸性环境下，细胞酶的活性下降。此外，Na^+/K^+-ATP 酶通道活性失活引起钠潴留而导致细胞水肿，破坏细胞膜的渗透性，同时由于细胞去

表 2-5　休克时血流动力学变化				
休克的种类	CO	SVR	CVP 和 PCWP	S_vO_2
低血容量性休克	↓	↑	↓	↓
感染性休克	↑	↓	↓	↑
心源性休克	↓	↑	↑	↓
神经源性休克	↓	↓	↓	↓
梗阻性休克	↓	↑	↑	↓

CO. 心输出量；SVR. 全身血管阻力；CVP. 中心静脉压；PCWP. 肺动脉楔压；SvO_2. 静脉血氧浓度

极化引起钙离子反流。细胞内钙离子水平升高损伤细胞膜和细胞核，伴随着线粒体功能障碍，最终发生细胞坏死和（或）凋亡导致组织死亡。

上文提到过，组织经历过一段时间的可逆性缺血性损伤，受损组织在血供恢复后也有可能修复，但组织仍然容易因炎症和氧化破坏介导的缺血再灌注损伤而受损[9, 24]。再灌注过程中，细胞经历氧化应激，导致活性氧（reactive oxygen species，ROS）的形成，后者破坏细胞膜、降低酶活性，并发生蛋白质折叠异常和 DNA 突变或断裂[28]。组织再灌注刺激内皮细胞释放细胞因子并募集中性粒细胞进而激活炎症反应。而且，再灌注的炎症损伤可能还会影响最初未受缺血损伤的组织[27]。虽然缺血组织都容易受到再灌注损伤，但对于急性肢体缺血或创伤性血管损伤时，血供恢复后往往还会发生骨筋膜隔室综合征（acute compartment syndrome，ACS）。肌肉的这种缺血损伤和再灌注损伤，会导致横纹肌溶解而需要进一步的外科和药物治疗。骨筋膜隔室综合征需要筋膜隔室切开减压，同时监测肾功能以评估是否进展有横纹肌溶解[21]。

总结

出血和血栓栓塞性疾病可导致组织发生不可逆性缺血性损伤，因此是两种潜在的会给患者带来灾难性后果的疾病。尽管本章内容分析了出血性疾病和血栓栓塞性疾病的基本原理、各种病因、诊断检查、治疗方法及不同病例的举例，但主题的基础是早期识别和恰当治疗。读者需要注意的是，出血和血栓栓塞虽然是两个内在各自独立的疾病，但是这两个病变过程对患者的影响，往往是持续改变患者生理状态，并持续破坏患者的内稳态。因此，两种病变独自或组合最终对患者的影响都可能是致命的。

参考文献

[1] Kumar V, Abbas AK, Aster JC. Hemodynamic disorders, thromboembolic disease, and shock. In: Robbins and Cotran pathologic basis of disease. 9th ed. Philadelphia: Elsevier/Saunders; 2015. p. 113–35.

[2] O'Keeffe T. Coagulopathy in the critically ill patient. In: Current surgical therapy. 13th ed. Philadelphia: Elsevier; 2020. p. 1457–66.

[3] Stephen AH, Adams CA, Cioffi WG. Surgical critical care. In: Sabiston textbook of surgery. 20th ed. Philadelphia: Elsevier; 2017. p. 547–76.

[4] Colwell C, Moreira ME, Grayzel J. Initial management of moderate to severe hemorrhage in the adult trauma patient. UpToDate. 2019. https://www.uptodate.com/contents/initial-management-of-moderate-to-severe-hemorrhage-in-the-adult-trauma-patient.

[5] Peitzman AB, Rhodes M, Schwab CW, Yealy DM, Fabian TC. The trauma manual: trauma and acute care surgery. 3rd ed. Lippincott Williams & Wilkins; 2008.

[6] Kumar V, Abbas AK, Aster JC. Red blood cell and bleeding disorders. In: Robbins and Cotran pathologic basis of disease. 9th ed. Philadelphia: Elsevier/Saunders; 2015. p. 629–67.

[7] Amitrano L, Guardascione MA, Brancaccio V, Balzano A. Coagulation disorders in liver disease. Semin Liver Dis. 2002;22(1):83–96.

[8] Ageno W, Gallus AS, Wittkowsky A, Crowther M, Hylek EM, Palareti G. Oral anticoagulant therapy: antithrombotic therapy and prevention of thrombosis, 9th ed: American College of Chest Physicians evidence-based clinical practice guidelines. Chest. 2012;141(2,

Supplement):e44S–88S.

[9] Rhee P, Joseph B. Shock, electrolytes, and fluid. In: Sabiston textbook of surgery. 20th ed. Philadelphia: Elsevier; 2017. p. 44–97.

[10] Taylor JR, Cotton BA. Coagulation issues and the trauma patient. In: Current surgical therapy. 13th ed. Philadelphia: Elsevier; 2020. p. 1251–9.

[11] Ker K, Kiriya J, Perel P, Edwards P, Shakur H, Roberts I. Avoidable mortality from giving tranexamic acid to bleeding trauma patients: an estimation based on WHO mortality data, a systematic literature review and data from the CRASH-2 trial. BMC Emerg Med. 2012;12(1):3.

[12] Holcomb JB, Jenkins D, Rhee P, Johannigman J, Mahoney P, Mehta S, et al. Damage control resuscitation: directly addressing the early coagulopathy of trauma. J Trauma Acute Care Surg. 2007;62(2): 307–10.

[13] Hébert PC, Wells G, Blajchman MA, Marshall J, Martin C, Pagliarello G, et al. A multicenter, randomized, controlled clinical trial of transfusion requirements in critical care. N Engl J Med. 1999;340(6):409–17.

[14] Holcomb JB, Tilley BC, Baraniuk S, Fox EE, Wade CE, Podbielski JM, et al. Transfusion of plasma, platelets, and red blood cells in a 1:1:1 vs a 1:1:2 ratio and mortality in patients with severe trauma: the PROPPR randomized clinical trial. JAMA. 2015;313(5):471–82.

[15] Cardella JA, Amankwah KS. Venous thromboembolism: prevention, diagnosis, and treatment. In: Current surgical therapy. 13th ed. Philadelphia: Elsevier; 2020. p. 1072–82.

[16] Caprini JA, Arcelus JI, Hasty JH, Tamhane AC, Fabrega F. Clinical assessment of venous thromboembolic risk in surgical patients. Semin Thromb Hemost. 1991;17(Suppl 3):304–12.

[17] Gould MK, Garcia DA, Wren SM, Karanicolas PJ, Arcelus JI, Heit JA, et al. Prevention of VTE in nonorthopedic surgical patients. Chest. 2012;141(2 Suppl):e227S–77S.

[18] Sarwar S, Narra S, Munir A. Phlegmasia cerulea dolens. Tex Heart Inst J. 2009;36(1):76–7.

[19] Holscher CM, Reifsnyder T. Acute mesenteric ischemia. In: Current surgical therapy. 13th ed. Philadelphia: Elsevier; 2020. p. 1057–61.

[20] Luís Foroni Casas A. Acute arterial embolism of the lower limb. In: Embolic diseases –evolving diagnostic and management approaches. IntechOpen; 2019.

[21] Seegmiller CJ, Cogbill TH. Management of peripheral arterial thromboembolism. In: Current surgical therapy. 13th ed. Philadelphia: Elsevier; 2020. p. 1013–7.

[22] Rutherford RB, Baker JD, Ernst C, Johnston KW, Porter JM, Ahn S, et al. Recommended standards for reports dealing with lower extremity ischemia: revised version. J Vasc Surg. 1997;26(3):517–38.

[23] Lip GYH, Nieuwlaat R, Pisters R, Lane DA, Crijns HJGM. Refining clinical risk stratification for predicting stroke and thromboembolism in atrial fibrillation using a novel risk factor-based approach: the euro heart survey on atrial fibrillation. Chest. 2010;137(2):263–72.

[24] Kumar V, Abbas AK, Aster JC. Cellular responses to stress and toxic insults: adaptation, injury, and death. In: Robbins and Cotran pathologic basis of disease. 9th ed. Philadelphia: Elsevier/Saunders; 2015. p. 31–68.

[25] Gaieski DF, Mikkelsen ME, Parsons PE, Finlay G. Definition, classification, etiology, and pathophysiology of shock in adults. UpToDate. 2020. https://www.uptodate.com/contents/definition-classification-etiology-and-pathophysiology-of-shock-in-adults.

[26] Henry S. ATLS 10th edition offers new insights into managing trauma patients. Bull Am Coll Surg. 2018. https://bulletin.facs.org/2018/06/atls-10th-edition-offers-new-insights-intomanaging-trauma-patients/#Chapter_3_Shock.

[27] Singer M, Deutschman CS, Seymour CW, Shankar-Hari M, Annane D, Bauer M, et al. The third international consensus definitions for sepsis and septic shock (Sepsis-3). JAMA. 2016;315(8):801–10.

[28] Carden DL, Granger DN. Pathophysiology of ischaemia–reperfusion injury. J Pathol. 2000;190(3):255–66.

第3章 血管成像原理
Principles of Vascular Imaging

Veronica Lenge de Rosen 著

影像学检查在评估术后血管并发症中起着越来越重要的作用，特别是随着手术和介入技术变得日趋复杂。现在有多种评估和随访躯干及四肢血管的方法。过去 20 年里成像技术的进步极大地扩展了无创断层成像在评估术后并发症中的作用。美国放射学会（American College of Radiology，ACR）制订了具体的指南，即 ACR 适宜性标准（Appropriateness Criteria，AC），以协助诊疗医生和其他提供者，针对特定的临床情况选择最适宜的成像方法或治疗决策。

这篇综述将主要为医疗专业人员提供最常用的影像学成像方法，并分析不同方法在评估术后血管并发症中的优缺点。目前，放射检测、超声、计算机断层扫描血管成像（computed tomography angiography，CTA）、磁共振成像（magnetic resonance imaging，MRI）和传统的造影等都应用于临床，且不同成像方法之间相互补充。

一、成像方式和指南

（一）CT 血管成像（CTA）

根据 ACR 适宜性标准[1]，鉴于 CTA 对血管准确的解剖学成像和动态增强显像，目前是躯干和四肢动脉的首选检查方法。然而，需要强调的是，CTA 清晰的成像需要平衡检查的层厚和检查的范围。一种常用的方法是首先对身体的较大范围区域进行粗略的检查，然后在允许的情况下对感兴趣的区域进行更详细的扫描。

先进技术和标准化流程对于获得高质量影像资料来评估术后血管并发症至关重要。标准化流程往往是为了回答与手术类型相关的特定问题而设定的。例如，对于 I 型主动脉夹层患者，心电门控在主动脉根部可视化和评估是否存在术后并发症（如假性动脉瘤）上非常关键（图 3-1），心电门控可以最大限度降低心脏运动所导致的伪影，这在检查主动脉近端及主动脉根部非常重要。

此外，增加多个时间参数，可以获取不同时相的影像学结果来显示不同病变。在动脉期，虽然足以评估大血管出血、血肿、夹层、血栓形成、手术移植物完整性、器械移位或术后假性动脉瘤，但是可能难以评估对比剂外渗，特别是低流量的渗出。例如，动脉瘤腔内修复术后，增加平扫期和延迟期扫描对评估术后内漏极为关键（图 3-2）。

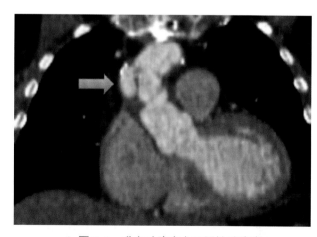

▲ 图 3-1 升主动脉吻合口假性动脉瘤

既往行升主动脉人工血管置换术的 I 型主动脉夹层患者，术后冠状位 CTA 检查提示升主动脉局部凸出于管腔外的对比剂，提示为人工血管吻合口远端假性动脉瘤

平扫期扫描的一个优点是，可以鉴别腔外钙化或内漏栓塞材料与增强检查时的腔外对比剂。延迟期扫描的主要优点是可以检查到动脉期可能不显影的慢流速内漏。因此，动脉瘤腔内修复术后随访检查的标准流程包括三期：平扫期、动脉期和延迟期（对比剂注射后 60～120s）。为了更清晰显影夹层腔内修复术后的部分血栓或低流量内漏，可以增加更晚的时相检查（对比剂注射后 300s）。

CTA 也是评估主动脉移植物感染的首选检查手段，可以清楚显示移植物周围炎症或感染对周围组织的侵袭，如主动脉食管瘘。CTA 检查的一些特征性显像支持移植物感染，比如移植物周围空隙、主动脉周围增厚、移植物附近空气、十二指肠和主动脉间隙消失、吻合口破裂及沿着移植物纵轴的液体等。18F- 氟代脱氧葡萄糖(18F-fuorodeoxyglucose，18F-FDG) 正电子发射断层扫描（positron emission tomography，PET）/CT 检查越来越多地应用于移植物感染的诊断，其中最大标准化摄取值（maximum standardized uptake value，SUV_{max}）、摄取模式和摄取分布等模式的应用可以提高诊断敏感性。但是，PET/CT 较低的普及率仍然是临床应用的重要障碍。

后处理技术已经成为该检查模式的标准流程，对参数的测量和假性动脉瘤等微小病变的检测更加准确。这些技术包括多平面变换、最大强度投影、曲面变换和 3D 结构绘制。CTA 成像 3D 数据集应在具有多平面重新格式化和测量功能的工作站上进行。对图像进行适当处理，以便于在测量主动脉直径时，选取与主动脉中位线相垂直的位置，因为偏离中位线的测量值可能会明显夸大真实的主动脉直径（图 3-3）。

CTA 的缺点是对比剂对肾脏潜在的肾毒性和放射线的累积，特别是年纪较轻的患者可能在生命期内需要频繁检查。双能量采集技术的发展部分纠正了这些缺点，该技术通过创建虚拟非对比剂图像集来免除 CT 平扫。

肾功能不全患者，CT 平扫可以应用于主动脉尺寸的测量、急性主动脉壁间血肿（IMH）和主动脉钙化。而且，在术后即刻检查时，CT 平扫可以发现急性主动脉综合征相关并发症，如纵隔或心包出血和破裂。

（二）磁共振血管成像（MRA）

血管的磁共振成像（MRI）检查可以使用和不使用对比剂，也是很多情况下可行的选择。鉴于其没有电离辐射，对很多主动脉外科修复术后随访需要频繁检查的年轻患者，是一个很有吸引力的选择。但在腔内修复术后的评估中，由于金属支架移植物和其他材料会遮掩某些细节，而这些细节恰恰是术后随访所必不可少的，导致无法评估支架的通畅性，此时，CTA 仍是首选检查方法。

多数磁共振血管成像（magnetic resonance angiography，MRA）检查对下肢动脉的评估特别有用，既能清晰地鉴别软组织，又能提供与常规血管成像相似的 2D 和 3D 减影血管成像。目前，在检查具有血流动力学意义的外周动脉疾病

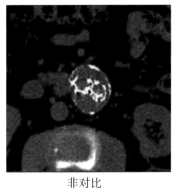
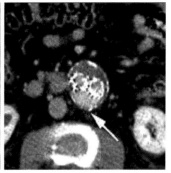

非对比　　　　　　　动脉期　　　　　　　延迟期

◀ 图 3-2　Ⅱ型内漏横断位 CTA 图像

图像显示，在动脉期，支架隔绝术后动脉瘤的后方有对比剂渗出，延迟期对比剂外渗增加，但在平扫期图像上无显示，符合Ⅱ型内漏的诊断

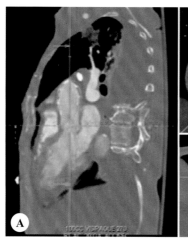
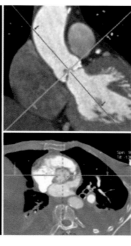
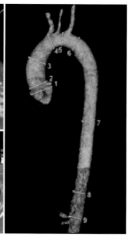

◀ 图 3-3 3D 离线工作站
A. 3D 离线工作站多平面重建胸主动脉；B. 3D 离线工作站显示双曲面重建成像（左图）与实际短轴成像（右图）的差异

主动脉测量

双曲面重建成像 实际短轴成像

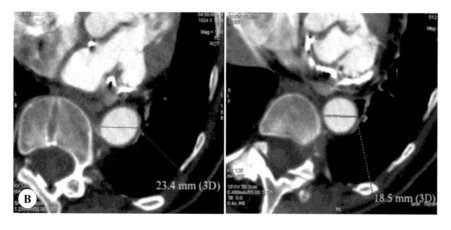

（peripheral artery disease，PAD）时，CTA 和增强 MRA（contrast-enhanced MRA，CEMAR）具有相当的准确性，差异是 CTA 检查主髂动脉和 MRA 检查膝下动脉各具优势。Sjoerd 等分析了 12 项 CTA 和 30 项 CEMRA 研究，估计 CTA 的灵敏度和特异度分别为 96%（95%CI 93%～98%）和 95%（95%CI 92%～97%），CEMRA 的灵敏度和特异度分别为 93%（95%CI 91%～95%）和 94%（95%CI 93%～96%）[2]。

此外，MRA 具有观察小动脉和钙化血管中血流的卓越优势，因此被认为有效评估下肢动脉流出道和糖尿病足患者的足部动脉，且无须增强 MR。Liu 等在一项前瞻性研究中发现，与传统对比增强 MR 血管成像相比，采用血流敏感去相位（flow-sensitive dephasing，FSD）制备的稳态自由进动序列（steady-state free precession，SSFP）的非增强 MR 血管成像能够清晰地显示足部动脉树，并准确地检出显著的动脉狭窄。两名读片医师对无增强 MRA 诊断动脉狭窄的平均灵敏度、特异度、阳性预测值、阴性预测值和准确性分别为 88%、93%、81%、96% 和 92%[3]。

MRI 检查的缺点是比 CT 耗时、需要更多的实战经验及需要患者配合不动。

MRA 还有其他注意事项：空间分辨率低，不能观察管壁钙化（特别是钙化和慢性肢体威胁性缺血）和肾衰竭患者的肾源性系统性纤维化（nephrogenic systemic fibrosis，NSF）。NSF 是肾功能下降患者在静脉注射钆对比剂后出现的罕见病。目前，随着新一代钆对比剂（如 II 类钆对比剂）的出现，极少或无 NSF 风险。因此，根据 ACR

对比剂媒介 2020 指南，已经没有必要在使用单次剂量的 Ⅱ 类钆对比剂（如钆特酸葡胺、钆贝葡胺、钆布醇）前评估肾功能，因为无损害风险，透析患者也无须调整透析计划，透析前后也都可以使用该钆对比剂。使用 Ⅰ 类和 Ⅲ 类钆对比剂前仍然需要评估肾功能，因为肾功能不全患者与 NSF 的发病相关。

（三）常规血管造影

在筛检躯干、头颈和肢体动脉可疑病变时，常规造影已基本被断层扫描检查所取代。对合并有灌注不良症状的患者，或者对介入术后可疑的急性并发症患者，需要同时评估和重建受影响的血管时，仍首选造影检查。同时，造影在杂交手术室应用广泛，此时，造影诊断和介入血管成像技术与开放性修复术结合使用。

术后随访时，常规造影在寻找隐匿性内漏如可疑Ⅳ型内漏时很有用，因为非侵入性成像技术无法显示该型内漏（图 3-4）。此外，造影也应用于寻找胃肠道出血的出血点。

二、非侵入性血流动力学检查

非侵入性血流动力学检查（noninvasive testing，NIVT），无论是术前还是术后，已经作为首选诊断方法用于评估周围动脉疾病（peripheral artery

- 由支架移植物孔隙引起的
- 抗凝患者支架置入术后即刻造影显示对比剂"逐渐渗出"
- 常规血管成像可以发现
- 实验室检查：凝血功能正常

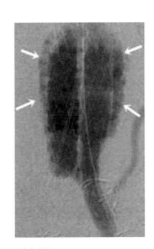

▲ 图 3-4　Ⅳ型内漏
腹主动脉支架置入术后常规动脉造影，显示主动脉周围弥散性对比剂渗出（箭），提示为Ⅳ型内漏

disease，PAD）数十年，应用广泛、提供信息量大，且价格低廉。NIVT 主要包括以下检查手段：踝肱指数（ankle brachial index，ABI）、节段性压力测定（segmental pressure measurements，SPM）、脉冲容积记录（pulse-volume recording，PVR）、光电容积扫描（photoplethysmography，PPG）、趾端收缩压测定和趾肱指数（toe-brachial index，TBI），以及经皮氧分压测定（transcutaneous oxygen pressure measurement，$TcPO_2$）。

ABI 是肱动脉收缩压最高值与踝部足背动脉或胫后动脉收缩压最高值的比值，正常值范围是 0.9~1.3，<0.9 提示 PAD，>1.3 往往提示为慢性严重血管病变。Ro 等研究发现，相比下肢动脉 CTA 检查，ABI 这一检查手段低估了 PAD 约 30%[4]。TBI 为特定部分 PAD 患者提供更为准确的信息，TBI<0.7 提示为异常[6]。趾端收缩压测定主要用于检查慢性肢体威胁性缺血患者，尤其是合并有糖尿病的患者。

SPM 是比较下肢相邻节段的动脉收缩压水平的差异，当压力差>20mmHg 时提示相邻节段之间存在一个或更多具有血流动力学差异的动脉狭窄。

PVR 用于定性测量肢体的血流灌注。PVR 是通过充气容积描记袖带来记录每侧肢体上特定压力。每个袖带可以测量每次脉冲时肢体体积发生的微小变化，形成体积随着时间变化的轨迹，这些轨迹产生的波形可以相互比较以确定是否存在节段性病变，进而评估不同部位的动脉血流量。

PPG 是探测脚趾 / 手指发射的红外信号，探测到的不同程度红外信号取决于脚趾 / 手指内的血容量。PPG 有效用于膝以下病变，以及孤立性的前足病变和手指病变。

$TcPO_2$ 是测量组织中的氧分压，与治疗前相比，治疗后 $TcPO_2$ 值的改善经证实为组织有效再灌注的极佳指标。

医疗场所是否有这些检查设备是上述非侵入性血流动力学检查的局限，同时在检查前患者需要避免吸烟和摄入咖啡因。

三、超声波检查

多普勒超声（ultrasonography，DUS）是腹主动脉瘤腔内修复术后随访可行的检查方法，可以高特异性地观察到内漏和高准确性地测量瘤腔的大小。增强 DUS 检查内漏的灵敏度和特异度更高。而且，对于腹股沟韧带远端腔内治疗或转流术后无症状患者，DUS 随访检查更为重要。根据 ACR 适宜性标准，DUS 通常被认为是适宜用于监测腹股沟韧带远端腔内治疗或转流术后的无症状患者，并为未来随访的比较确定基线[5]。

Echeverria 等[7] 评估了在两家独立教学医院的，常规采用 DUS 检查的 379 例腹股沟韧带以远翻转式静脉移植物的患者。ABI 下降>0.15 的患者中，只有 29% 的移植物被 DUS 检查确认为移植物失败，即 DUS 检查移植物内血流速（graft flow velocity，GFV）<45cm/s。其中 48 例移植物内 GFV 下降行二次血供重建，平均随访 5 个月移植物均通畅。作者总结认为，在术后随访移植物失败方面，DUS 检查比 ABI 更可信[6]。

由于肺部透声窗差，DUS 不用于肺部检查。

四、X 线片

该检查对评估腔内修复术后支架移位和支架完整性（断裂）有用，但无法显示腔内支架或外科移植物术后其他相关并发症。X 线片不能作为单独的术后随访方法。

五、核医学检查

核医学检查不首选用于术后血管并发症的评估。但最近有研究显示，99mTc- 人血清白蛋白 – 二乙三胺五乙酸（99mTc-human serum albumin diethylenetriamine pentaacetic acid，99mTc-HSAD）单光子发射计算机断层成像（single photon emission computed tomography，SPECT）相比三期 CT 检查灵敏度低，但是可以显示容积≥5.2cm³ 的内漏，表现为支架移植物周围放射性同位素聚集。99mTc-HSAD SPECT 检查可以发现缓慢充盈的内漏，因此可以用于评估内漏的栓塞效果[8]。

六、经验分享

目前临床上有多种不同的成像检查手段。血管外科医生和相关医生需要在诊治随访的不同阶段选择不同的检查手段。

腹主动脉瘤腔内修复术（endovascular aneurysm repair，EVAR）和胸主动脉腔内修复术（thoracic endovascular aortic repair，TEVAR）后需要终身影像学检查来排查内漏和其他移植物相关并发症。随访间隔目前尚无定论，可能因不同手术、不同患者而异。基于对内漏筛查、动脉 / 动脉瘤直径变化及假腔血栓形成评估的灵敏度，CTA 是主要选择措施。增强 MRA 更倾向于需要频繁影像学检查随访的年轻患者。无对比剂 MRI 检查更适用于肾功能不全和周围动脉疾病的糖尿病患者。

参考文献

[1] Expert Panels on Vascular Imaging and Interventional Radiology, Bonci G, Steigner ML, Hanley M, Braun AR, Desjardins B, Gaba RC, Gage KL, Matsumura JS, Roselli EE, Sella DM, Strax R, Verma N, Weiss CR, Dill KE. ACR appropriateness criteria. Thoracic aorta interventional planning and follow-up. J Am Coll Radiol. 2017;14:S570–83. Copyright 2017 American College of Radiology.

[2] Jens S, Koelemay MJW, Reekers JA, Bipat S. Diagnostic performance of computed tomography angiography and contrast-enhanced magnetic resonance angiography in patients with critical limb ischaemia and intermittent claudication: systematic review and meta-analysis. Eur Radiol. 2013;23:3104–14.

[3] Liu X, Fan Z, Zhang N, Yang Q, Feng F, Liu P, Zheng H, Li D. Unenhanced MR angiography of the foot: initial experience of using flow-sensitive dephasing–prepared steady-state free precession in patients with diabetes. Radiology. 2014;272:3. radiology.rsna.org.

[4] Ro DH, Moon HJ, Kim JH, Lee KM, Kim SJ, Lee DY. Photoplethysmography and continuous-wave doppler ultrasound as a complementary test to ankle–brachial index in detection of stenotic

peripheral arterial disease. Angiology. 2013;64(4):314–20.

[5] Expert Panel on Vascular Imaging, Cooper K, Majdalany BS, Kalva SP, Chandra A, Collins JD, Francois CJ, Ganguli S, Gornik HL, Kendi AT, Khaja MS, Minocha J, Norton PT, Obara P, Reis SP, Sutphin PD, Rybicki FJ. ACR appropriateness criteria lower extremity arterial revascularization— post-therapy imaging. J Am Coll Radiol. 2018;15:S104–15. Copyright 2018 American College of Radiology.

[6] Høyer C, Sandermann J, Petersen LJ. The toe-brachial index in the diagnosis of peripheral arterial disease. J Vasc Surg. 2013;58(1):231–8.

[7] Echeverria AB, Branco BC, Goshima KR, Hughes JD, Mills JL Sr. Outcomes of endovascular management of acute thoracic aortic emergencies in an academic level 1 trauma center. Am J Surg. 2014;208(6):974–80; discussion 979–980.

[8] Nakai M, Sato H, Sato M, Ikoma A, Sonomura T, Nishimura Y, Okamura Y. Utility of [99]mTc-human serum albumin diethylenetriamine pentaacetic acid SPECT for evaluating endoleak after endovascular abdominal aortic aneurysm repair. AJR Am J Roentgenol. 2015;204(1):189–96. https://doi.org/10.2214/AJR.13.12383.

第二篇　围术期

Perioperative

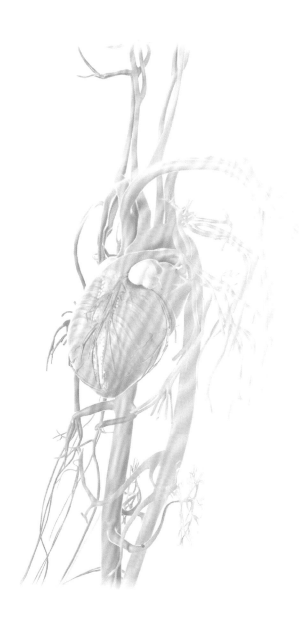

第 4 章　围术期静脉血栓栓塞
Perioperative Venous Thromboembolism

Nawar Hudefi　Jayer Chung　著

静脉血栓栓塞症（venous thromboembolism，VTE）包括深静脉血栓（deep vein thrombosis，DVT）形成和肺动脉栓塞（pulmonary embolism，PE）。VTE 是深静脉内形成凝血块的多因素病变过程。肺动脉栓塞是凝血块脱落至肺动脉并因此阻碍了气体的有效交换。所有住院患者均有发生 VTE 的风险。有很多针对住院患者的 VTE 预防措施，包括药物预防和物理预防。不幸的是，研究显示，50% 的血栓栓塞事件与医疗照护有关，多发生于住院期间或出院后不久。事实上，高达 20% 的住院患者会发生 VTE[1]。

一、危险因素和流行病学

在回顾 1231 例经治疗的 VTE 患者资料时，96% 的患者有一个或多个危险因素[15]。重大手术是广泛研究的 VTE 危险因素，住院患者中创伤、髋关节或膝关节置换术及脊髓损伤是主要危险因素[16]。1/3 的 VTE 相关性死亡发生于外科手术后。其他中低危险因素（如化学治疗、激素替代治疗、恶性肿瘤和易栓症等），随着危险因素越多，VTE 发生风险也越高[16]（表 4-1）。易发生 VTE 的两个最常见遗传性高凝疾病包括因子 V Leiden 和凝血酶原 G20210A 异常。一个系统回顾发现，首次发病的 VTE 患者中，分别有约 20% 和 10% 的患者因为因子 V Leiden 和凝血酶原 G20210A 异常[17]。其他血液病相关的 VTE 包括肝素诱导血小板减少症、弥散性血管内凝血（disseminated intravascular coagulation，DIC）、抗磷脂综合征和溶血性尿毒综合征（hemolytic uremic syndrome，HUS）。非洲裔美国人首次 VTE 的发病率高于白种人和亚洲 / 太平洋岛国人[12]。原发性 DVT 往往无已知的危险因素，也被称为"无诱因"DVT。相反，继发性 DVT 往往有已知的危险因素，也被称为"诱因明确"的 DVT。

VTE 是一个全国乃至全球重要的威胁健康并给社会带来极大经济压力的疾病。由于 VTE 往往会被漏诊，所以确切的发病率是未知的。但是，美国每年仍有约 900 000 人发生 VTE。且在 10 年内有 1/3 的 VTE 患者会复发。VTE 的复发与首次发病的临床表现有关。首次诊断为 DVT 的患者更容易再发 DVT[11]。研究发现，首次发病以 PE 为表现的患者复发 PE 的风险也增加 3 倍[11]。

虽然最近 10 余年，VTE 的诊断、治疗和预防有极大的发展，但仍然在最常见血管性病变中，仅次于心肌梗死和脑卒中，排名第三。每年有 250 000 患者因为 VTE 住院[28]。PE 直接导致每年死亡患者 100 000 人[28]。未治疗的 PE 患者死亡率高达 30%，而积极治疗的 PE 患者死亡率仅 8%[27]。事实上，高达 10% 的 PE 患者都是突然死亡，有 2/3 的患者于发病后 2h 内死亡[27]。急性发病患者，3 个月死亡率 17.5%[27]。长期来看，每年因 VTE 死亡的患者人数比车祸和乳腺癌死亡人数之和还要多[27]。因此，准确识别 VTE 危险因素尤其重要，熟练掌握 VTE 的诊断和治疗可以尽可能降低其死亡率和致残率。

表 4-1　静脉血栓栓塞症的危险因素		
强危险因素（OR>10）	**中危险因素（OR 为 2~10）**	**弱危险因素（OR<2）**
• 骨折（髋部或下肢）	• 膝关节镜手术	• 卧床休息>3 天
• 髋关节或膝关节置换	• 中心静脉置管	• 制动（长途旅行）
• 重大外科手术	• 化学治疗	• 年龄
• 严重创伤	• 充血性心力衰竭或呼吸衰竭	• 腹腔镜手术
• 脊柱外伤	• 激素替代治疗	• 肥胖
	• 恶性肿瘤	• 静脉曲张
	• 口服避孕药	
	• 脑卒中瘫痪	
	• 妊娠	
	• 血栓栓塞既往史	
	• 易栓症	

OR. 比值比

二、病理生理学

Virchow 三联征阐述了血栓形成病理生理学的三个独立危险因素：血流淤滞、高凝状态和血管内膜损伤。任何一个孤立的因素都可能引起 VTE。然而，这三个因素之间的协同作用会成倍增加 VTE 风险。

血管壁损伤会改变局部血流并暴露内皮细胞和内皮下蛋白，进而激活循环中的凝血途径和凝血酶。这种损伤可能源自吸烟、医源性损伤或创伤。静脉血流淤滞发生于制动和创伤及其他疾病（如心律失常、心脏瓣膜病和充血性心脏病）。血流淤滞增加凝血因子之间，以及与内皮细胞的接触时间，进而引起内皮损伤而降低纤溶活性。研究发现，吸烟主要与炎症和增加纤维蛋白原水平有关，从而引起各种凝血因子活性异常。纤维蛋白原是一种急性期反应蛋白，作为危险因素是由于诱发血管内皮处于炎症状态，纤维蛋白原在血栓形成中还有另外一个作用，是其在转化为纤维蛋白时的凝血酶底物[18]。更多的研究显示，戒烟后纤维蛋白原水平急速下降。戒烟 2 周后，和不吸烟者的纤维蛋白原水平几乎相等[19]。

在先天性和获得性高凝状态下，血凝块的形成和溶解之间的平衡会出现倾向于血栓形成的改变。值得注意的是，不同种类的易栓症可以通过静脉血栓、动脉血栓和合并动脉和静脉血栓来区分。因子 V Leiden 和凝血酶原 G20210A，两种最常见遗传性易栓症因素，可增加静脉血栓栓塞症风险但对动脉血栓没有直接影响[20]。这一现象也见于蛋白 C 和蛋白 S 及抗凝血酶缺乏。相反，抗磷脂综合征患者同时易患静脉血栓和动脉血栓，而高半胱氨酸血症患者仅易发动脉血栓[20]。获得性高凝状态，如化学治疗、肿瘤、妊娠、口服避孕药和急速替代治疗及肥胖等，改变凝血途径而使患者处于易发生血栓状态。罕有检查来评估和监测患者血栓形成的过程。传统的血液检测，如凝血酶原时间（prothrombin time, PT）、活化部分凝血活酶时间（partial thromboplastin time, APTT）和国际标准化比值（international normalized ratio, INR）不足以评估凝血障碍。血栓弹力图（thromboelastography, TEG）是一种评估全血黏弹性特性的床边检测方法，提供血栓形成启动、纤溶和血小板聚集等相关信息。研究发现，个体 TEG 参数的集合可以作为其高凝状态的标记，因此，识别 VTE 的高风险患者[32]，进而启动以目的为导向的干预方法，实施精准医疗。

三、深静脉血栓形成

（一）下肢深静脉

大部分 DVT 发生于下肢远端的小腿深静脉，发生于近端的大腿深静脉相对少见。超过一半的 DVT 患者是没有症状的[25]。症状性 DVT 患者往往表现为单侧下肢疼痛、肿胀或红肿[24]。广泛性髂股静脉 DVT 可能表现有严重的肿胀、皮肤青紫、非静脉曲张的浅静脉扩张等[24]。这些典型的临床表现仅出现于＜50% 的患者中[25]。因此，即使没有典型临床表现，医生需要警惕患者发生 DVT 的可能，特别是有 DVT 危险因素的患者。及时诊断和抗凝治疗，一些 DVT 会在数周到数月内发生血栓自溶和缩小，尤其是下肢远端深静脉。没有规范的抗凝治疗，DVT 可能发生蔓延和（或）血栓栓塞。

给患者带来沉重负担并影响生活质量的并发症是继发于血栓后综合征（PTS）的慢性静脉功能不全。首次 VTE 发病后 7 年 PTS 的发病率高达 20%～50%[23]。虽然病理生理学很复杂，多数研究认为是深静脉闭塞和（或）瓣膜功能不全引起的活动后静脉高压。持续的静脉高压会引起静脉结构和生化异常进而损伤静脉，并会引起周围环境的炎症反应最终导致皮肤病变和皮下组织病变。一项研究显示[29]，同侧 DVT 复发使得 PTS 发病风险增加 6 倍，是 PTS 发病的最重要危险因素。不仅如此，累及髂静脉的多节段 DVT 也增加 PTS 的发病风险。有研究显示，相比静脉血栓未累及腘静脉患者，累及腘静脉的患者也有更高的 PTS 发病率[29]。

然而，即使是规范和及时的治疗，由于炎症过程仍然会引起静脉壁永久性瘢痕和瓣膜功能不全，最终导致静脉反流和慢性静脉高压[23]。Villalta 评分通过评估患者的临床症状和体征来分级 PTS 的严重程度[22]。分数越高，严重程度和致残程度越高[22]。ATTRACT 试验——一项多中心、随机对照研究结果显示，中重度 PTS 发生风险主要取决于静脉血栓形成的部位。髂股静脉 DVT 发生 PTS 的风险高于孤立性股腘静脉 DVT[20]。PTS 会严重降低患者健康相关的生活质量，并使患者终身经受下肢疼痛、水肿、静脉溃疡和硬皮症等[3]（图 4-1）。

一个较少见的并发症，股白肿和股青肿，多见于严重的盆腔 DVT，DVT 性闭塞引起的静脉高压已经影响到动脉血供，进而导致组织缺血[2]（图 4-2）。这个并发症虽然不多见，但是会危及患者生命和肢体活性，往往是一个外科危急诊。股白肿（下肢发白或乳白色）是静脉回流显著下降但仍然可以通过侧支部分回流，下肢尚没有青紫。相反，股青肿由于血栓已经蔓延至侧支导致静脉流体静力压远超过组织渗透压，最终大量组织液

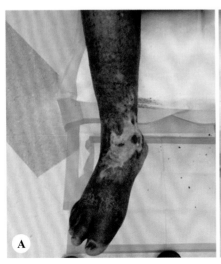
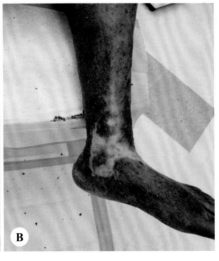

◀ 图 4-1 慢性静脉功能不全体格检查

小腿、踝部和足部的前面观（A）和内侧面观（B）。注意含铁血黄色沉积导致的色素沉着或铁锈色皮肤。双侧内踝处不同愈合时期的溃疡，典型的静脉淤滞性溃疡

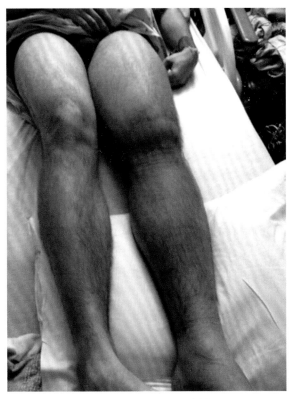

▲ 图 4-2　左下肢股青肿

生成并急剧增加静脉压[30]。当组织间隙压力超过毛细血管压力将会导致动脉缺血，会导致骨筋膜隔室综合征和所谓的静脉坏疽。这些患者不仅表现有严重肿胀、疼痛和青紫，也会出现动脉搏动消失，以及非复杂性 DVT 患者所没有的症状和体征。虽然股白肿和股青肿都是外科危急症，后者相对有更高的截肢风险[33]。如果没有及时积极地治疗会带来静脉坏疽的后果，截肢率 20%～50%，死亡率 20%～40%[21]。治疗剂量的抗凝治疗和血栓清除术是股白肿或股青肿的最佳治疗措施[30]。

DVT 的诊断需要综合患者发生 DVT 风险的分层评估、实验室检查及合适的辅助检查。Caprini 评分系统是临床上一个高可信度的 VTE 发生风险的分层方法，用于住院患者和门诊患者 VTE 风险评估和预防（表 4-2）。2017 年 Pannucci 等发表的 Meta 分析显示，Caprini 评分越高发生 VTE 的风险越高，且药物抗凝预防可以显著降低 Caprini 评分＞7 分的患者发生 VTE 的风险。对患者进行 VTE 风险的分层评估，以确保只对合适的外科患者给予个体化药物预防，从而最大限度地减少出血并发症。

多普勒超声由于其具有高灵敏度和高特异度，仍然是临床上用于诊断 DVT 的首选辅助检查。一项研究结果显示，多普勒超声诊断近段和远段 DVT 的灵敏度高达 96% 和 71%，整体特异度为 94%[34]。除此之外还有可重复性强、无创、无痛、廉价且适用于妊娠期等优点。虽然在诊断膝下 DVT 时准确性较差，但仍然是临床上被广泛接受和应用的技术。

在髂股静脉 DVT 病变中，多普勒超声显示股总静脉随着呼吸变化波形消失，这一诊断髂股静脉 DVT 的间接征象非常重要，因为髂股静脉 DVT 患者具有较高的 PTS 的风险，因此其治疗上与远段 DVT 不一样。如果股总静脉波形不是平坦的，那么可以安全地推测髂股静脉是通畅的（图 4-3）。因此，对于可疑髂股静脉 DVT 者，如果多普勒超声检查阴性可以避免使用外科干预［包括溶栓、球囊扩张和（或）支架置入术］。如果多普勒超声检查结果不能确定有无 DVT，那么治疗需要综合考虑其他 DVT 危险因素和实验室检查。多普勒超

表 4-2　静脉血栓栓塞的 Caprini 风险评估及推荐预防措施				
Caprini 评分	**风险等级**	**发病风险概率**	**预防推荐**	**预防时间**
0～2	低风险	少见	早期活动，充气加压装置 ± 梯度压力弹力袜	住院期间
3～4	中风险	0.7%	充气加压装置 ± 梯度压力弹力袜	住院期间
5～8	高风险	1.8%～4%	充气加压装置和低剂量肝素或低分子量肝素	7～10 天
≥9	极高风险	10.7%	充气加压装置和低剂量肝素或低分子量肝素	30 天

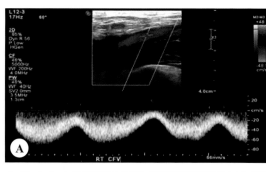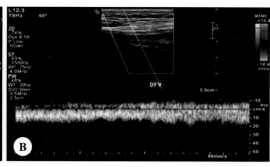

▲ 图 4-3　正常静脉在彩色多普勒超声下显示为随着呼吸运动的呼吸波（**A**）。静脉近心端有梗阻时，由于腹腔内压力变化向远心端传导受阻，因此，远端静脉在彩色多普勒检查时呈现为水平、平坦或连续多普勒静脉波形（**B**）

A. 股总静脉在每个心动周期中随着呼吸运动呈现的正常波形；B. 异常的股总静脉波形，波形消失提示下腔 - 髂静脉梗阻（图片由 J. Chung 提供）

声在检查肥胖患者、高度水肿患者和锁骨下静脉、髂静脉及收肌管部位的股静脉等不能压迫区域的深静脉时，存在一定的局限性，且高度依赖超声操作人员。

其他影像学检查方法包括静脉造影、CT 静脉成像（computed tomographic venography，CTV）和磁共振静脉成像（magnetic resonance venography，MRV）。这些方法可以应用于多普勒超声检查不能明确诊断时，以及 DVT 可能位于盆腔或上肢深静脉时。在诊断解剖位置较深、覆盖组织较多的DVT，或者其他辅助检查在诊断下腔静脉血栓形成有禁忌证或不够确切时，CTV 和 MRV 非常有用。需要强调的是，盆腔髂股静脉 DVT 最常见的病因是盆腔外源性压迫，包括来自右侧髂动脉和椎体对左侧髂静脉的压迫（May-Thurner 综合征）、创伤或比较常见的盆腔肿瘤[26]。在这些情况下，诊断压迫与否和肿块性质，MRV 或 CTV 检查非常必要。总体而言，由于价格较贵、有创且有引起肾功能不全的风险，CTV 和静脉造影多不作为首选诊断方法，而 MRV 检查耗时且对有金属植入物的患者是禁忌的。

Wells 等建立了一套根据危险因素和患者临床表现的评分系统，用于排除 DVT 而无须多普勒超声检查。对于低度或中度风险的 Wells 评分且 D-二聚体阴性者，阴性预测值几乎 100%。但是在评估高度风险的 Wells 评分和 D- 二聚体阴性者时是有问题的，在这些患者中，推荐采用多普勒超声检查。如果超声检查阴性可以排除 DVT，超声检查阳性者需要给予抗凝治疗。

（二）上肢深静脉

上肢 DVT 形成要少见得多，占所有 VTE 患者的 4%。上肢 DVT 最常发生于锁骨下静脉和腋静脉[3]，也可以发生于颈内静脉、头臂静脉，以及远端的肱静脉、尺静脉和桡静脉。原发于腋静脉和锁骨下静脉的 DVT 虽罕见，但是 10%～15% 会导致 PE。

原发于腋静脉 / 锁骨下静脉血栓形成通常是 Paget-Schroetter 综合征（Paget-Schroetter syndrome，PSS）引起的，是胸廓出口综合征的一种静脉类型，有时见于年轻运动员或重复使用手臂的工人。这是由于静脉在解剖学变异的胸廓出口处受到挤压所致的。原发性上肢 DVT 也可以发生于血液高凝状态的患者。继发性腋静脉 / 锁骨下静脉血栓形成更多见，部分原因是植入器械所致，如中心静脉置管、起搏器或除颤器引线[4]。其他危险因素包括充血性心力衰竭和纵隔肿瘤。与下肢 DVT 一样，上肢 DVT 可能是隐匿性的也可能是症状性的。对于表现为单侧上肢水肿、疼痛和青紫的患者需要警惕 DVT 的可能。

这些静脉由于位置较深且有锁骨遮挡，多普

勒超声直接显示较困难，但是多普勒超声仍是最常用的检查手段，如果多普勒超声不能确诊，可以使用 CT 或 MRI 检查。

（三）肺动脉栓塞

肺动脉栓塞是 DVT 的一个严重并可能致命的并发症，发生于 40% 的 DVT 患者，也是 DVT 相关死亡的主要原因[13]。DVT 血栓栓子脱落、迁移并阻塞肺动脉。这些栓子从微小、亚节段栓子到大栓子，会导致心源性休克或心脏停搏。临床表现往往没有特异度，症状和体征包括呼吸急促、心动过速、呼吸短促、呼吸困难、胸膜炎性胸痛及咯血等。如未及时治疗，PE 致死率高达 25%[25]。临床试验 PIOPED Ⅱ 研究证实了计算机断层扫描血管成像（computed tomography angiography，CTA）检查在诊断 PE 上的准确性并显现出 96% 的特异性，因此，CTA 是评估肺血管病变的主要方法[14]。

肺灌注 / 通气扫描和肺动脉造影分别因特异性差和有创性，已经不作为诊断 PE 的主要检查方法。

四、预防深静脉血栓

VTE 的预防包括改善静脉淤滞和（或）降低血液凝固性。机械性预防，如压力梯度弹力袜或间歇性充气加压装置（sequential compression device，SCD），是通过挤压下肢组织间隙进而促进静脉回流并增加纤溶活性。单独采用机械性预防可以将外科住院患者发生 VTE 的风险下降 2/3，如果联合药物预防，发生 VTE 风险再下降 50%[6]。一项 Meta 分析结果显示，单用压力梯度弹力袜将 DVT 风险从 27% 下降至 13%，如果联合任何其他预防措施，可进一步将 DVT 风险从 15% 下降至 2%[5]。绝大多数医院都是使用间歇性充气加压装置而不是压力梯度弹力袜。一项 Meta 分析显示，与空白对照组相比，间歇性充气加压装置使 DVT 发生风险下降了 62%，而相比压力梯度弹力袜，则下降了 47%[7]。

除间歇性充气加压装置以外，一些其他改善静脉淤滞的措施也有研究结果，比如下肢的体育运动。一项研究通过小腿肌肉泵功能来促进静脉回流，旨在探索足部用力运动的价值[31]。通过多普勒超声测量并记录六种不同运动的最高收缩期血流速度。这六种不同运动都能显著提高最高收缩期血流速度，其中用力伸展脚趾的背屈运动达到最高，其次是脚底弯曲 250N 和用力屈曲所有脚趾[31]。这些简单的操作可以在计划长时间制动之前或住院期间教给患者。

抗凝在预防 DVT 中的价值被证实已久。研究显示，普通肝素（unfractionated heparin，UFH）和低分子量肝素（low molecular weight heparin，LMWH）均可将 DVT 和 PE 的发生风险下降约 60%。尤其是低分子量肝素，相比普通肝素具有更低的大出血风险，是因为 LMWH 结合和抑制凝血酶的活性下降[8]。虽然预防剂量的抗凝治疗并发症较低，但是在使用肝素抗凝时需要检测血小板计数，以及发现可能发生的肝素诱导的血小板减少症（heparin-induced thrombocytopenia，HIT）。在使用肝素抗凝后血小板数量 <100 000 或下降 >50% 时，需要警惕这一剂量依赖的并发症。一旦有 HIT 可疑则即刻停用肝素并更换其他抗凝药。值得重视的是，HIT 有两种类型。Ⅰ 型 HIT 更常见，是由于血小板聚集引起的非免疫介导反应，引起的后果轻微。最早发生于使用肝素后 1 天，即使继续使用肝素，血小板计数也会逐渐恢复正常水平[35]。Ⅱ 型 HIT 是一种免疫源性抗体介导反应，往往在使用肝素后 5~14 天发生[35]。其导致的高凝状态可能给患者带来致命并发症。计算"4T 评分"是诊断 Ⅱ 型 HIT 的第一步。评分 0~3 分，不大可能是 HIT，肝素可以继续使用并寻找引起血小板减少的其他原因。评分 4~5 分，中度可能，如果评分为 6~8 分，高度怀疑 HIT[35]。评分在 4 分以上，立即停用所有类型肝素并启动直接凝血酶抑制药的治疗。

五、治疗方法

抗凝治疗是 DVT 的主要治疗手段，一旦高度疑似 DVT 即可开始使用，而不用等待确诊依据。抗凝时程需要维持最少 3～6 个月，取决于危险因素是否持续存在。传统的抗凝模式是先用肝素，然后桥接华法林 2～3 个剂量，将 INR 控制在2.5～3.0。虽然肝素没有溶栓作用，但可以有效预防血栓蔓延。而且肝素相对安全，使用方便，快速起效，半衰期短，易于监测。

华法林开始使用的几天里，由于抑制蛋白 C和蛋白 S 的活性，具有促凝作用，因此无肝素桥接的华法林会加重血栓蔓延，并可能导致一个罕见并发症——华法林引起的皮肤坏死（发病率1/10 000 [34]）。鉴于这些原因，开始口服华法林时需要和其他肠外抗凝药重叠使用，直至其他凝血因子活性受到抑制，因为维生素 K 依赖性凝血因子的半衰期不一样，所以重叠使用时间往往需要数天。由于华法林的安全窗较窄，且与食物及药物之间的相互作用，因此需要连续检测患者的INR，把 INR 控制在 2～3。

新型口服抗凝药（novel oral anticoagulant，NOAC），包括直接口服抗凝药（阿哌沙班、利伐沙班和依度沙班）和直接 II 因子抑制药（达比加群），是目前用于长期抗凝治疗的选择之一。两种抗凝药的治疗结果都显示不劣于 LMWH 和华法林。与华法林不同的是，患者的抗凝治疗无须桥接，可以直接更换为新型口服抗凝药或直接口服抗凝药（novel oral anticoagulants/direct oral anticoagulants，NOAC/DOAC）治疗，然后出院，而且无须常规实验室监测也是 DOAC 的优势之一。

单纯抗凝足以预防大部分 DVT 的血栓蔓延和复发。但对于髂股静脉 DVT 或严重深静脉堵塞（图 4-4），如股青肿，这些肢体肿胀会威胁患肢的活性，并显著增加中远期致残的风险。研究显示，95% 的髂股静脉 DVT 在首次发病 5 年后表现为瓣膜功能不全，30% 的患者会进展为静脉性

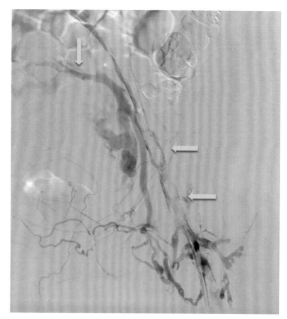

▲ 图 4-4　静脉造影显示广泛的髂股静脉血栓形成
无血栓的区域显示对比剂部分充盈静脉管腔，充盈缺损的区域（如股总静脉和髂外静脉）可见急性血栓（黄箭）

溃疡或静脉性跛行 [9]。因此，对这些患者而言，强烈考虑介入治疗。负压血栓抽吸术和流变血栓清除术是两种通过导管清除血栓的手术。ATTRACT试验设计的主要目的是比较两种不同的 DVT 的治疗方法（即联合药物机械溶栓术和抗凝与单纯抗凝），在降低 PTS 风险中的作用 [20]。联合药物机械溶栓术和抗凝治疗组，患者 DVT 发病后 2 年 PTS的发病率为 46.7%，单纯抗凝治疗组的发病率为48.2% [20]。研究认为，两种治疗方法在降低 PTS 发病率上无显著差异。但是，联合药物机械溶栓术和抗凝治疗组患者的中重度 PTS 发病率相比单纯抗凝组更低（P=0.04）。

导管接触性溶栓（catheter-directed thrombolysis，CDT）是将溶栓药物尿激酶、链激酶和组织纤维酶激活剂经导管输送至血栓内行溶栓治疗，而不是全身系统性溶栓。CDT 是过去 10 年应用越来越广泛的腔内微创治疗方法。2011 年发布的 CaVent 试验显示，相比传统单纯抗凝和弹力袜治疗，CDT治疗显著降低 DVT 患者中远期 PTS 的发病率。但是，CDT 治疗增加了出血的风险 [10]（表 4-3）。

虽然研究支持在抗凝的基础上使用 CDT 治疗，

表 4–3　溶栓治疗的绝对、相对和轻微禁忌证		
绝对禁忌证	相对禁忌证	轻微禁忌证
• 最近 3 个月内的脑血管疾病，如短暂性脑缺血发作 • 活动性内出血 • 最近 10 天内，胃肠道出血 • 最近 3 个月内，神经外科手术	• 最近 10 天内，心肺复苏 • 最近 10 天内，非血管的重大手术或创伤 • 未控制的高血压，收缩压>180mmHg 或舒张压>100mmHg • 颅内肿瘤 • 近期眼科手术	• 肝衰竭 • 感染性心内膜炎 • 妊娠 • 糖尿病出血性视网膜病变

尤其是髂股静脉 DVT，需要注意的是，并非所有患者都适合该方法。CDT 治疗的绝对禁忌证包括活动性内出血和近期脑卒中[36]。相对禁忌证包括近期眼科手术、大手术或创伤[36]。

除了这些溶栓药物治疗以外，还有多种移除血栓的经皮机械性血栓清除器具。经皮负压血栓抽吸器具通过导管持续负压抽吸来清除血栓。流变血栓清除器具是通过伯努利原理，通过高压在导管周围形成真空，将血栓裂碎并经导管抽吸血栓。还有其他血栓清除器具，如三根自膨镍钛合金圆盘，在展开时抓捕血栓并将其吸入导管[37]。

六、未来展望

正在进行的临床试验涉及药物和机械性血栓预防、静脉支架和人工静脉瓣膜。此外，使用最安全有效的药物来确定出院后最佳抗凝治疗的持续时间是当务之急的工作。

随着直接口服抗凝药的广泛应用，使得 VTE 在急性期和长期抗凝治疗中变得简单。对没有肾功能不全或活动性肿瘤的非妊娠患者，直接凝血酶抑制药（达比加群）和 X 因子抑制药（阿哌沙班、利伐沙班和依度沙班）是一线用药[37]。与华法林不同的是，这些药物无须常规的实验室监测和剂量调整。有肾功能不全的非妊娠患者，华法林是其长期抗凝用药的选择[37]。但是华法林需要与肝素桥接 5～7 天直至其达到抗凝治疗作用时，在华法林未达到其抗凝治疗作用前停用肝素将不足以预防 DVT 的发生[37]。没有肾功能不全但无法耐受

口服抗凝药患者，可以使用低分子量肝素，也可以达到与华法林一样的预防 VTE 效果[39]。

在评估抗凝持续时间时，最为重要的是平衡患者发生 DVT 和出血的风险。总之，当前指南推荐给予首次发生 VTE 患者最少 3 个月的抗凝治疗[37]。对于一过性危险因素（即引起 DVT 的危险因素已不复存在）、孤立性远端 DVT 或出血风险较高者不推荐 3 个月以上的抗凝治疗[37]。而以下患者，如诱因不确定的近段 DVT 或 PE 及复发性 VTE 者、活动性肿瘤患者及抗磷脂综合征患者，可能受益于无固定限期的抗凝治疗。

预防策略的革新促成了游戏式的功能锻炼模式，这种模式可以增加深静脉系统的血液流动。一项初步研究表明，一系列的足部运动可使股静脉的平均血流量、血流速度和收缩期血流速度峰值提高约 50%。这些足部运动降低患者血栓形成的风险。

近些年，静脉支架在急性和慢性静脉功能不全中用于治疗近段静脉病变越来越受到重视，尤其是静脉压迫性病变，如 May-Thurner 综合征或盆腔肿瘤。第一个大样本数据研究显示，静脉支架显著改善慢性静脉疾病患者下肢疼痛和肿胀的症状，且术后溃疡愈合率>50%，证实了静脉支架在治疗慢性静脉疾病中的作用[40]。静脉支架在改善静脉疾病急性期临床症状中同样受到关注（图 4-5），有研究比较有创治疗和抗凝对急性静脉血栓形成的有效性。Park 等进行了一项评估 CDT 后静脉支架置入术治疗急性 DVT 的研究，CDT 治

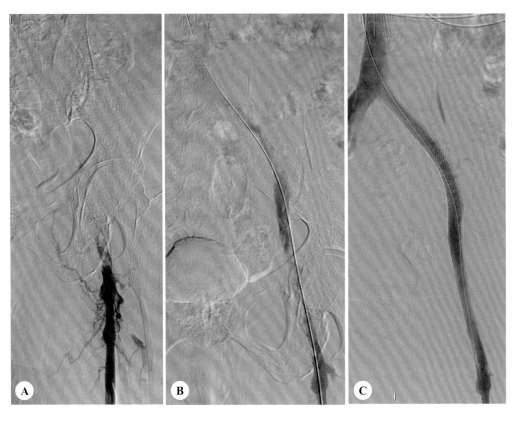

◀ 图 4–5　静脉支架在治疗急性 DVT 中的应用

A. 急性髂股静脉血栓形成；B. 血栓清除术后造影见残余狭窄；C. 支架植入后造影。DVT. 深静脉血栓

疗后静脉造影评估髂静脉狭窄程度，对于严重狭窄或 May-Thurner 综合征者植入静脉支架。术后 5 年，静脉支架植入组患者支架通畅率 77.8%，而未植入支架者通畅率仅 42.1%[41]。未植入静脉支架组复发率也明显更高[41]。但是，目前尚缺少长期随访结果的证据，支架置入术治疗急性 DVT 还需要进一步研究。

最近数十年，很多实验研究探索人造和自体静脉瓣膜置换术在治疗慢性静脉功能不全中的应用。一项研究显示，自体静脉瓣膜移植术后 3 个月保持通畅并有瓣膜功能，虽然短期效果令人鼓舞但是长期结果仍不理想[42]。经皮人造或自体静脉瓣膜植入术将来可能会被证实为一种微创治疗方法，但需要进一步研究来验证其成功性。

总结

VTE 仍然是住院患者死亡的重要原因，其使高达 20% 的住院患者的病情变得更加复杂。最新流行病学数据显示美国每年约有 900 000 名 VTE 患者，造成约 100 000 人死亡，VTE 成为美国心血管死亡第三大原因。Virchow 三联征，包括血流淤滞、高凝状态和内皮细胞损伤，组成了 VTE 发病危险因素的基础。多数 VTE 发生于下肢和盆腔静脉，尽管少数可能发生于上肢静脉。多普勒超声、D- 二聚体和 Wells 评分仍是诊断 DVT 的主要措施。确诊隐匿性肺动脉栓塞多数需要 CTA 检查。医生仍依赖全身系统性抗凝来治疗 DVT。新型口服抗凝药（NOAC）已迅速取代传统抗凝药物，并获得与传统抗凝类似的效果。溶栓和其他血栓清除器具用于治疗广泛血栓形成、股青肿和大面积 PE。未来的研究将着重探索以下领域：预防血栓的药物和机械性方法、静脉支架及静脉瓣膜。

参 考 文 献

[1] Dobromirski M, Cohen AT. How I manage venous thromboembolism risk in hospitalized medical patients. Blood. 2012;120(8):1562–9. https://doi.org/10.1182/blood-2012-03-378901.

[2] Cohen AT, et al. Venous thromboembolism risk and prophylaxis in the acute hospital care setting (ENDORSE Study): a multinational cross-sectional study. Lancet. 2008; 371(9610):387–94. https://doi.org/10.1016/s0140-6736(08)60202-0.

[3] Muñoz FJ, et al. Clinical outcome of patients with upper-extremity deep vein thrombosis. Chest. 2008;133(1):143–8. https://doi.org/10.1378/chest.07–1432.

[4] Douketis JD, et al. Deep venous thrombosis (DVT) – cardiovascular disorders. Merck Manuals Professional Edition. Merck Manuals; 2021.

[5] Kahn SR. The post-thrombotic syndrome. Hematology. 2016;2016(1):413–8. https://doi. org/10.1182/asheducation-2016.1.413.

[6] Prandoni P, et al. Below-knee elastic compression stockings to prevent the post-thrombotic syndrome: a randomized, controlled trial. J Vasc Surg. 2005;41(1):177. https://doi.org/10.1016/j. jvs.2004.10.021.

[7] Amaragiri, Sachiendra V, and Timothy Lees. "Elastic compression stockings for prevention of deep vein thrombosis." Cochrane Database Syst Rev, 2000 (3):CD001484, doi:https://doi. org/10.1002/14651858.cd001484.

[8] Roderick P, et al. Towards evidence-based guidelines for the prevention of venous thromboembolism: systematic reviews of mechanical methods, oral anticoagulation, dextran and regional anaesthesia as thromboprophylaxis. Health Technol Assess. 2005;9(49):iii–iv, ix–x, 1–78. https://doi.org/10.3310/hta9490.

[9] Vanek VW. Meta-analysis of effectiveness of intermittent pneumatic compression devices with a comparison of thigh-high to knee-high sleeves. Am Surg. 1998;64(11):1050–8. https://www. crd.york.ac.uk/CRDWeb/ShowRecord.asp?AccessionNumber=11998001884&AccessionNu mber=11998001884. Accessed 6 Oct 2019.

[10] Laporte-Simitsidis S, et al. Prevention of venous thromboembolism in internal medicine with unfractionated or low-molecular-weight heparins: a meta-analysis of randomised clinical trials. Thromb Haemost. 2000;83(01):14–9. https://doi.org/10.1055/s-0037–1613749.

[11] Watson L, et al. Thrombolysis for acute deep vein thrombosis. Cochrane Database Syst Rev. 2016;11(11):CD002783. https://doi.org/10.1002/14651858.cd002783.pub4.

[12] Vedantham S, et al. Quality improvement guidelines for the treatment of lower-extremity deep vein thrombosis with use of endovascular thrombus removal. J Vasc Interv Radiol. 2014;25(9):1317–25. https://doi.org/10.1016/j.jvir.2014.04.019.

[13] White RH. The epidemiology of venous thromboembolism. Circulation. 2003;107(23 Suppl 1):I4–8. https://doi.org/10.1161/01.cir.0000078468.11849.66.

[14] Moheimani F, Jackson DE. Venous thromboembolism: classification, risk factors, diagnosis, and management. ISRN Hematol. 2011;2011:1–7. https://doi.org/10.5402/2011/124610.

[15] Anderson FA, Wheeler HB. Physician practices in the management of venous thromboembolism: a community-wide survey. J Vasc Surg. 1992;16(5):707–14. https://doi.org/10.1016/0741–5214(92)90225–w.

[16] Anderson FA. Risk factors for venous thromboembolism. Circulation. 2003;107(23 Suppl 1):I9–16. https://doi.org/10.1161/01.cir.0000078469.07362.e6.

[17] Ho WK, et al. Risk of recurrent venous thromboembolism in patients with common thrombophilia. Arch Intern Med. 2006;166(7):729. https://doi.org/10.1001/archinte.166.7.729.

[18] Tapson VF. The role of smoking in coagulation and thromboembolism in chronic obstructive pulmonary disease. Proc Am Thorac Soc. 2005;2(1):71–7. https://doi.org/10.1513/pats.200407–038ms.

[19] Feher MD, et al. Acute changes in atherogenic and thrombogenic factors with cessation of smoking. J R Soc Med. 1990;83(3):146–8. https://doi.org/10.1177/014107689008300306.

[20] Comerota AJ, et al. Endovascular thrombus removal for acute iliofemoral deep vein thrombosis. Circulation. 2019;139(9):1162–73. https://doi.org/10.1161/circulationaha.118.037425.

[21] Doleman B, et al. Phlegmasia caerulea dolens secondary to pelvic plasmacytoma and left femoral deep vein thrombosis. Int J Surg Case Rep. 2013;4(10):825–7. https://doi.org/10.1016/j. ijscr.2013.07.010.

[22] Kahn SR, et al. Determinants and time course of the postthrombotic syndrome after acute deep venous thrombosis. J Vasc Surg. 2009;49(5):1358. https://doi.org/10.1016/j.jvs.2009.03.021.

[23] Farrell JJ, et al. Incidence and interventions for post-thrombotic syndrome. Cardiovasc Diagn Ther. 2016;6(6):623–31. https://doi.org/10.21037/cdt.2016.11.22.

[24] Kearon C. Natural history of venous thromboembolism. Circulation. 2003;107(23 Suppl 1):I22–30. https://doi.org/10.1161/01.cir.0000078464.82671.78.

[25] Min S-K, et al. Diagnosis and treatment of lower extremity deep vein thrombosis: Korean practice guidelines. Vasc Specialist Int. 2016;32(3):77–104. https://doi.org/10.5758/vsi.2016.32.3.77.

[26] Casey ET, et al. Treatment of acute iliofemoral deep vein thrombosis. J Vasc Surg. 2012;55(5):1463–73. https://doi.org/10.1016/j.jvs.2011.12.082.

[27] Bělohlávek J, et al. Pulmonary embolism, part I: epidemiology, risk factors and risk stratification, pathophysiology, clinical presentation, diagnosis and nonthrombotic pulmonary embolism. Exp Clin Cardiol. 2013;18(2):129–38.

[28] Horlander KT, et al. Pulmonary embolism mortality in the United States, 1979–1998. Arch Intern Med. 2003;163(14):1711. https://doi.org/10.1001/archinte.163.14.1711.

[29] Kahn SR, Ginsberg JS. Relationship between deep venous thrombosis and the postthrombotic syndrome. Arch Intern Med. 2004;164(1):17. https://doi.org/10.1001/archinte.164.1.17.

[30] Mumoli N, et al. Phlegmasia caerulea dolens. Circulation. 2012;125(8):1056–7. https://doi.org/10.1161/circulationaha.111.051912.

[31] Kropp AT, et al. The efficacy of forceful ankle and toe exercises to increase venous return: a comprehensive doppler ultrasound study. Phlebology. 2017;33(5):330–7. https://doi.org/10.1177/0268355517706042.

[32] Bose E, Hravnak M. Thromboelastography: a practice summary for nurse practitioners treating hemorrhage. J Nurse Pract. 2015;11(7):702–9. https://doi.org/10.1016/j.nurpra.2015.05.006.

[33] Chaochankit W, Akaraborworn O. Phlegmasia cerulea dolens with compartment syndrome. Ann Vasc Dis. 2018;11(3):355–7. https://doi.org/10.3400/avd.cr.18–00030.

[34] Goodacre S, et al. Systematic review and meta-analysis of the diagnostic accuracy of ultrasonography for deep vein thrombosis. BMC Med Imaging. 2005;5(1):6. https://doi.org/10.118 6/1471–2342–5–6.

[35] Nicolas D, Nicolas S, Reed M. Heparin induced thrombocytopenia (HIT) [updated 2020 Feb 14]. In: StatPearls [internet]. Treasure Island (FL): StatPearls Publishing; 2020.

[36] Morrison H. Catheter-directed thrombolysis for acute limb ischemia. Semin Interv Radiol. 2006;23(3):258–69. https://doi.org/10.1055/s-2006–948765.

[37] Kearon C, et al. Antithrombotic therapy for VTE disease. Chest.

2012;141(2):E419S–96S. https://doi.org/10.1378/chest.11–2301.

[38] Chung J, et al. Pilot study evaluating the efficacy of exergaming for the prevention of deep venous thrombosis. J Vasc Surg. 2017;66(3):e55–6. https://doi.org/10.1016/j.jvs.2017.05.071.

[39] Van Der Heijden JF, et al. Vitamin K antagonists or low-molecular-weight heparin for the long term treatment of symptomatic venous thromboembolism. Cochrane Database Syst Rev. 2001;4:CD002001. https://doi.org/10.1002/14651858.cd002001.

[40] Neglén P, et al. Endovascular surgery in the treatment of chronic primary and post-thrombotic iliac vein obstruction. Eur J Vasc Endovasc Surg. 2000;20(6):560–71. https://doi.org/10.1053/ejvs.2000.1251.

[41] Srinivas BC, et al. Outcome of venous stenting following catheter directed thrombolysis for acute proximal lower limb venous thrombosis: a prospective study with venous doppler follow-up at 1–year. Cardiovasc Interv Ther. 2015;30(4):320–6. https://doi.org/10.1007/s12928–015–0317–5.

[42] Vedantham S, et al. Guidance for the use of thrombolytic therapy for the treatment of venous thromboembolism. J Thromb Thrombolysis. 2016;41(1):68–80. https://doi.org/10.1007/s11239–015–1318–z.

第 5 章 术后脊髓缺血和脑卒中
Postoperative Spinal Cord Ischemia and Stroke

Xin Peng Bruce L. Tjaden Kristofer M. Charlton-Ouw 著

缩略语

CAS	carotid artery stenting	颈动脉支架置入术
CEA	carotid endarterectomy	颈动脉内膜切除术
CI	cardiac index	心脏指数
CSF	cerebrospinal fluid	脑脊液
CT	computed tomography	计算机断层扫描
EEG	electroencephalography	脑电图
EPD	embolic protection device	栓塞保护器具
ICA	internal carotid artery	颈内动脉
MEP	motor evoked potential	运动诱发电位
NIRS	near-infrared spectroscopy	近红外光谱
SCI	spinal cord ischemia	脊髓缺血
SSEP	somato sensory evoked potential	躯体感觉诱发电位
TEVAR	thoracic endovascular aortic repair	胸主动脉腔内修复术
TCD	transcranial Doppler	经颅多普勒超声
t-PA	tissue plasminogen activator	组织型纤溶酶原激活物

脊髓缺血（spinal cord ischemia，SCI）和脑卒中是术后潜在的灾难性并发症，严重影响患者的生活质量。识别高危患者并及时诊断尤为关键。一个清晰的诊治流程对这些并发症非常重要。这一章笔者将讨论术后 SCI 和脑卒中的诊治策略。

一、脊髓缺血

SCI 是一个可怕的并发症，可以发生于胸腹主动脉瘤术中和术后，也见于主动脉弓和肾下腹主动脉修复术后。在开放性胸腹主动脉外科手术和肾下腹主动脉外科患者中，围术期 SCI 发病率分别为 3%～10%[1] 和 0.2%～0.6%[2-4]。引起 SCI

的危险因素包括肾功能不全、广泛性主动脉修复、使用外科脊髓损伤缓解辅助药物、既往有主动脉修复手术史及术后低血压（表 5-1）。虽然腔内主动脉手术降低了整体死亡率和致残率，但 SCI 的发病率并没有明显的改善[5-7]。

表 5-1 主动脉开放性手术和腔内支架术后脊髓缺血的危险因素

患者特点
- 老年
- 肾功能不全
- 周围动脉疾病

病变特点
- Ⅱ型或Ⅲ型胸腹主动脉瘤
- DeBakey Ⅰ型主动脉夹层
- DeBakey Ⅲ型主动脉夹层

既往手术史
- 主动脉开放性手术史
- 主动脉腔内治疗史

解剖学因素
- 胸主动脉支架覆盖>20cm
- 胸主动脉远端与腹腔干动脉起始部位相距<4cm
- 主动脉支架覆盖了 $T_8 \sim L_2$
- 双侧髂内动脉闭塞
- 左侧锁骨下动脉闭塞

围术期因素
- 低血压
- 使用血管加压素
- 需要输血

未使用的预防性措施
- 具体措施见表 5-3

即刻性 SCI 的定义是术中发生 SCI，且在麻醉苏醒时即被注意到，无论严重程度如何。迟发性 SCI 是发生于主动脉术后任何时间，且既往无神经系统病变也无脑卒中病史。即刻性和迟发性 SCI 都是根据改良 Tarlov 评分系统来评估其严重程度的[8,9]（表 5-2）。即刻性 SCI 瘫痪后的功能恢复一般较差。

表 5-2 改良 Tarlov 评分系统评估脊髓缺血的严重程度

等 级	运动功能	功能缺失
0	下肢完全瘫痪	轻微瘫痪
1	下肢可以活动，不能对抗重力	轻微瘫痪
2	下肢可以活动，也能对抗重力	轻微瘫痪
3	无须辅助可以站立	轻微瘫痪
4	辅助下可以走路	轻微瘫痪
5	可以进行所有活动	正常

引起 SCI 的病理生理学很复杂。在主动脉开放性手术中，引起 SCI 的原因包括：主动脉阻断、动脉分流至阻断主动脉远端所导致的窃血、灌注不足、脊髓水肿及其后续的脊髓鞘内压升高[10-13]。尽可能缩短主动脉阻断的时间很重要，尽管供应脊髓的侧支循环丰富，但是患者能够耐受主动脉阻断的最长时间目前仍不明确[11]。主动脉腔内治疗中，主动脉支架覆盖了脊髓供血侧支和节段性脊髓动脉血栓栓塞性事件，进而引起脊髓灌注不足，是 SCI 的发病机制[6]。肾下腹主动脉手术引起的 SCI 是由于脊髓圆锥发生的动脉粥样斑块栓塞性事件[4]。

（一）术中预防

表 5-3 列举了主动脉开放性和腔内手术中预防 SCI 的技术，技术的选择取决于手术医生的偏好、当地的医疗特长和既往经验。开放性主动脉手术采用的方法包括"激进的"低体温、序贯性主动脉阻断技术、远端主动脉阻断、选择性肋间动脉重建和预防性腰椎脑脊液（cerebrospinal fluid，CSF）引流[11,14]。术中神经功能监测，如脑电图、躯体感觉诱发电位（somatosensory evoked potential，SSEP）和运动诱发电位（motor evoked potential，MEP），都是术中监测方法以便于决定是否需要恢复主动脉供血、增加血管活性药物的

使用、腰椎脑脊液引流和肋间动脉重建[15, 16]。术中下肢诱发电位的丧失有助于措施的选择，包括颈腰椎脑脊液引流、将血红蛋白提高至 10mg/dl 以上、将收缩压提高至 140mmHg 以上，以及快速重建肋间动脉。

表 5-3 主动脉开放性手术和腔内手术中脊髓缺血的预防措施
开放性手术
• 允许性低血压
• 主动脉序贯性阻断
• 主动脉远端灌注
• 肋间动脉重建
• 预防性腰椎脑脊液引流
腔内手术
• 术前脊髓动脉预栓塞
• 预防性腰椎脑脊液引流

腔内治疗主动脉病变时，SCI 高危患者推荐预置 CSF 引流，包括既往有主动脉手术史、双侧髂内动脉闭塞、左侧锁骨下动脉闭塞且未重建或支架覆盖了 $T_8 \sim L_2$ 的椎体，这一段主动脉往往是根大动脉（Adamkiewicz 动脉）的来源[6, 17]。也有报道在胸主动脉腔内修复术（thoracic endovascular aortic repair，TEVAR）前预栓塞脊髓动脉以增加侧支循环的建立（本质上就是预缺血处理）[17]。

（二）术后处理

患者术后在重症监护病房需要经常评估神经系统功能的变化，直至患者从麻醉中完全苏醒，再进行神经功能基础检查。

（三）脊髓缺血的治疗流程

术后出现 SCI 的直接证据，或术中诱发电位丧失且未恢复者，应立即启动 SCI 的治疗流程（图 5-1）。患者保持平躺卧床休息，脑脊液引流，每小时测量 1 次脑脊液压力，直至维持脑脊液压力＜5mmHg。提高患者氧饱和度，血红蛋白维持在 10mg/dl 以上，通过补液复苏和使用血管活性药物，将心脏指数（cardiac index，CI）保持在单位体表面积 2.5L/min 以上。收缩压控制在 140mmHg 以上，保持收缩压和脑脊液压力差在 130mmHg 以上。尽量避免肾替代治疗以维持稳定的血压，血压维持在≤15mmHg 的波动幅度。总之，在夹闭脑脊液引流管之前，这些措施最少连续使用 7 天。

（四）改良脊髓缺血预防流程

患者麻醉苏醒后评估神经系统功能完好，仍然需要在重症监护病房密切监测（图 5-2）。据报道，迟发性麻痹和瘫痪最常发生的时间是术后平均 1.8 天，虽然迟发性 SCI 也有报告发生于术后 2 周或更晚。因此，术后第 1 个 24~48h，开始实施 SCI 预防流程。通过脑脊液引流管每小时监测 1 次压力，维持在 10mmHg 以下。如果高于 10mmHg 则引流脑脊液，最大速度可以达到 15ml/h。收缩压维持在 130mmHg 以上，再次强调避免＞15mmHg 的波动幅度。第二天夹闭引流管。腔内手术后患者，如果第 2 天仍无神经系统症状则可以拔除引流管，开放性手术患者则在术后第 3 天拔除引流管。若患者出现麻痹和瘫痪则正式启动 SCI 治疗流程。引流管拔除后发生的迟发性 SCI 则需要即刻重置新的脑脊液引流管，重新启动 SCI 治疗流程。

如果有引流出血性脑脊液，则即刻夹闭引流管并纠正凝血功能障碍。拔除引流管与否取决于是否有神经系统症状。任何局灶性神经功能缺失、头疼或精神状态改变都需要立即行头部计算机断层扫描（computer tomography，CT）检查以排除颅内出血。

（五）康复

通过改良 SCI 预防流程成功康复的患者，一般不需要其他辅助药物来维持脊髓灌注。需要正式 SCI 治疗方案的患者通常也能从多模式治疗策略中恢复（图 5-3）。偶尔有患者需要长期的允许性高血压来维持足够的脊髓灌注压力。

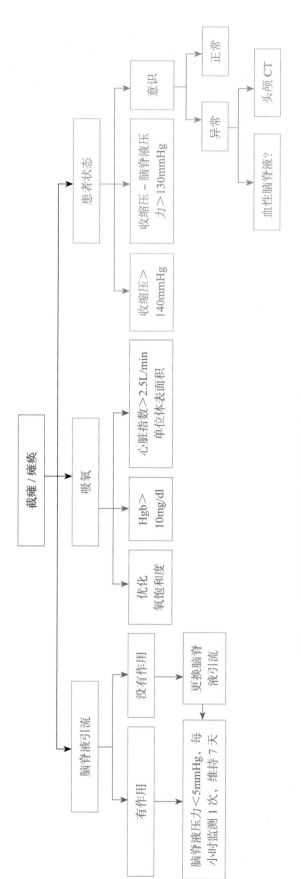

▲ 图 5-1　脊髓缺血的治疗流程，包括脑脊液引流、高流量吸氧和允许性高血压

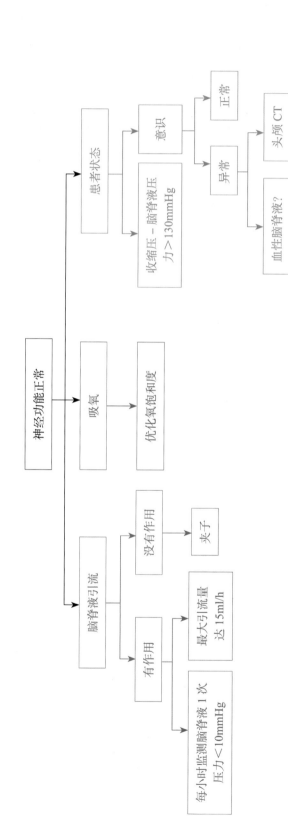

▲ 图 5-2　脊髓缺血的治疗流程，包括减少脑脊液引流和降低收缩压目标

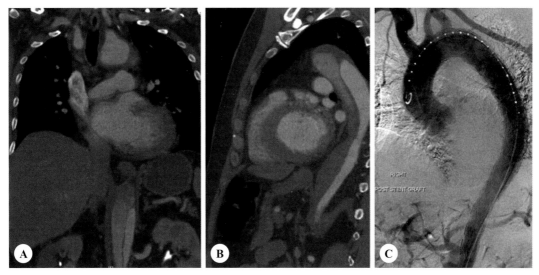

▲ 图 5-3　56 岁男性，主动脉计算机断层扫描血管成像（computed tomography angiography，CTA）
冠状位和矢状位成像显示为 DeBakey Ⅲ 型夹层，右肾动脉低灌注伴急性肾衰竭（A 和 B）。急诊胸主动脉支架置入术后造影（C）。该患者术前腰椎穿刺置管，但是为了引流出血性脑脊液因此夹闭。患者术后第 1 天出现截瘫，紧急重新腰椎穿刺行脑脊液引流。该患者即刻启动连续 7 天的脊髓缺血治疗流程，患者经治疗后双下肢神经功能完全恢复，随后患者出院回家

二、脑卒中

术后脑卒中根据发生时间分为术中（表现在麻醉苏醒时）或术后（在术后一段正常时间后发生）[18]。术后脑卒中可以发生于外科手术后数小时到数天[19]。研究发现，颈动脉内膜切除术（carotid endarterectomy，CEA）围术期相关脑卒中并发症的发生机制包括栓塞和血栓性事件、血流动力学变化引起的颅内低灌注和脑出血[20]。最常见原因是手术技术因素导致的动脉血栓形成和栓塞，这些技术因素包括转流管的置入、内膜剥脱术后的内膜片和残余的腔内血栓栓塞[21]。临床重要的脑缺血可以发生于颈动脉阻断期间，并会持续存在脑缺血的状态，颈动脉外科围术期脑卒中的 1/3 为该机制所致[22, 23]。术中和术后持续的心动过缓和低血压会导致全脑缺血。颅内出血也是颈动脉外科并发症之一，虽然发生率仅 0.6%[24]。总体而言，CEA 相关的脑卒中发生率在 2%~3%，而颈动脉支架置入术（carotid artery stenting，CAS）为5%~8%[25]。围术期脑卒中最大的危险因素是术前有脑卒中病史[26, 27]。全脑造影被证实并不能降低

脑卒中或死亡的风险，因此，术前常规不推荐[28]。

胸主动脉外科相关的脑卒中，对其发生率和病因的研究远不如对其他并发症，如死亡、出血和截瘫。现有的研究显示，累及升主动脉手术的术后脑卒中发生率为 6.9%，而降主动脉术后脑卒中发生率为 8.1%。与颈动脉手术一样，引起脑卒中最常见原因是栓塞性事件，其次是缺血和出血。危险因素包括主动脉急诊手术、降主动脉手术、大量输入新鲜冷冻血浆和糖尿病病史[29]。在非选择性的急诊主动脉手术中，神经系统并发症可能高达 10%~13%[30]。

腹主动脉手术患者的脑卒中发生率据报道为0.2%~3.1%，而下肢动脉手术脑卒中发生风险为0.5%~2%[31]。这些患者发生脑卒中的危险因素包括既往脑卒中病史和危重症病情的严重程度。

（一）脑保护策略

有多种不同措施应用于脑保护，不同脑保护策略的选择取决于手术类型。

CEA 术中，尽可能减少对病变颈动脉窦部的操作并尽早阻断颈内动脉（internal carotid artery，

ICA）以减少远端栓塞事件的发生[32]。该方法还有另一个好处，可以尽早提示是否有必要用转流管。

不能耐受颈动脉阻断时颅内供血中断的患者可以从转流管置入中获益。有些医生常规使用转流管，其优点包括：医生可以熟练转流管置入这个操作，简化手术，降低术中潜在的特发意外。一些证据支持常规或选择性使用转流管，但是从来没有证据证实其优劣性也没有证实其与更高的脑卒中发生率相关[22]。早期文献推荐常规使用转流管，但后来研究显示转流管置入本身有造成并发症的风险[33]。转流管置入的缺点有动脉夹层、空气栓塞、转流管血栓形成、脱落、置入和移除延长手术时间、延长动脉缝合时间及转流管两端可视性差[22, 34]。因此转流管使用的风险和获益需要在使用前认真考量。多种方法用于术中监测颅内神经功能状态以确定是否需要使用转流管，如脑电图（electroencephalography，EEG）和经颅多普勒超声（transcranial doppler，TCD）。CEA 手术也可以在局部麻醉和区域神经阻滞麻醉下操作，此时可以检查神经功能状态以确定是否需要使用转流管。下面将详细介绍这些技术。

至于颈动脉支架置入术（CAS），有很多不同栓塞保护器具（embolic protection device，EPD），包括远端保护伞、远端阻断球囊、近端阻断球囊和血流逆流系统[35, 36]。有多项研究比较 CEA 和远端 EPD 保护下的 CAS 治疗高风险病变的结果，研究终点为术后 1 年复合指标，包括死亡、脑卒中和心肌梗死，结果显示 CAS 并不劣于 CEA[37, 38]。使用远端保护伞和阻断球囊的手术成功率更高，并发症发生率也更低，这些并发症包括器具损伤导致的 ICA 夹层、缠绕导丝和一过性动脉痉挛[39]。远端 EPD 最大的缺陷，是在起到保护作用之前导丝和保护伞需要先通过病变段，这增加了斑块脱落引起栓塞事件的风险，其引起的临床脑卒中事件占所有脑卒中的 15%[35, 40]。远端阻断球囊完全阻断血流，因此部分患者不能耐受。而保护伞不会完全阻断血流，这个性质使得保护伞在捕获直

径<150μm 的微小栓子时不如球囊有效[35]。即使是直径<10μm 的微小栓塞，虽然不会引起临床意义的脑卒中事件但仍与认知功能下降有关。因此，继发于远端 EPD 的长期并发症的真实发生率可能被低估了[35]。

近端 EPD 同时包括阻断球囊器具和一个血液逆流系统。再次强调，阻断球囊潜在的缺点是完全中断颅内血流[36]。另一方面，有血流逆流系统的近端阻断被认为可以降低远端栓塞事件的发生，并可以让操作医生直接经颈部颈总动脉穿刺完成手术操作，进而避开了主动脉弓和弓上血管的影响[41]。而且，血流逆流系统从理论上而言可以减少血流的"停滞"，因为对侧颈内动脉血流通过 Willis 环来维持靶病变这一侧颅内的灌注。只要患者解剖学结构允许[42]，血液逆流系统目前被证实为很有应用前景的技术。

开放性手术中脑灌注和低温是其脑保护策略[43]。低温发挥脑保护的作用机制是通过降低代谢率来减少氧耗量，保存基于磷酸盐的能力存储单元并减少神经递质的释放[44]。低温的最佳温度控制尚不确切，早期实践采用深低温，但深低温与凝血功能障碍、脑微循环障碍、神经损伤及系统性炎症反应综合征等并发症相关[29, 46]。中度低温辅助脑灌注是主动脉病变术中的另一个选择，可以获得与深低温相同的脑保护效果，虽然此技术临床上使用差异较大[29, 44, 46, 47]。脑灌注降低脑卒中发生率，采用逆血流还是顺血流脑灌注取决于主动脉粥样硬化性病变的严重程度和病变位置[45, 48–50]。

（二）术中监测策略

有多种方法评估和监测脑灌注，但只有在适当的术中监测条件下，脑保护策略才能得到充分和最佳的利用。

在很多中心，CEA 是在患者清醒下进行的[22, 23]。这可以为脑灌注监测提供最直接和临床相关的证据[51–53]。相比术中同时 EEG 监测和残端

压测定，清醒状态下 CEA 被证实为是否需要转流管最敏感和最具体的证据[52, 54, 55]。

近端颈动脉阻断时颈动脉残端压测定，是一种简单且廉价的脑灌注监测方法，可以和其他监测方法同时使用也可以单独使用。残端压＞45mmHg 时意味着有足够的脑灌注[56]。也有学者认为这个阈值是 50mmHg[57]。

脑电图（EEG）通过放置在头皮上的电极测量大脑产生的点活动。EEG 的可靠性不一致。既可能过度敏感，同时也可能遗漏需要转流管置入的患者[52, 54, 58]。EEG 可能无法捕获到基底节区深部缺血或脑白质缺血信号，且可能仅在 34% 的病例中具有诊断意义[58]。但是，如果 EEG 检测到异常，则术中发生脑卒中的风险显著性增加[59, 60]。

TCD 检测大脑中动脉血流流经颞窗时的声波，通过检测血流速度和记录大脑中动脉波形，实时评估血流动力学异常，包括血流、血栓形成和栓塞[61]。但是，由于麻醉会干扰颅内动脉的阻力，因此脑血流的绝对速度并不足以判断转流管置入的必要性。而阻断前和阻断后血流速度可能对决策的判断最有价值。阻断后血流速度较阻断前下降 2/3 以上提示有必要置入转流管[55]。TCD 的另一个优点是可以敏锐地观察到微栓子，实时提醒术者注意轻柔操作[62]。需要注意的是，虽然微栓子的准确数量、大小、组成成分，以及因此而产生的影响目前尚不清楚，然而已有 10 多种 TCD 栓塞信号与术后磁共振成像发现的新发缺血病灶有关[62]。

近红外光谱（near-infrared spectroscopy，NIRS）是另一种通过脑血红蛋白氧饱和度监测脑灌注的无创技术，其可靠性存在争议，神经系统症状发生的临界氧饱和度阈值也未确定[63-68]。相反，氧饱和度下降低于基线水平 20% 被认为是可靠的高特异性脑灌注充足的预测指标。然而，20% 以上的下降并不一定与灌注不良有关，其敏感性相当低[63, 69]。

SSEP 是测量皮肤的电活动反应。研究同样显示其作为独立方法的可靠性存在矛盾的结果[70-72]。SSEP 在检测神经事件方面特异度高，但灵敏度低，术后脑卒中患者发生 SSEP 改变的可能性增加 14 倍[73]。

大量研究表明，这些脑监测策略的联合使用，可以为术中监测脑灌注和栓塞事件提供最准确的实时信息。同时，这些监测策略的联合使用可以辅助术中决策的判断，进而尽可能减少神经事件的发生。

（三）术中脑卒中

颈动脉术后发生的术中脑卒中往往诊断于麻醉苏醒后的手术室中，表现有神经功能缺损应立即重新检查 ICA。先用多普勒超声检查是否有血流，如果有血流则进一步行双功能彩色多普勒超声或台上血管成像检查。

若 ICA 血流异常或无血流必须重新打开内膜剥脱的吻合口。如果有血栓形成，仔细行血栓栓子取出术。需要查明潜在的原因，并仔细观察内膜剥脱面或移除内膜片并修复技术性缺陷。不推荐阻断 ICA 远端。如果计划置入转流管，必须仔细操作以避免损伤吻合口远端。偶尔需要切除 ICA 并用人工血管行移植术。

如果探查吻合口未发现异常，必须考虑栓塞或缺血性事件的发生，此时应考虑行颈动脉造影，包括颅内动脉造影。若为颅内缺血性事件，应即刻 ICA 内注射组织型纤溶酶原激活物（tissue plasminogen activator，t-PA）行动脉溶栓术，并请神经介入医生会诊考虑微导管取栓术和（或）机械性或直接药物溶栓。颈动脉支架术中发生的术中脑卒中应即刻行颈动脉造影，评估支架和颅内动脉通畅情况，若发现颅内动脉血栓栓塞也考虑 t-PA 溶栓和急诊神经介入医生会诊。

（四）术后脑卒中

当患者苏醒后神经系统功能完好，但在苏醒时或之后出现新的神经功能缺损时，应立即行双功能彩色多普勒超声检查。如发现有急性血栓形成、腔内异常或血流异常等证据，即刻返回手术室，探查吻合口。如果双功能彩色多普勒超声检查颈动脉未见异常，则必须做头颅 CT 检查。若影像学检查发现颅内出血则请神经外科医生会诊，并考虑逆转抗血小板治疗、血压控制和其他干预措施等。

如若头颅 CT 检查也未见异常，必须考虑有颅内血栓栓塞性事件的可能性，应急诊请神经介入医生会诊并做脑血管成像检查。脑血管栓塞应当即刻行颅内血管介入治疗，包括机械性血栓清除术和导管接触性溶栓术。在 1～2h 进行及时介入治疗可取得成功[25, 74]。

非颈动脉外科手术的患者，脑卒中通常在术后被诊断。腹主动脉和下肢血管介入术后脑卒中绝大多数发生于术后第 1 周[31]。胸主动脉手术后患者常规在离开手术室时仍处于气管插管状态，其发生脑卒中的准确时间可能较难确定。因此，主动脉弓部术中操作引起的脑卒中和术后栓塞引起的脑卒中，无论是诊断和治疗都可能被低估了。但是患者一旦被诊断为脑卒中必须即刻行头颅 CT 检查，必要的时候做血管造影检查。

最后，一旦患者诊断有脑血管动脉硬化性病变，应当给予最佳药物治疗。诊断为无症状性脑血管病变应当被视为干预的最佳时机，可以降低远期脑卒中的风险。如有适应证则考虑他汀类药物、血管紧张素转化酶抑制剂、β 受体阻滞剂和抗血小板聚集药物等治疗。

总结

SCI 和脑卒中是术后致命的并发症。及时识别、快速评估和恰当治疗，可以避免长期不良后果。

声明

Charlton-Ouw 医生是 WL Gore & Associates 和 Medtronic 公司的顾问，其他作者无利益冲突声明且本文未使用外部资金。

参考文献

[1] Tanaka A, Safi HJ, Estrera AL. Current strategies of spinal cord protection during thoracoabdominal aortic surgery. Gen Thorac Cardiovasc Surg. 2018;66(6):307–14.

[2] Rosenthal D, Chaikof EL, Williams GM, Gregory RT, Safi HJ, Gross GM, et al. Spinal cord ischemia after abdominal aortic operation: is it preventable? J Vasc Surg. 1999;30(3):391–9.

[3] Berg P, Kaufmann D, Van Marrewijk CJ, Buth J. Spinal cord ischaemia after stent-graft treatment for infra-renal abdominal aortic aneurysms. Analysis of the Eurostar database. Eur J Vasc Endovasc Surg. 2001;22(4):342–7.

[4] Maldonado TS, Rockman CB, Riles E, Douglas D, Adelman MA, Jacobowitz GR, et al. Ischemic complications after endovascular abdominal aortic aneurysm repair. J Vasc Surg. 2004 Oct;40(4):703–10.

[5] Wong CS, Healy D, Canning C, Coffey JC, Boyle JR, Walsh SR. A systematic review of spinal cord injury and cerebrospinal fluid drainage after thoracic aortic endografting. J Vasc Surg. 2012;56(5):1438–47.

[6] Awad H, Ehab Ramadan M, El Sayed HF, Tolpin DA, Tili E, Collard CD, et al. Spinal cord injury after thoracic endovascular aortic aneurysm repair. Can J Anaesth. 2017;64(12): 1218–35.

[7] Chiesa R, Melissano G, Marrocco-Trischitta MM, Civilini E, Setacci F. Spinal cord ischemia after elective stent-graft repair of the thoracic aorta. J Vasc Surg. 2005;42(1):11–7.

[8] Izumi S, Okada K, Hasegawa T, Omura A, Munakata H, Matsumori M, et al. Augmentation of systemic blood pressure during spinal cord ischemia to prevent postoperative paraplegia after aortic surgery in a rabbit model. J Thorac Cardiovasc Surg. 2010;139(5):1261–8.

[9] Maeda T, Yoshitani K, Sato S, Matsuda H, Inatomi Y, Tomita Y, et al. Spinal cord ischemia after endovascular aortic repair versus open surgical repair for descending thoracic and thoracoabdominal aortic aneurism. J Anesth. 2012;26(6):805–11.

[10] Grabitz K, Sandmann W, Stuhmeier K, Mainzer B, Godehardt E, Ohle B, et al. The risk of ischemic spinal cord injury in patients undergoing graft replacement for thoracoabdominal aortic aneurysms. J Vasc Surg. 1996;23(2):230–40.

[11] Griepp RB, Griepp EB. Spinal cord perfusion and protection during descending thoracic and thoracoabdominal aortic surgery: the collateral network concept. Ann Thorac Surg. 2007;83(2):S865–9.

[12] Christiansson L, Ulus AT, Hellbergg A, Bergqvist D, Wiklund L, Karacagil S. Aspects of the spinal cord circulation as assessed by intrathecal oxygen tension monitoring during various arterial interruptions in the pig. J Thorac Cardiovasc Surg. 2001;121(4): 762–72.

[13] D'oria M, Chiarandini S, Pipitone M, Calvagna C, Ziani B. Coverage of visible intercostal and lumbar segmental arteries can predict the volume of cerebrospinal fluid drainage in elective endovascular repair of descending thoracic and thoracoabdominal aortic disease: a pilot study. Eur J Cardiothorac Surg. 2019;55(4):646–52.

[14] Wynn M, Acher C, Marks E, Acher CW. The effect of intercostal artery reimplantation on spinal cord injury in thoracoabdominal aortic aneurysm surgery. J Vasc Surg. 2016;64(2):289–96.

[15] Gombert A, Grommes J, Hilkman D, Kotelis D, Mess WH, Jacobs MJ. Recovery of lost motor evoked potentials in open thoracoabdominal aortic aneurysm repair using intercostal artery bypass. J Vasc Surg Cases Innov Tech. 2018;4(1):54–7.

[16] Jacobs MJ, Mess W, Mochtar B, Nijenhuis RJ, Statius Van Eps RG, Schurink GWH. The value of motor evoked potentials in reducing paraplegia during thoracoabdominal aneurysm repair. J Vasc Surg. 2006;43(2):239–46.

[17] Dias-Neto M, Reis PV, Rolim D, Ramos JF, Teixeira JF, Rgio SS. Strategies to prevent TEVAR-related spinal cord ischemia. Vascular. 2017;25(3):307–15.

[18] Lennard N, Smith J, Dumville J, Abbott R, Evans DH, London NJM, et al. Prevention of postoperative thrombotic stroke after carotid endarterectomy: the role of transcranial Doppler ultrasound. J Vasc Surg. 1997;26(4):579–84.

[19] Kwaan JH, Connolly JE, Sharefkin JB. Successful management of early stroke after carotid endarterectomy. Ann Surg. 1979;190(5): 676–8.

[20] Ellis M. Transcranial Doppler: preventing stroke during carotid endarterectomy. Ann R Coll Surg Engl. 1998;80(6):377–87.

[21] Jacobowitz GR, Rockman CB, Lamparello PJ, Adelman MA, Schanzer A, Woo D, et al. Causes of perioperative stroke after carotid endarterectomy: special considerations in symptomatic patients. Ann Vasc Surg. 2001;15(1):19–24.

[22] Schneider JR, Droste JS, Schindler N, Golan JF, Bernstein LP, Rosenberg RS. Carotid endarterectomy with routine electroencephalography and selective shunting: influence of contralateral internal carotid artery occlusion and utility in prevention of perioperative strokes. J Vasc Surg. 2002;35(6):1114–22.

[23] Imparato AM, Ramirez A, Riles T, Mintzer R. Cerebral protection in carotid surgery. Arch Surg. 1982;117(8):1073–8.

[24] Piepgras DG, Morgan MK, Sundt TM, Yanagihara T, Mussman LM. Intracerebral hemorrhage after carotid endarterectomy. J Neurosurg. 1988;68(4):532–6.

[25] Wholey MH, Wholey MH, Tan WA, Toursarkissian B, Bailey S, Eles G, et al. Management of neurological complications of carotid artery stenting. J Endovasc Ther. 2001;8(4):341–53.

[26] Halm EA, Tuhrim S, Wang JJ, Rockman C, Riles TS, Chassin MR. Risk factors for perioperative death and stroke after carotid endarterectomy: results of the New York carotid artery surgery study. Stroke. 2009;40(1):221–9.

[27] Li Y, Walicki D, Mathiesen C, Jenny D, Li Q, Isayev Y, et al. Strokes after cardiac surgery and relationship to carotid stenosis. Arch Neurol. 2009;66(9):1091–6.

[28] Wallaert JB, Goodney PP, Vignati JJ, Stone DH, Nolan BW, Bertges DJ, et al. Completion imaging after carotid endarterectomy in the Vascular Study Group of New England. J Vasc Surg. 2011;54(2):376–85, 385.e1–3.

[29] Goldstein LJ, Davies RR, Rizzo JA, Davila JJ, Cooperberg MR, Shaw RK, et al. Stroke in surgery of the thoracic aorta: incidence, impact, etiology, and prevention. J Thorac Cardiovasc Surg. 2001;122(5): 935–45.

[30] Englum BR, He X, Gulack BC, Ganapathi AM, Mathew JP, Brennan JM, et al. Hypothermia and cerebral protection strategies in aortic arch surgery: a comparative effectiveness analysis from the STS adult cardiac surgery database. Eur J Cardiothorac Surg. 2017;52(3):492–8.

[31] Axelrod DA, Stanley JC, Upchurch GR, Khuri S, Daley J, Henderson W, et al. Risk for stroke after elective noncarotid vascular surgery. J Vasc Surg. 2004;39(1):67–72.

[32] Pratesi C, Dorigo W, Innocenti AA, Azas L, Barbanti E, Lombardi R, et al. Reducing the risk of intraoperative neurological complications during carotid endarterectomy with early distal control of the internal carotid artery. Eur J Vasc Endovasc Surg. 2004;28(6):670–3.

[33] Bandyk DF, Thiele BL. Safe intraluminal shunting during carotid endarterectomy. Surgery. 1983;93(2):260–3.

[34] Jamil M, Usman R, Ghaffar S. Advantages of selective use of intraluminal shunt in carotid endarterectomy: a study of 122 cases.

Ann Vasc Dis. 2016;9(4):285–8.

[35] Mousa AY, Campbell JE, Aburahma AF, Bates MC. Current update of cerebral embolic protection devices. J Vasc Surg. 2012;56(5):1429–37.

[36] Ohki T, Parodi J, Veith FJ, Bates M, Bade M, Chang D, et al. Efficacy of a proximal occlusion catheter with reversal of flow in the prevention of embolic events during carotid artery stenting: an experimental analysis. J Vasc Surg. 2001;33(3):504–9.

[37] Gray WA, Hopkins LN, Yadav S, Davis T, Wholey M, Atkinson R, et al. Protected carotid stenting in high-surgical-risk patients: the ARCHeR results. J Vasc Surg. 2006;44(2):258–68.

[38] Matsumura JS, Gray W, Chaturvedi S, Gao X, Cheng J, Verta P. CAPTURE 2 risk-adjusted stroke outcome benchmarks for carotid artery stenting with distal embolic protection. J Vasc Surg. 2010;52(3):576–83, 583.e1–583.e2.

[39] Cremonesi A, Manetti R, Setacci F, Setacci C, Castriota F. Protected carotid stenting clinical advantages and complications of embolic protection devices in 442 consecutive patients. Stroke. 2003;34(8):1936–41.

[40] Coggia M, Goeau-Brissonniere O, Duval JL, Leschi JP, Letort M, Nagel MD. Embolic risk of the different stages of carotid bifurcation balloon angioplasty: an experimental study. J Vasc Surg. 2000;31(3):550–7.

[41] Alvarez B, Matas M, Ribo M, Maeso J, Yugueros X, Alvarez-Sabin J. Transcervical carotid stenting with flow reversal is a safe technique for high-risk patients older than 70 years. J Vasc Surg. 2012;55(4):978–84.

[42] Pinter L, Ribo M, Loh C, Lane B, Roberts T, Chou TM, et al. Safety and feasibility of a novel transcervical access neuroprotection system for carotid artery stenting in the PROOF study. J Vasc Surg. 2011;54(5):1317–23.

[43] Pacini D, Leone A, Di Marco L, Marsilli D, Sobaih F, Turci S, et al. Antegrade selective cerebral perfusion in thoracic aorta surgery: safety of moderate hypothermia. Eur J Cardiothorac Surg. 2007;31(4): 618–22.

[44] Weiss AJ, Pawale A, Griepp RB, Di Luozzo G. Deep versus mild hypothermia during thoracoabdominal aortic surgery. Ann Cardiothorac Surg. 2012;1(3):329–33.

[45] Griepp RB. Cerebral protection during aortic arch surgery. J Thorac Cardiovasc Surg. 2001;121(3):425–7.

[46] Tian DH, Wan B, Bannon PG, Misfeld M, LeMaire SA, Kazui T, et al. A meta-analysis of deep hypothermic circulatory arrest versus moderate hypothermic circulatory arrest with selective antegrade cerebral perfusion. Ann Cardiothorac Surg. 2013;2(2):148–58.

[47] Kamiya H, Hagl C, Kropivnitskaya I, Böthig D, Kallenbach K, Khaladj N, et al. The safety of moderate hypothermic lower body circulatory arrest with selective cerebral perfusion: a propensity score analysis. J Thorac Cardiovasc Surg. 2007;133(2):501–9.

[48] Ueda Y, Miki S, Kusuhara K, Okita Y, Tahata T, Yamanaka K. Surgical treatment of aneurysm or dissection involving the ascending aorta and aortic arch, utilizing circulatory arrest and retrograde cerebral perfusion. J Cardiovasc Surg. 1990;31(5):553–8.

[49] Coselli JS. Retrograde cerebral perfusion is an effective means of neural support during deep hypothermic circulatory arrest. Ann Thorac Surg. 1997;64(3):908–12.

[50] Crittenden MD, Roberts CS, Rosa L, Vatsia SK, Katz D, Clark RE, et al. Brain protection during circulatory arrest. Ann Thorac Surg. 1991;51(6):942–7.

[51] Peitzman AB, Webster MW, Loubeau J-M, Grundy BL, Bahnson HT. Carotid endarterectomy under regional (conductive) anesthesia. Ann Surg. 1982;196(1):59–64.

[52] Evans WE, Hayes JP, Waltke EA, Vermilion BD. Optimal cerebral monitoring during carotid endarterectomy: neurologic response under local anesthesia. J Vasc Surg. 1985;2(6):775–7.

[53] Benjamin ME, Silva MB, Watt C, McCaffrey MT, Burford-Foggs

A, Flinn WR. Awake patient monitoring to determine the need for shunting during carotid endarterectomy. Surgery. 1993;114(4):673–9; discussion 679–81.

[54] Hans SS, Jareunpoon O. Prospective evaluation of electroencephalography, carotid artery stump pressure, and neurologic changes during 314 consecutive carotid endarterectomies performed in awake patients. J Vasc Surg. 2007;45(3):511–5.

[55] Giannoni MF, Sbarigia E, Panico MA, Speziale F, Antonini M, Maraglino C, et al. Intraoperative transcranial Doppler sonography monitoring during carotid surgery under locoregional anaesthesia. Eur J Vasc Endovasc Surg. 1996;12(4):407–11.

[56] Jacob T, Hingorani A, Ascher E. Carotid artery stump pressure (CASP) in 1135 consecutive endarterectomies under general anesthesia: an old method that survived the test of times. J Cardiovasc Surg. 2007;48(6):677–81.

[57] Tyagi SC, Dougherty MJ, Fukuhara S, Troutman DA, Pineda DM, Zheng H, et al. Low carotid stump pressure as a predictor for ischemic symptoms and as a marker for compromised cerebral reserve in octogenarians undergoing carotid endarterectomy. J Vasc Surg. 2018;68(2):445–50.

[58] Green RM, Messick WJ, Ricotta JJ, Charlton MH, Satran R, Mcbride MM, et al. Benefits, shortcomings, and costs of EEG monitoring. Ann Surg. 1985;201(6):785–92.

[59] Pinkerton JA. EEG as a criterion for shunt need in carotid endarterectomy. Ann Vasc Surg. 2002;16(6):756–61.

[60] Plestis KA, Loubser P, Mizrahi EM, Kantis G, Jiang ZD, Howell JF. Continuous electroencephalographic monitoring and selective shunting reduces neurologic morbidity rates in carotid endarterectomy. J Vasc Surg. 1997;25(4):620–8.

[61] Ackerstaff RGA, Jansen C, Moll FL, Vermeulen FEE, Hamerlijnck RPHM, Mauser HW. The significance of microemboli detection by means of transcranial Doppler ultrasonography monitoring in carotid endarterectomy. J Vasc Surg. 1995;21(6):963–9.

[62] Jansen C, Vriens EM, Eikelboom BC, Vermeulen FEE, Van Gijn J, Ackerstaff RGA. Carotid endarterectomy with transcranial Doppler and electroencephalographic monitoring a prospective study in 130 operations. Stroke. 1993;24(5):665–9.

[63] Samra SK, Dy EA, Welch K, Dorje P, Zelenock GB, Stanley JC. Evaluation of a cerebral oximeter as a monitor of cerebral ischemia during carotid endarterectomy. Anesthesiology. 2000;93(4):964–70.

[64] Williams IM, Picton A, Farrell A, Mead GE, Mortimer AJ, McCollum CN. Light-reflective cerebral oximetry and jugular bulb venous oxygen saturation during carotid endarterectomy. Br J Surg. 1994;81(9):1291–5.

[65] Cho H, Nemoto EM, Yonas H, Balzer J, Sclabassi RJ. Cerebral monitoring by means of oximetry and somatosensory evoked potentials during carotid endarterectomy. J Neurosurg. 1998;89(4):533–8.

[66] Duffy CM, Manninen PH, Chan A, Kearns CF. Comparison of cerebral oximeter and evoked potential monitoring in carotid endarterectomy. Can J Anaesth. 1997;44(10):1077–81.

[67] Beese U, Langer H, Lang W, Dinkel M. Comparison of near-infrared spectroscopy and somatosensory evoked potentials for the detection of cerebral ischemia during carotid endarterectomy. Stroke. 1998;29(10):2032–7.

[68] De Letter JAM, Sie HT, Thomas BMJH, Moll FL, Algra A, Eikelboom BC, et al. Near-infrared reflected spectroscopy and electroencephalography during carotid endarterectomy—in search of a new shunt criterion. Neurol Res. 1998;20(Suppl 1):S23–7.

[69] Mille T, Tachimiri ME, Klersy C, Ticozzelli G, Bellinzona G, Blangetti I, et al. Near infrared spectroscopy monitoring during carotid endarterectomy: which threshold value is critical? Eur J Vasc Endovasc Surg. 2004;27(6):646–50.

[70] Schwartz ML, Panetta TF, Kaplan BJ, Legatt AD, Suggs WD, Wengerter KR, et al. Somatosensory evoked potential monitoring during carotid surgery. Vascular. 1996;4(1):77–80.

[71] Kearse LA, Brown EN, Mcpeck K. Somatosensory evoked potentials sensitivity relative to electroencephalography for cerebral ischemia during carotid endarterectomy. Stroke. 1992;23(4):498–505.

[72] Sbarigia E, Schioppa A, Misuraca M, Panico MA, Battocchio C, Maraglino C, et al. Somatosensory evoked potentials versus locoregional anaesthesia in the monitoring of cerebral function during carotid artery surgery: preliminary results of a prospective study. Eur J Vasc Endovasc Surg. 2001;21(5):413–6.

[73] Nwachuku EL, Balzer JR, Yabes JG, Habeych ME, Crammond DJ, Thirumala PD. Diagnostic value of somatosensory evoked potential changes during carotid endarterectomy: a systematic review and meta-analysis. JAMA Neurol. 2015;72(1):73–80.

[74] Endo S, Kuwayama N, Hirashima Y, Akai T, Nishijima M, Takaku A. Results of urgent thrombolysis in patients with major stroke and atherothrombotic occlusion of the cervical internal carotid artery. AJNR Am J Neuroradiol. 1998;19(6):1169–75.

第 6 章　动脉血栓栓塞并发症
Arterial Thromboembolic Complications

Ramyar Gilani　著

一、范围

尽管近年来在围术期护理、药物研发及技术革新等方面进展显著，但是急性血栓栓塞（thromboembolic，TE）仍是一个极具挑战的临床并发症，并可能对患者带来严重不良后果[1, 2]。急性 TE 并发症的常见最终结局是下游供血组织的缺血缺氧。病情的进展会导致细胞无法维持内环境稳态和毒性自由基的堆积，这种变化在严重缺血缺氧时会在数分钟到数小时内发生。持续的缺氧最终导致细胞死亡，细胞死亡本身是组织坏死的局部表现，组织坏死向全身系统释放无氧代谢产物和细胞内毒素。正是这些变化，产生了临床症状、体征、实验室检查结果异常及影像学检查征兆，并指导后续的治疗。此外，必须恢复细胞灌注以阻止这个过程的进展。然而，在某种程度上，组织，甚至患者的自身生存能力无法完全恢复，只有挽救性手术才是可行的。无论病理生理和治疗策略如何，需要挽救性手术治疗的患者死亡率都很高。

TE 病变可以发生于血管系统任何部位，并因此根据病变位置的近远和大小不同，对远端供血组织造成不同严重程度的影响。TE 的两大主要发病机制，包括动脉栓塞和原位动脉血栓形成。虽然最终结局是一样的，但鉴别两者之间的差异很重要。心脏栓子继发于心房颤动、心室功能不全或心脏瓣膜疾病，占栓塞栓子来源的 90%[3, 4]。但是，也要考虑到其他重要栓子来源，包括近心端动脉粥样斑块和（或）动脉瘤。既往栓塞病史很常见。无论来源哪里，栓子随着动脉血流向远端流动并脱落至动脉管腔小于栓子的位置，进而导致动脉闭塞和血流淤滞。

相比而言，血栓形成始发于靶病变原位，通常继发于原有动脉粥样硬化性病变的恶化，或既往有移植物植入 / 介入治疗的部位，或者由系统性低血流状态进展而来。这些隐匿原发病变随着时间的延长而导致明显的动脉狭窄或闭塞，或对植入的移植物产生更恶劣的影响，以及在患者整体血流减少时变得更为严重。然而，重症病变将导致与动脉栓塞类似的血流淤滞和血栓形成。血栓形成的一段时间内，由于侧支的形成在一定程度上可以供血灌注远端组织，因此症状出现得更为缓慢，远端组织缺血严重程度也更轻。但是，如果血栓形成持续并累及侧支供血或先前存在的侧支没有建立好，则可能导致严重的缺血。

急性 TE 并发症的最终影响在于与之相关的肢体坏死，甚至患者死亡。虽然某些情况下，尽管罕见，血栓栓塞被发现，或至多需要抗凝治疗，但更严重的情况下需要及时发现并尽快干预性治疗，以避免肢体坏死和（或）患者死亡。重症肠缺血（图 6-1）需要肠切除手术者，其死亡率增加 15 倍，需要外科干预的肠缺血患者整体死亡率＞50%[4, 5]。明确诊断的急性肢体缺血（acute limb ischemia，ALI）的肢体坏死率和患者死亡率分别为 20% 和 25%[6]。如果只评估在重症监护室、由其他疾病而引发的血栓栓塞并发症的患者，这些数据很可能会更高。

二、区域

如前所述，TE 并发症可能发生于血管系统任何部位，但本章将重点阐述发生于四肢或内脏动脉的 TE 病例。无论病变位置在哪，最终的病理生理学改变是类似的，但根据不同的病变部位，血栓栓子的行径路程可能有很大差异。

四肢动脉经常是成对出现的，如股浅动脉和伴行的股深动脉。某些特殊部位，如腘动脉，其血流几乎完全依赖于单根动脉。因此，根据血栓栓塞的不同部位可以预测缺血的不同严重程度。

一般而言，上肢组织比下肢组织更能耐受严重缺血[2]。这是由于上肢有大量侧支循环，尤其是关节周围，而且血流灌注的距离也更短。但是，TE 并发症同样会对上肢造成威胁。上肢动脉栓塞多发生于三个部位：腋动脉远端、肱动脉远端分叉处和尺、桡动脉远端于腕关节水平。栓子多来源于心脏，包括心脏房室（心房颤动）或瓣膜疾病（心内膜炎）。然而，感染、恶性肿瘤、动脉瘤或特发性原因引起的近端动脉原位血栓也是众所周知的罪魁祸首（图 6-2）。因此，评估血栓栓塞的病因时，从栓塞部位到心脏整个动脉网都需要检查。

上肢急性血栓事件最常见的原因包括医疗器具损伤（止血带）、周围血管疾病（血管穿刺入路）和全身系统性疾病（血栓形成的动脉行径）。因为上肢是血管穿刺入路的主要位置，也是监测设备最常用的置入部位，所以许多医源性血栓事件发生于上肢（图 6-3）。故有必要频繁观察上肢，以便发现潜在的 TE 并发症。

同样，下肢更容易发生 TE 并发症，对严重缺血的耐受也更差。下肢动脉栓塞（图 6-4）常发生于主动脉分叉处（累及双侧髂动脉的骑跨栓）、髂总动脉远端、股总动脉分叉处和腘动脉或其分叉处。与上肢动脉栓塞一样，栓子多来源于心脏，但也可以来自整个主动脉系统的任何部位。在疑似下肢 TE 的病例中，必须评估从栓塞部位逆行至心脏的整个动脉网。

与上肢不同的是，已存在的周围动脉疾病更易发生于下肢，此时，应怀疑低血流状态或使用血管升压素加重了原发病变的急性血栓形成。虽

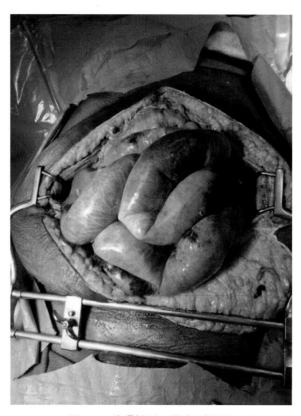

▲ 图 6-1 弥漫性不可逆缺血性肠坏死

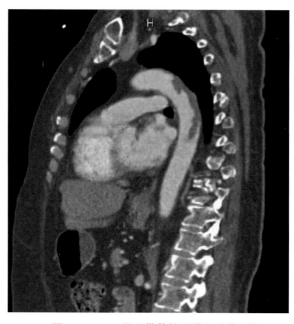

▲ 图 6-2 CTA 显示带蒂的近端主动脉血栓

然较少用于监测设备的穿刺入路，但是在有创诊断或需要置入大口径医疗器具介入治疗时，下肢动脉往往作为穿刺入路，因此也与急性下肢缺血

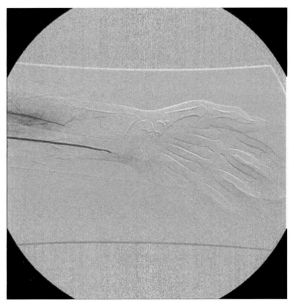

▲ 图 6-3　上肢动脉穿刺置管后继发急性动脉血栓形成

有关。与上肢一样，一旦用于穿刺入路后，必须常规监测以评估由于 TE 并发症可能造成的下肢缺血。

发生于肠系膜的 TE 并发症，主要病因是肠系膜动脉栓塞和肠系膜动脉血栓形成，两者比例为 1.4 : 1[5]。肠系膜动脉栓塞，往往部分或完全堵塞动脉管腔，栓子常来自左心房、左心室、心脏瓣膜或近端主动脉。22%～50% 感染性心内膜炎会引起全身系统性栓塞，其中内脏动脉栓塞发生率仅次于脑栓塞[3, 7]。既往栓塞病史常见。栓子更易脱落于正常动脉管径变细的部位，如动脉分叉处。肠系膜上动脉（superior mesenteric artery，SMA）由于管径粗且锐角发出，因此，从解剖学角度而言更易发生栓塞。栓子往往脱落于 SMA 开口远端 3～10cm 处（图 6-5），在结肠中动脉开口远端锥形段，并保留空肠前几根分支动脉，但有约 15% 的栓塞发生于 SMA 开口。由于供血突然中段，即使空肠动脉前数厘米通常保留，但侧支循环建立差，因此缺血常常较为严重。空肠动脉保留提示急性肠系膜缺血的潜在病因是 SMA 栓塞，而不是与动脉粥样硬化性疾病相关的血栓性闭塞。

最典型的动脉血栓形成发生于既往有动脉粥样硬化引起的管腔严重狭窄部位。急性肠系膜动

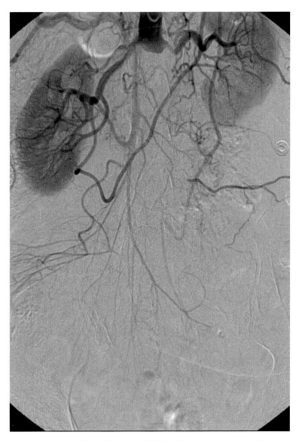

▲ 图 6-4　经肱动脉穿刺置管造影显示急性主动脉闭塞

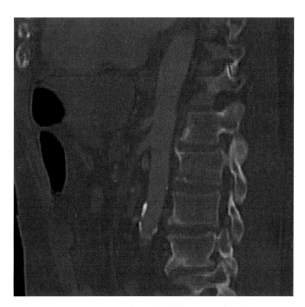

▲ 图 6-5　CTA 显示肠系膜上动脉栓塞

脉血栓形成常发生于既往有慢性肠系膜缺血病史的患者中，这种慢性肠系膜缺血是由于主动脉粥样硬化斑块造成腹腔干和 SMA 开口进行性狭窄所引起的，也可以是慢性缺血的急性发作。因此，SMA 或腹腔干动脉血栓形成常发生于动脉开口（图 6-6），而且由于在慢性缺血期建立了丰富的侧支循环，病变累及至少 2 根主要肠系膜动脉才会有明显的临床症状。肠系膜动脉血栓形成也可见于腹部创伤导致的血管损伤或肠系膜动脉夹层。既往肠系膜血管重建也会发生血栓形成，如若怀疑肠系膜缺血，该病史应引起足够重视。

三、临床表现

当讨论腹部和四肢 TE 并发症的临床表现时，

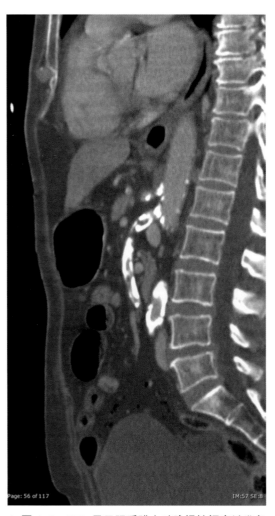

▲ 图 6-6　CTA 显示肠系膜上动脉慢性闭塞继发急性血栓形成

重要的是要考虑几个基本的相似和不同之处。因为导致的最终结局是一样的，结果通常与缺血引起的表现有关，如疼痛、酸中毒和全身系统性疾病等都会出现在这两个部位的 TE。然而，应该认识到这两个部位 TE 的重要差别，因为差别决定了采取不同的检查措施。首先，四肢肉眼可见，供血区域直接肉眼可以判定，但内脏处于所谓的"黑盒子"里，除了患者主诉腹痛和腹部压痛以外，更多的信息并不能单纯通过临床检查就能够确定。其次，四肢的皮肤、肌肉和神经组织对缺血很敏感，因此而产生的一系列临床表现很容易被临床医生觉察。与之相反，内脏器官及其广泛的代谢功能提供的临床表现很少，持续缺血的信息更多地依赖于实验室评估和影像学检查。

典型的急性肢体缺血表现为"5P"征，即无脉（pulselessness）、疼痛（pain）、皮肤苍白（pallor）、感觉异常（paresthesia）和麻痹（paralysis），并按此顺序出现[8]。有时会增加第 6 个"P"，皮温降低（poikilothermia），是一个结局不良的预兆。需要关注发病时间、病变位置和疼痛的严重程度、既往间歇性跛行或介入干预的病史、动脉粥样硬化的危险因素及任何提示栓塞的既往病史。

需要强调的是，栓塞性事件引起的严重症状往往是突然发生的，而血栓性事件更多见的是缓慢发病并逐渐加重。既往有间歇性跛行和（或）介入干预的病史，特别是有动脉粥样硬化危险因素的患者，多提示为血栓性事件。

显然，体检应包括全身完整的动脉搏动触诊检查，注意心律和可能存在的动脉瘤样病变（主动脉、股动脉和腘动脉）。动脉搏动正常、有动脉瘤病变和心律失常提示动脉栓塞性病变。某处动脉搏动消失或多普勒血流信号消失可以帮助确定栓塞发生的部位。在一些急性肢体缺血患者中，不同体位，如抬高和下垂肢体可以分别加重和减轻临床症状。

确定缺血的严重程度用于指导适宜治疗的时间。急性肢体缺血严重程度的分级采用 Rutherford

分级法（表 6-1）[8]。该分级量表通过体格检查和手持式多普勒超声检查，在患者病床旁边即可完成。

内脏 TE 缺血的症状和体征更加隐匿且缺少特异性：早期检查往往包括实验室检查和影像学检查。不管如何，只要患者表现为急性腹痛、腹部体征轻微（典型的腹痛症状和体征不符）和代谢性酸中毒都需要考虑有肠缺血表现，除非有证据可排除。患者可能合并有动脉栓塞和动脉粥样硬化的危险因素。既往可能有慢性肠缺血的症状，如进食后腹痛和体重减轻。腹部平片和断层扫描并不能排除肠缺血，但可以发现肠缺血相关的并发症（肠壁增厚、肠道积气、门静脉积气、腹腔游离气体），并可能提供需要急诊剖腹探查的证据，同时也辅助排除引起腹痛的其他明显病因（如肠扭转、小肠梗阻）[9-11]。

急性肠系膜动脉栓塞典型的临床三联征，即伴有心房颤动（或其他已知的栓塞的原因）、剧烈腹痛，以及症状与体征不符，仅 1/3～1/2 的老年患者会出现。消化不良、恶心和呕吐也很常见，但血便较少，除非出现严重缺血。患者可能正在使用低于治疗剂量的抗血栓治疗，或者近期刚刚停用了抗血栓治疗。约 1/3 的患者既往发生过栓塞性事件。尤为重要的是，肠系膜动脉栓塞患者的其他动脉，包括颈动脉、上肢动脉和下肢动脉等都需要检查搏动情况，以发现这些动脉同期发生栓塞导致灌注减少的证据。>20% 急性肠系膜动脉栓塞是多发的[12]。

既往有感染性心内膜炎的患者，大部分栓塞（颅内动脉最多见，其次是内脏动脉和下肢动脉）发生于抗菌治疗的 2～4 周，且在病变累及二尖瓣、赘生物较大（最大的赘生物与链球菌有关）、葡萄球菌感染（无论赘生物大小）和治疗过程中赘生物逐渐增大等的患者中更为常见[3, 7]。

典型的急性肠系膜血栓形成患者，表现为有动脉粥样硬化危险因素且可能已有周围动脉病变，既往可能有 / 没有明确诊断的慢性肠系膜缺血的临床表现，如慢性进食后腹痛、进食厌恶和体重下降。但相比典型表现，一项研究发现患者可能没有恶病质表现，一方面可能是诊断较早，另一方面可能是部分患者在发病前体重超重。然而，慢性肠系膜缺血性症状的既往病史可能有助于鉴别血栓性闭塞和栓塞性闭塞，并对初始治疗的选择可能有潜在的影响[13]。

常规行针对腹部病变的实验室检查，包括全血细胞计数、动脉血气和乳酸，典型患者表现有白细胞升高、酸中毒和乳酸升高。然而，这些典型变化仅见于少数患者，且可能仅是与肠梗死相关的晚期表现。实验室检查正常并不能排除急性肠系膜动脉闭塞的诊断。

表 6-1　急性肢体缺血的临床分级					
分 级	描述 / 预后	临床表现		多普勒信号	
		感觉丧失	运动减弱	动 脉	静 脉
Ⅰ级：有活性	不会立即威胁肢体	无	无	有信号	有信号
Ⅱ级：威胁肢体　Ⅱa 级：坏死边缘	及时治疗可以挽救肢体	（脚趾）轻度或无	无	无信号	有信号
Ⅱb 级：濒临坏死	迅速治疗可以挽救肢体	足部以上，伴静息痛	轻度至中度	无信号	有信号
Ⅲ级：不可逆性坏死	严重组织坏死或永久性不可逆性神经损伤	感觉丧失，麻木	运动丧失，麻痹	无信号	无信号

四、影像学检查

一旦急性肢体缺血诊断确定，最好通过进一步影像学检查来获得动脉解剖学特征。主要影像学成像方法是计算机断层扫描血管成像（computed tomography angiography，CTA）和传统的血管成像，多普勒超声或多或少有些局限性。

鉴于CTA检查的众多优势，越来越成为急性肢体缺血（ALI）的首选成像方法。由于对比剂在全身动脉系统分布，CTA能同时有效地观察不同部位的动脉解剖，这对于明确血栓形成的范围和需要介入干预靶病变的近远端非常有用。血流淤滞，尤其是胫前动脉和胫后动脉及两者的远端动脉，由于对比剂较少而显示欠佳。CTA同时还可以提供很多信息，包括动脉钙化、血管直径、侧支循环，以及有无既往植入的支架或旁路转流术后的转流桥。但是，CTA是一项静态检查，提供的有关血流动力学信息非常少，而且还需要辐射和潜在的肾毒性对比剂。

动脉造影很大程度上是急性肢体缺血影像学诊断的金标准。动脉造影有其特有的优点，既可以诊断也可以治疗，而且可以观察到血流信息。但是，造影只能提供管腔内情况并不能评估管腔外组织结构的病变。在不同急性肢体缺血患者中，侧支循环的建立差异很大，造影时为了显示靶病变远端的动脉，需要将导管置入适当的位置以用于显示侧支循环，并在适当的时候放射透视以便于显示到达的对比剂。虽然传统的动脉造影也要用到具有肾毒性的对比剂，但是对比剂的使用剂量相比CTA往往要低。动脉穿刺和腔内操作也有其他额外的风险，但是相对轻微。

双功能彩色多普勒超声（duplex ultrasound，US），虽然不经常用于诊断急性肢体缺血，但可以快速提供非常有价值的信息，尤其是由血管医生来做这个检查的时候。在高度怀疑动脉栓塞时，可以通过US快速确定栓子的位置。US对于观察动脉搏动也非常有用，动脉搏动的异常变化可能是动脉栓塞的一个重要提示。超声经常看不到实际的栓塞物质，但是动脉搏动和彩色血流信号的异常变化，可作为用于判断栓塞的可靠标记。此外，US可以即刻评估动脉穿刺置管的可行性，同时，US还可以确定静脉能否用于动脉重建的移植物。

与诊断其他所有形式的肠系膜缺血一样，急性肠系膜动脉闭塞的诊断依赖于临床上的高度怀疑。尤其是对于有已知的外周动脉栓塞的危险因素（如心房颤动、近期心肌梗死、心脏瓣膜疾病）或外周动脉病史是否合并有慢性腹痛病史的患者。及时诊断对于预防与肠梗死相关的灾难性事件至关重要[14]。

肠系膜动脉闭塞的确诊依赖于肠系膜动脉的影像学检查。高分辨率CTA检查诊断急性肠系膜缺血价值高，而且，CTA往往还可以鉴别引起肠系膜缺血的是动脉栓塞还是血栓形成。更多的与手术计划相关的信息，如拟重建的远端动脉和拟转流的流入道动脉，都可以通过CTA检查获得。在CTA检查不够确切时，可能需要经导管血管成像检查。腹部CTA检查需要较多的对比剂剂量，因此一些患者不能耐受。经导管血管成像检查使用的对比剂剂量要低于CTA检查，因此对于肾功能不全的患者是个不错的选择（图6-7）。对于严

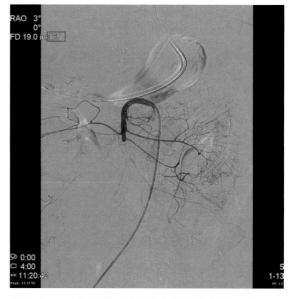

▲ 图 6-7　选择性造影结果符合肠系膜上动脉栓塞诊断

重的肠系膜缺血（肠穿孔和腹膜炎）和血流动力学不稳定的患者，诊断有必要在手术室里完成。

栓塞性闭塞常表现为周围被对比剂包绕的椭圆形栓子，多发生于非钙化的近心端肠系膜上动脉（SMA）的中远段（图 6-5）。相比而言，血栓性闭塞通常发生于 SMA 开口重度钙化性闭塞的病变段（图 6-6）。除了明确肠系膜动脉闭塞的类型（如栓塞或血栓形成），CTA 还能评估侧支循环和用于转流的潜在流入道，以便于在可能需要血供重建时，避免把广泛动脉粥样硬化病变部位作为流入道。

五、治疗

临床症状评估和影像学检查确定患者是否需要血管干预，并根据是栓塞还是血栓形成来选择干预的方法。血管干预的目的是尽快重建血供，具体治疗方法的选择取决于患者的一般临床情况、病因和闭塞的位置。治疗方法包括开放性手术、腔内手术或两种方法的联合使用（即复合手术）。能否采用腔内手术方法还取决于当地的医疗条件和腔内治疗的专科医生。复合导管室和（或）手术室是治疗急性肠系膜动脉闭塞的理想场所，但是一般只存在于较大的血管中心。

一旦血栓栓塞诊断明确，即刻启动后续治疗。治疗主要包括抗凝和血供重建。在没有抗凝禁忌证的情况下，早期通过全身系统性肝素抗凝是 TE 的初始治疗步骤。系统性抗凝有多个目的。最为重要的是降低血栓蔓延的风险，尤其是血流已经很缓慢的远端小动脉。对于栓塞患者，抗凝降低栓塞复发的概率。最后，通过抗炎和改善微循环，肝素可以缓解临床症状并在一定程度上恢复血流灌注，以便于有更多的时间做进一步评估。

通常在下肢缺血分级为 Rutherford Ⅰ级的患者，单纯给予抗凝治疗是可以的，有足够时间用于更加彻底的评估。Rutherford Ⅱa 和Ⅱb 级缺血患者，仅抗凝是不够的，必须及时血供重建以避免进一步的缺血性损害。Rutherford Ⅲ级缺血患者，

意味着不可逆性损害而需要不同水平的截肢，但是，联合使用其他治疗以降低截肢平面[8]。

同样，对于肠缺血患者，如果影像学检查显示病变周围已经建立较好侧支循环，且患者血流动力学稳定，无严重肠缺血的临床表现（如慢性闭塞急性发作），可以在肝素抗凝治疗的基础上继续观察。如果缺血加重的风险高于出血风险，可以调整为抗血小板药物治疗[15]。患者需要做一系列临床评估（实验室检查和体格检查），并在必要时重复腹部影像学检查，但如果腹部症状加重，需要行外科或腔内治疗。

如果患者能耐受外科手术且有外科剖腹探查的指征，如腹膜炎或影像学检查提示严重肠缺血表现（如游离气体、肠腔内大量积气），需要直接进手术室行剖腹探查。理想状态下肠切除手术应在肠系膜动脉血供重建后，以便尽可能多地挽救肠管（图 6-8）。治疗肠系膜动脉栓塞的传统方法是肠系膜动脉切开取栓术（图 6-9），术中不仅可以确切地清除血栓，且可以直接评估肠道的活性。肠系膜动脉血栓形成的外科治疗方法是肠系膜动脉转流手术。单纯取栓术由于先前存在的动脉粥样斑块而达不到有效的血栓清除效果。术中逆行肠系膜上动脉血管成形术和支架置入术是另一个复合手术方式，尤其是在严重腹腔污染情况下，旁路转流术的问题更大。对于血流动力学稳定，且没有严重肠缺血的临床或影像学征象的患者，

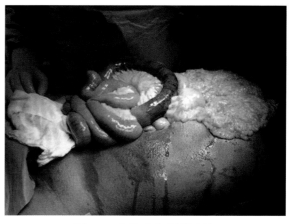

▲ 图 6-8　血供重建后局部肠坏死

腔内手术治疗也许可以成为首选方法（图 6-10）。

对于有广泛透壁性肠梗死（如从小肠到中结肠）且手术高危的患者，姑息性治疗可能是最佳的选择，广泛的肠切除并不适合这些患者，同样也不适合那些虽然可以耐受手术但是不能接受终生肠外营养的患者。

六、监护

TE 并发症的患者在干预后往往病情严重，需要重症监护治疗和支持。典型的患者通常有不同严重程度的合并症，因此也增加了并发症的发生风险。在重症监护病房严密监护患者的病情变化并给予适当的治疗，是降低围术期并发症的最佳措施。

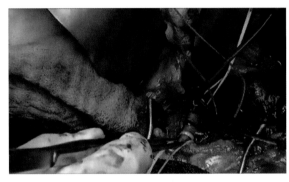

▲ 图 6-9　逆行肠系膜上动脉切开取栓术

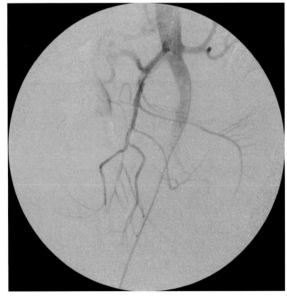

▲ 图 6-10　腔内治疗血栓性肠系膜缺血

腔内手术和开放性手术均存在一定程度的标准操作相关并发症风险，如出血、血肿、感染、伤口愈合不良等。但是，严重出血（10%）是溶栓治疗的潜在并发症，尤其发生于无法通过压迫来止血的部位。中枢神经系统（central nervous system，CNS）、胃肠道（gastrointestinal，GI）、眼睛或体腔内出血可能会造成严重后果，其中中枢神经系统出血（1%～2%）最具破坏性[16-18]。应详细了解近期外科手术史（尤其是中枢神经系统）、近期脑卒中、近期创伤、既往出血史、恶性肿瘤及其他任何会导致系统性纤溶活性复杂化的情况。在溶栓过程中，需要连续监测实验室凝血功能，包括 PT、APTT、INR、纤维蛋白原和全血细胞计数（CBC）。如出现系统性纤溶或出血需要即刻停用溶栓治疗。同时重要的是需要监测动脉压并积极控制血压。

鉴于患者有不同严重程度的合并症，患者出现心肺并发症（如心肌梗死、充血性心力衰竭的恶化、呼吸衰竭等）也很常见，这些并发症确实威胁着患者的治疗结果。血供重建对心肺系统的影响相对隐匿。血供重建后，先前坏死组织中积累的毒素和代谢产物，进入循环系统进而对心肺有潜在的致命影响，如心律失常、休克和全身系统性炎症反应综合征（systemic infammatory response syndrome，SIRS）。治疗纯粹是支持性的。然而，对这些结果的预判有利于早期准备和早期治疗。

急性肢体缺血患者可能会出现肢体坏死而需要截肢，即使成功重建血供。而且，如果治疗不及时，虽然挽救了肢体，但由于神经和（或）肌肉损伤而可能导致功能丧失。血供重建后肢体有发生肿胀并继发骨筋膜隔室综合征的风险。肢体出现临床意义的肿胀和（或）筋膜隔室压力增加（>30mmHg）则应立即行筋膜隔室切开术。严重的肌肉坏死会导致肌红蛋白血症，并会损害肾功能。虽然通过适当的支持治疗通常可以避免永久性肾功能障碍，但严重的持续肌红蛋白血症可导致永久性肾功能障碍，迫使临床上不得不为了维持生命而截肢。

内脏动脉血供重建后，需要仔细评估肠管活性，发现不可逆性肠损伤需要手术切除。切除肠坏死段后，肠管活性确定为完好的，术中可行肠吻合。如果肠管活性有疑问，或者患者的血流动力学不稳定，采用损伤控制技术，切除不可逆性坏死的肠管，暂时闭合小肠，待二次探查时再行肠吻合术。若计划二次探查，则应保留腹壁敞开，待二次探查时再关闭腹腔，当肠缺血再灌注出现肠管水肿时很有可能出现此种情况。如果术中关闭腹腔需要监测腹腔压力。大部分急性肠系膜动脉闭塞患者在血供重建后需要二次剖腹探查，一般在血供重建术后 24～48h 重新评估肠管活性。在最终确定关闭腹腔时，静脉注射荧光素染料，并通过 Wood 灯检查肠道，可帮助确定残余肠管的活性。

总结

患者在整个疾病诊治照护过程中都有发生 TE 并发症的风险，特别是那些有潜在心血管疾病、凝血功能障碍和曾行植入术的患者。

医务人员必须时刻保持警惕，监测并及时发现发生于肢体和内脏的这些并发症，疑似有急性 TE 并发症时，应立即启动有序的评估。

TE 并发症的治疗必须及时，以降低死亡率和致残率。治疗包括继续观察、抗凝治疗、腔内治疗和开放性手术治疗。

即使在治疗后，患者仍可能遭受严重的后遗症，因此需要持续的观察和支持性治疗。

参考文献

[1] Blaisdell FW, Steele M, Allen RE. Management of acute lower extremity arterial ischemia due to embolism and thrombosis. Surgery. 1978;84(6):822–34.

[2] Jivegård L, Holm J, Scherstén T. Acute limb ischemia due to arterial embolism or thrombosis: influence of limb ischemia versus pre-existing cardiac disease on postoperative mortality rate. J Cardiovasc Surg. 1988;29(1):32–6.

[3] Baddour LM, Wilson WR, Bayer AS, et al. Infective endocarditis: diagnosis, antimicrobial therapy, and management of complications: a statement for healthcare professionals from the Committee on Rheumatic Fever, Endocarditis, and Kawasaki Disease, Council on Cardiovascular Disease in the Young, and the Councils on Clinical Cardiology, Stroke, and Cardiovascular Surgery and Anesthesia, American Heart Association: endorsed by the Infectious Diseases Society of America. Circulation. 2005;111:e394.

[4] Gupta PK, Natarajan B, Gupta H, et al. Morbidity and mortality after bowel resection for acute mesenteric ischemia. Surgery. 2011;150:779.

[5] Acosta S, Ogren M, Sternby NH, et al. Clinical implications for the management of acute thromboembolic occlusion of the superior mesenteric artery: autopsy findings in 213 patients. Ann Surg. 2005;241:516.

[6] Kashyap VS, Gilani R, Bena JF, et al. Endovascular therapy for acute limb ischemia. J Vasc Surg. 2011;53(2):340–6.

[7] Baddour LM, Wilson WR, Bayer AS, et al. Infective endocarditis in adults: diagnosis, antimicrobial therapy, and management of complications: a scientific statement for healthcare professionals from the American Heart Association. Circulation. 2015;132:1435.

[8] Rutherford RB, Baker JD, Ernst C, Johnston KW, Porter JM, Ahn S, Jones DN. Recommended standards for reports dealing with lower extremity ischemia: revised version. J Vasc Surg. 1997;26(3):517–38.

[9] Cappell MS. Intestinal (mesenteric) vasculopathy. I Acute superior mesenteric arteriopathy and venopathy. Gastroenterol Clin North Am. 1998;27:783.

[10] McKinsey JF, Gewertz BL. Acute mesenteric ischemia. Surg Clin North Am. 1997;77:307.

[11] Boley SJ, Brandt LJ, Sammartano RJ. History of mesenteric ischemia. The evolution of a diagnosis and management. Surg Clin North Am. 1997;77:275.

[12] Yamada T, Yoshii T, Yoshimura H, et al. Upper limb amputation due to a brachial arterial embolism associated with a superior mesenteric arterial embolism: a case report. BMC Res Notes. 2012;5:372.

[13] Björnsson S, Resch T, Acosta S. Symptomatic mesenteric atherosclerotic disease-lessons learned from the diagnostic workup. J Gastrointest Surg. 2013;17:973.

[14] Kougias P, Lau D, El Sayed HF, et al. Determinants of mortality and treatment outcome following surgical interventions for acute mesenteric ischemia. J Vasc Surg. 2007;46:467.

[15] Alhan E, Usta A, Çekiç A, et al. A study on 107 patients with acute mesenteric ischemia over 30 years. Int J Surg. 2012;10:510.

[16] Ouriel K, Shortell CK, DeWeese JA, Green RM, Francis CW, Azodo MV, Gutierrez OH, Manzione JV, Cox C, Marder VJ. A comparison of thrombolytic therapy with operative revascularization in the initial treatment of acute peripheral arterial ischemia. J Vasc Surg. 1994;19(6):1021–30.

[17] Results of a prospective randomized trial evaluating surgery versus thrombolysis for ischemia of the lower extremity. The STILE trial. Ann Surg. 1994;220(3):251–66; discussion 266–8.

[18] Ouriel K, Veith FJ, Sasahara AA. A comparison of recombinant urokinase with vascular surgery as initial treatment for acute arterial occlusion of the legs. Thrombolysis or Peripheral Arterial Surgery (TOPAS) Investigators. N Engl J Med. 1998;338(16):1105–11.

第7章 儿童血管损伤
Vascular Injuries in Children

Bindi Naik-Mathuria　Sara C. Fallon　著

血管损伤在儿童中很罕见，约 1% 的儿童创伤患者发生血管损伤，约占所有血管创伤的 1%[1]。儿童血管损伤数据的来源局限于数据库研究、单中心回顾性研究和病例报告，以及战时经验的报告。目前缺少关于儿童血管损伤的诊治指南，通常参考成人血管损伤的指南，虽然成人和儿童的血管损伤之间有很多重要差异。血管损伤临床表现差异较大，从明显的活动性出血到隐匿的内膜片损伤、夹层、血栓形成、假性动脉瘤或动静脉瘘。传统上，儿童血管损伤总是由儿外科医生来处理，但是随着腔内技术治疗成人血管损伤的出现，越来越多的儿童血管损伤由血管外科医生和血管介入科医生来处理，即使是在儿童专科医院也是如此[2]。其原因是，儿外科培训往往没有血管外科相关疾病的课程，而血管外科医生在培训的时候也没有儿童血管损伤的课程，因此，给儿童血管损伤这个领域留下了临床实践的空白，也缺少进步和提高的机会。

一、成人和儿童血管损伤的区别

儿童创伤的类型与成人创伤有本质上的不同。相比成人，儿童身体更具弹性，因此贯通伤和大血管损伤的发生率相对较低。美国国家创伤数据银行（National Trauma Data Bank，NTDB）研究显示，2002—2006 年，相比成人，儿童胸腹部贯通伤的发生率更低，而钝性损伤和上肢贯通伤发生率更高[1]（图 7-1）。创伤后的结果也不同，成人死亡率更高（成人和儿童分别为 23% 和

13%，P=0.01）、上肢创伤后截肢率更高（成人和儿童分别为 2.5% 和 0.7%，P=0.03）、需要筋膜隔室切开的概率也更高（成人和儿童分别为 31% 和 20%）[1]。而儿童住院时间和需要重症监护室（intensive care unit，ICU）监护时间更短[1]。即使存在混杂因素，如损伤严重程度评分（injury severity score，ISS）、Glasgow 昏迷评分（Glasgow coma score，GCS）和血流动力学参数等做了调整后，儿童的死亡率仍较低，可能反映了与成人创伤患者相比，儿童创伤患者的总体健康状况更好[1]。

儿童血管较细，更易发生痉挛，一个系列报道的研究显示，肢体创伤后血管痉挛发生率为 26%[3]。血管痉挛可能随着时间和（或）抗凝治疗后改善，这也许会改变整个创伤的治疗决策。相比成人，儿童也更易发生无症状性血管损伤[4]。血管直径细可能会增加血管重建的技术难度，尤其是没有经历儿童血管修复培训的血管外科医生。即使是腔内治疗同样面临着挑战，因为穿刺入路困难，且易发生血栓形成，而且市场上也缺少适用于小口径血管的腔内支架。

二、流行病学

最近 NTDB 报道了自 2002—2012 年共 3408 例儿童创伤患者，结果显示，男性居多（74%），白种人占 53%，平均年龄（10.5±4.5）岁[5]。国家数据库数据显示，儿童受到钝性损伤比贯通伤更容易发生血管损伤（分别为 60% 和 40%）[1, 5]

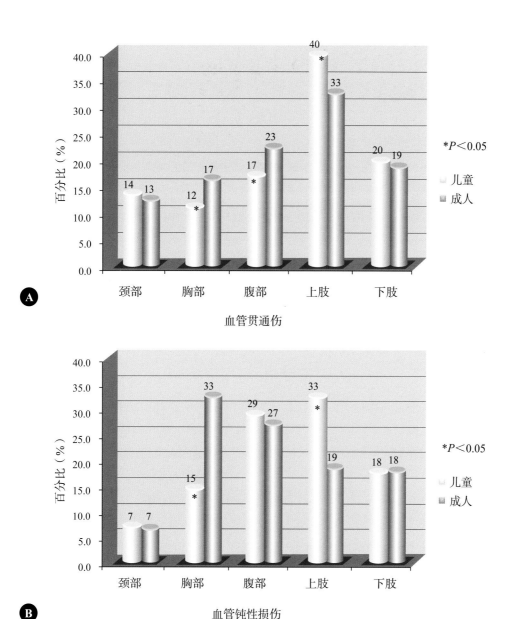

▲ 图 7–1　**A.** 儿童及成人贯通伤患者按身体部位划分的血管损伤分布图；**B.** 儿童和成人钝性损伤患者按身体部位划分的血管损伤分布图

经许可转载，引自参考文献 [1]

但是，多个单中心一级创伤中心系列报道的结果发现，贯通伤比钝性损伤更易引起血管损伤[3, 4, 6]。这个差异可能源自区域转诊模式，血管贯通伤的儿科患者通常更有可能转诊到一级儿科创伤中心。

在国家数据库研究中，最常报道的受伤机制是机动车碰撞（motor vehicle collision，MVC）、

火器伤害、刺伤和摔伤[1, 5]。近期 NTDB 研究显示，死亡率为 7.9%，且钝性损伤和贯通伤导致的死亡率没有区别[5]。在多因素逐步回归分析中，患者的一般因素（包括年龄、性别和种族）对死亡率没有影响，但更高的 ISS 评分、GCS<9 分和收缩压<90mmHg 是增加死亡率的危险因素[5]。火器伤害的致死率最高（36%）[5]。

儿童血管贯通伤常发生于上肢（43%），然后依次是腹部（25%）、下肢（26%），以及胸部和颈部（15%）。血管钝性损伤的分布也表现为同样的趋势[1]。胸主动脉损伤的发生率随着年龄的增长而增加，在青少年时最高达到15%[1]。

儿童血管损伤的手术率差异较大，为25%～75%。NTDB报道2002—2012年儿童创伤患者，42%采用开放性手术修复，只有3%选择腔内治疗[5]。自2007年开始，越来越多的儿童患者使用腔内治疗。NTDB另一个报道，2007—2014年腔内治疗使用比例从7%上升至12%[7]。

此外，继发于医源性创伤的血管血栓形成是儿童受伤的一种独特情况。虽然不多见，但这个并发症可能导致肢体丢失和终身残疾。最常发生于血管穿刺和置管。在这种情况下，非手术治疗的单纯抗凝可能是安全的，且没有明显的临床表现，相比外科干预短期效果也是可以接受的，但仍然需要密切观察并时刻准备可能转为其他治疗策略[8-10]。

三、肢体损伤

在儿童人群中，上肢血管损伤最为常见[1]。以年龄较大的儿童更为常见，且常伴有四肢骨折。其中以肱动脉损伤最为多见，其次是尺动脉和桡动脉[3]。在年龄较大的儿童中，血管损伤多数是贯通伤而不是钝性损伤，钝性损伤占儿童其他血管损伤的大多数。相比刺伤或枪伤，跌落至碎玻璃上导致的血管损伤更为常见。年幼的儿童更常发生与肱骨髁上骨折（肘关节）相关的上肢钝性损伤，通常是由跌倒引起的[3]。

儿童血管损伤的治疗参考成人诊治原则。有出血的"直接征象"，如果手动压迫或止血带压迫止血无效则必须开放性手术探查。在复苏重建或骨折复位后持续的缺血（动脉搏动消失或减弱）则需要影像学检查，当前最常用的是CTA而不是传统的造影，随后进行手术或腔内修复[11]。有疑似但没有确诊血管损伤的"间接征象"者，踝肱指数（ankle-brachial index，ABI）能辅助判断是否需要进一步行CT血管成像检查。

儿童肢体血管损伤的手术治疗最常用的方法是开放性手术修复，并遵循成人血管修复原则。如有必要，对于延迟修复者采用临时转流可能有益于减少缺血时间，而对于缺血时间久者应当进行筋膜隔室切开术。由于幼年儿童血管较细，外科修复时，具有显微外科技术的专科医生进行手术的疗效可能更好。腔内技术使用的较少，因为器具没有适合的尺寸，且移植物也不能随着儿童的生长而变大。

肱骨髁上骨折常见于儿童，在骨折复位后肱动脉仍持续没有搏动，即所谓的"粉红无脉手"。虽然动脉无搏动是血管损伤的"直接征象"，但是否需要手术探查血管目前尚存争议，因为有探查发现，其实是动脉痉挛而不是损伤，经密切观察后能恢复搏动。此时影像学检查也不能确诊，因为小血管严重痉挛时在影像学检查时同样见不到血流。在一个报道了12例血管探查的研究中发现，有8例是局部肱动脉血栓形成，4例肱动脉和正中神经均被组织压迫，在松解后恢复血流[12]。"粉红无脉手"的预后极佳[13]。一份文献系统回顾报道称，70%的"粉红无脉手"被记录的是肱动脉损伤而不是痉挛。同样的研究报道了儿童骨科医生的问卷调查结果，结果显示这些医生认为只有17%的病例确实存在肱动脉损伤[13]。该研究表明，目前临床上流行的观点（即仅仅是观察而不是积极干预）应该受到质疑，建议手术探查或短期内影像学成像随访，不仅风险低、获益高，并可能避免前臂缺血性肌挛缩（Volkmann's contracture，Volkmann挛缩）和肢体长度畸形等远期并发症[13]。

四、颈部损伤

儿童颈部贯通伤的治疗遵循成人治疗原则。儿童脑血管钝性损伤（blunt cerebrovascular injury，BCVI）仍存争议，也缺少统一的筛查和治疗方法。颈部损伤罕见，约占所有儿童损伤患者的1%。目前，引起损伤的危险因素也不确切。CT 是主要筛查方法，一般认为应尽可能避免应用于儿童。但是，颈部损伤的儿童可能没有明显的临床表现，而漏诊可能导致灾难性神经系统并发症。此外，使用标准的筛查流程已被证实可以缩短诊断时间并减少额外的神经损伤，因此，提倡据此形成循证实践的证据[14]。最近 KIDS 研究结果显示，BCVI 发生率为 0.2%，男性居多（69%），平均年龄 15 岁[14]。颈动脉损伤最多见（59%），其次是多发性血管损伤（15%）和椎动脉损伤（13%）[14]。另一个 KIDS 研究发现，颈部损伤发病率从 2000 年的 0.24% 倍增至 2012 年的 0.49%，这可能与检出偏倚有关，因为接诊医生对该损伤意识的增强并使用了筛查流程[15]。

虽然学者们正努力着手整理儿童颈部血管损伤筛查指南，但目前仍有争议。有些数据发现，成人筛查标准与儿童不同损伤类型之间的相关性较差（特别是对儿童高风险的损伤类型），只能识别 <50% 的损伤儿童[16]。2010 年初版的东方创伤学会（Eastern Association of Trauma，EAST）指南推荐，儿童创伤患者应当遵循成人创伤的筛查指南[17]。Denver 筛查标准包括：血管损伤的"直接征象"（如颈部或口咽部动脉出血）、逐渐增大的颈部血肿、>50 岁患者表现有颈部瘀斑、局灶性神经功能缺损及脑卒中或影像学检查无法解释的神经功能缺损。无症状患者出现以下情况提示血管损伤风险增加：低 GCS 评分、$C_1 \sim C_3$ 骨折、颈椎骨折伴半脱位、LeFort II 型或 III 型骨折和弥漫性轴索损伤[18]。该标准后来由于有 20% 的假阴性报道，于 2012 年进一步更新为扩增版，扩增版增加了以下情况：下颌骨骨折、复杂性颅骨骨折、相关胸部损伤和大面积头皮撕脱伤[18, 19]。有研究根据扩增版标准筛查儿童颈部损伤，发现检出率由 2.3% 上升至 2.9%[20]。Memphis 标准额外增加了其他高危因素，包括 Horner 综合征、颞骨岩部骨折及颈部软组织损伤[21]。有研究按照扩增版 Denver 标准和 Memphis 标准在单个中心筛查儿童颈部损伤，结果发现根据上述标准共 11.9%（332 例）的患者需要 CT 筛查，但只发现 1 例（0.3%）颈部血管损伤[22]。该研究对 NTDB 中的儿童患者应用了类似的筛查逻辑，发现使用 Denver 和 Memphis 标准对近 8 万例患者进行了损伤筛查，其中 97% 的 CTA 检查结果为阴性[22]。最近有研究分析"安全带体征"和潜在的颈动脉损伤之间的关系，研究共纳入 13 000 例患者，仅有 0.5% 的患者有颈动脉损伤，因此，目前"安全带体征"已从高危因素的标准中排除[23]。由于缺少对儿童颈部血管损伤筛查的统一共识，因此出现了 Utah 评分系统和 McGovern 评分系统。Utah 评分系统包括低 GCS（1 分）、局灶性神经功能缺损（2 分）、颈动脉管断裂（2 分）、颞骨岩部骨折（3 分）或 CT 检查发现脑梗死（3 分）。当评分总分 ≥3 分时进一步行血管成像检查[24]。McGovern 评分系统是在该评分标准的基础上增加损伤机制（2 分），将高速公路上机动车碰撞（MVC）作为一个危险因素。研究发现，McGovern 评分系统只有 19% 的儿童被错误地归类为低风险儿童，而 Denver 标准、Memphis 标准、EAST 标准和 Utah 评分系统的归类错误概率为 28%～48%[25]。根据 NTDB 最近的儿童数据，建议对伴有或不伴有脊髓损伤的颅底骨折、颈椎骨折、颈静脉损伤和脑神经损伤的患者行颈部血管损伤的筛查[22]。尽管有很多不同筛查方法提出，但是在限制 CT 使用的同时降低颈部血管损伤的漏诊，全国尚无共识。哪些损伤使儿童处于更高的颈部血管损伤风险，该问题的答案将来会有儿童专科的前瞻性多中心研究来回答。CTA 是颈部血管损伤的首选筛查方法，但该方法会高估损伤的发生率，而且脑血管成像仍然是最终诊断的金标准[22, 26]。

治疗方面的指南目前仍基于成人的证据，并根据损伤的 Denver 评分分级给予不同的治疗措施[27]。目前还没有前瞻性研究来证实该治疗方法是否可以有效地提高儿童创伤患者的治疗结果。一般而言，血管 IV 级损伤（闭塞）不用外科干预，起初的治疗往往包括持续普通肝素治疗，将 APTT 控制在正常值的 1.5～2.0 倍。抗凝治疗疗程和治疗后影像学成像随访间隔时间目前无特别推荐。

最近 Nashville 研究发现，在儿童颈部血管损伤中最常见的 Ⅰ 级（58%）和 Ⅱ 级（23%）损伤中，有 38% 的患者无须治疗，33% 的患者抗血小板治疗[28]。药物治疗未发现有并发症。但 GCS＜8 分和更高级别的损伤者，损伤时间越久预后越差，且死亡率也随之增加[28]。整体死亡率为 12%，所有死亡病例均为低 GCS 评分合并有颅内损伤。患者出院后，67% 的患者经 CTA/MRA 或动脉造影随访，大部分患者症状有改善（52%），部分症状无变化（26%）或进一步加重（19%）[28]。鉴于纳入患者的选择性差异和治疗方法的不同，虽然作者认为抗凝治疗没有直接相关的并发症，但是也没有哪种治疗方法最佳，作者同时推荐停用抗凝治疗后 3 个月复查影像学检查[28]。类似的研究结果，如最近 KIDS 住院患者数据库报道的死亡率为 10%，年龄＜11 岁者相比年龄较大者更易发生脑卒中（分别为 29% 和 15%）[29]。也有数据显示不同年龄的预后不一样，但这仍需要更多的针对该问题设计的研究来证实。

总之，儿童 BCVI 的治疗很大程度上借鉴了成人的数据，即使多个研究显示了两者本质上的区别。筛查手段的进展，如较低的假阴性（避免灾难性的漏诊）和理想的真阴性（避免不必要的影像学检查时的辐射），仍需要针对性的前瞻性多中心研究。鉴于儿童损伤数据的局限性，目前很难评估治疗方案的有效性，尽管目前抗凝治疗的风险似乎极小。影像学随访和治疗疗程同样没有标准化或任何高质量的证据基础。由于这种类型的伤害本身发生率较低，为了实现解决上述问题的目标，各个儿童创伤中心之间的协同努力是非常必要的。

五、主动脉损伤

虽然儿童主动脉损伤罕见，但临床上确实存在且致死率很高[30]。KIDS 住院患者数据库报道了 1991—2009 年共 468 例病例，最常见原因是机动车碰撞，其总体死亡率高达 65%。休克表现和需要剖腹探查者死亡率最高[30]，但生存率在逐年增加[30]。能到达医院的儿童主动脉损伤的诊断很困难，因为临床表现隐匿。大约有一半躯干钝性损伤的儿童没有胸外伤的外在表现，因此，在评估高冲击力胸部外伤儿童时，要高度警惕主动脉损伤的可能[31]。胸片显示主动脉结节不明显或主动脉周围血肿导致纵隔增宽时，应当即刻行胸部 CT 血管成像检查，后者基本取代了传统的血管成像对主动脉损伤的诊断[31]。肩胛骨骨折已被证实与胸主动脉损伤有关[32]。腹主动脉损伤可与"安全带综合征"同时发生，该综合征还包括腹部器官损伤和腰椎骨折（Chance 骨折）[33]。

大部分主动脉损伤都需要手术修复，虽然有稳定性损伤经非手术治疗成功的报道，最近来自成人的数据也推荐对低级别损伤采取保守治疗[33, 34]。外伤后前几小时内主动脉破裂的风险最高，因此严格控制血压（控制心率）很重要，但是合并有颅脑损伤的儿童往往需要足够的血压以维持颅内血供，因为此时处理起来较为复杂。如果心率血压控制得当，主动脉修复可以推迟，优先开颅或剖腹探查来处理更为紧迫的危及生命的损伤。传统的开放性手术修复方法包括直接修复、补片修复或移植物间置术。年龄较小的儿童自体移植物尺寸不够大，而人工移植物发生血栓形成的概率高且不会随着儿童的生长而变大，会引起潜在的狭窄。其他可怕的并发症还包括截瘫和肾衰竭。术中超声对确定损伤的范围有价值且不会牺牲正常的主动脉[35]。胸主动脉腔内修复术（thoracic endovascular aortic repair，TEVAR）在过去 20 年里临床应用广泛。NTDB 回顾性报道 2007—2015 年，TEVAR 在儿童患者中的使用率几乎上升了 1 倍[36]（图 7-2）。但是，在儿童患者中需要考虑一些特别的情况，市场上并没有适用于儿童的胸主动脉支架，尺寸不匹配可能遮盖重要

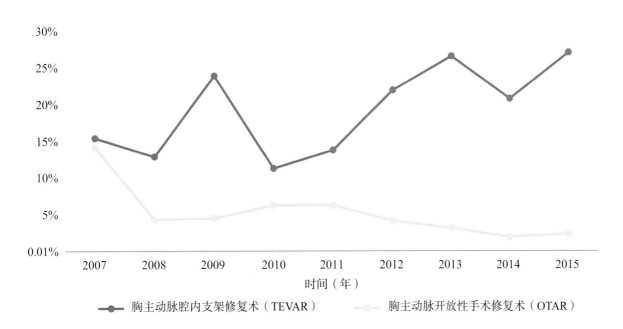

▲ 图 7-2　2007—2015 年，≤ 17 岁的胸主动脉钝性损伤患者的不同治疗措施演变趋势

经许可转载，数据来自参考文献 [36]

的主动脉分支动脉，如果选择非胸主动支架，随着时间的迁延支架会发生移位[37]。使用自膨式支架可能会随着宿主主动脉的增大而增大，即使已有很大的进步，但支架相关并发症仍很高。如果没有合适的胸主动脉支架，可以考虑使用儿科心脏病学家用于治疗主动脉缩窄的球囊扩张覆膜支架，并且已有成功案例的报道[38]。

六、抗凝治疗

血管损伤后的抗凝治疗目前既没有高质量的证据也没有国家推荐指南的指导，因此使用方法迥异。Shahi 等最近报道了抗凝治疗的 99 例血管损伤儿童，其中 80% 患者动脉损伤[39]。大部分患者都是在住院期间静脉给予普通肝素治疗，出院后根据不同损伤的部位给予阿司匹林或依度沙班治疗，但是整个研究中不同个体间的治疗差异性较大，包括推荐的抗血栓治疗疗程[39]。该研究中的并发症发生率为 17%，包括血管血栓形成和动脉狭窄，这也强调了建立最佳治疗指南以避免这些并发症的重要性[39]。这个治疗策略对诸如穿刺

等医源性损伤引起的血栓形成更加有效。对于这些病例，无论是影像学检查改善还是血栓溶解程度，静脉使用抗凝药治疗都比外科干预更加有效。但是，单纯抗凝治疗过程中需要密切观察临床症状并行规律影像学复查，以确保治疗措施的有效性[8-10]。

七、结局

儿童血管损伤的急性期和早期结果与成人的结局类似，包括未经治疗的损伤引起的假性动脉瘤、出血或动静脉瘘，和经过治疗的损伤引起的血栓形成及血管狭窄。儿童血管损伤的长期随访结果罕有报道。一个单中心系列报道了 176 例儿童血管损伤患者，随访了其中 65 例患者，结果显示，2 例同样发生骨折的患者出现生长骨骺发育停滞，表现为内翻畸形和双侧肢体长度不等[6]；1 例患者由于椎动脉夹层发生脑卒中；1 例颈动脉损伤患者出现构音障碍的失语症；1 例死亡。肢体血供损伤患者无再入院的记录[6]。肢体长度不等是一个令人担忧的并发症，因为肢体供血不足将无法维

持未来肢体的生长所需的营养，即使有侧支循环的构建，好在罕有报道，部分原因也可能是儿童血管损伤患者难以长期规律性随访。这个并发症报道最多的是股动脉损伤/闭塞，可以在骨骺板闭合之前重建血供来纠正[40]。儿童肢体血管损伤后，双侧肢体不等长的真实发生率及最佳血供重建时间，都需要前瞻性研究来阐述。

另一个迟发性并发症是 Volkmann 缺血性挛缩，往往继发于前臂骨折后（肱骨髁上骨折最常见）的上肢缺血，系因为骨筋膜隔室综合征导致的肌肉坏死和严重的瘢痕形成，最终形成"爪形手"。该并发症极其罕见，发生率<1%，仅在病例报告中有所描述。随着肱骨髁上骨折治疗的进展，绝大部分已经可以避免发生了[41]。前瞻性随访研究有助于了解这一特殊并发症的真实发生率。

总结

儿童血管损伤罕见。但需要考虑到一些特殊的情况，如血管痉挛的易感性、血管管径细、治疗和随访方式与成人不同。虽然尚没有适合儿童的腔内器具，但腔内治疗越来越被认可和使用。单纯抗凝可能是继发于医源性损伤的血栓形成的合适治疗措施。儿童创伤外科医生和血管外科医生协同合作对于优化治疗方案和确保血管监测至关重要。有必要进行前瞻性研究以了解儿童血管损伤后的结果。

参考文献

[1] Barmparas G, Inaba K, Talving P, David JS, Lam L, Plurad D, et al. Pediatric vs adult vascular trauma: a National Trauma Databank review. J Pediatr Surg. 2010;45(7):1404–12.

[2] Gurien LA, Maxson RT, Dassinger MS, et al. Pediatric vascular injuries: are we preparing trainees appropriately to meet our needs? Am J Surg. 2017;214(2):336–40.

[3] Shah SR, Wearden PD, Gaines BA. Pediatric peripheral vascular injuries: a review of our experience. J Surg Res. 2009;153(1):162–6.

[4] Corneille MG, Gallup TM, Villa C, et al. Pediatric vascular injuries: acute management and early outcomes. J Trauma. 2011;70(4):823–8.

[5] Eslami MH, Saadeddin ZM, Rybin DV, et al. Trends and outcomes of pediatric vascular injuries in the United States: an analysis of the National Trauma Data Bank. Ann Vasc Surg. 2019;56:52–61.

[6] Klinkner DB, Arca MJ, Lewis BD, et al. Pediatric vascular injuries: patterns of injury, morbidity and mortality. J Pediatr Surg. 2007;42(1):178–82.

[7] Branco BC, Naik-Mathuria B, Montero-Baker M, et al. Increasing use of endovascular therapy in pediatric arterial trauma. J Vasc Surg. 2017;66(4):1175–83.e1.

[8] Kayssi A, Shaikh F, Roche-Nagle G, Brandao LR, Williams SA, Rubin BB. Management of acute limb ischemia in the pediatric population. J Vasc Surg. 2014;60(1):106–10.

[9] Ramirez JL, Kuhrau CR, Wu B, Zarkowsky DS, Conte MS, Oskowitz AZ, Nijagal A, Vartanian SM. Natural history of acute pediatric iliofemoral artery thrombosis treated with anticoagulation. J Vasc Surg. 2020;72(6):2027–34.

[10] Jaffray J, Goldenberg N. Current approaches in the treatment of catheter-related deep venous thrombosis in children. Expert Rev Hematol. 2020;13(6):607–17.

[11] Conrad MF, Patton JH Jr, Parikshak M, Kralovich KA. Evaluation of vascular injury in penetrating extremity trauma: angiographers stay home. Am Surg. 2002;68(3):269–74.

[12] Brahmamdam P, Plummer M, Modrall JG, et al. Hand ischemia associated with elbow trauma in children. J Vasc Surg. 2011;54(3):773–8.

[13] White L, Mehlman CT, Crawford AH. Perfused, pulseless, and puzzling: a systematic review of vascular injuries in pediatric supracondylar humerus fractures and results of a POSNA questionnaire. J Pediatr Orthop. 2010;30(4):328–35.

[14] Marenco CW, Do WS, Lammers DT, Morte KR, Eckert MJ, Eckert CM, et al. Big problems in little patients: Nationwide blunt cerebrovascular injury outcomes in the pediatric population. J Trauma Acute Care Surg. 2019;87(5):1088–95.

[15] Harris DA, Sorte DE, Lam SK, Carlson AP. Blunt cerebrovascular injury in pediatric trauma: a national database study. J Neurosurg Pediatr. 2019;24:1–10.

[16] Jones TS, Burlew CC, Kornblith LZ, Biffl WL, Partrick DA, Johnson JL, et al. Blunt cerebrovascular injuries in the child. Am J Surg. 2012;204(1):7–10.

[17] Bromberg WJ, Collier BC, Diebel LN, Dwyer KM, Holevar MR, Jacobs DG, et al. Blunt cerebrovascular injury practice management guidelines: the Eastern Association for the Surgery of Trauma. J Trauma. 2010;68(2):471–7.

[18] Burlew CC, Biffl WL, Moore EE. Blunt cerebrovascular injuries in children: broadened screening guidelines are warranted. J Trauma Acute Care Surg. 2012;72(4):1120–1.

[19] Burlew CC, Biffl WL, Moore EE, Barnett CC, Johnson JL, Bensard DD. Blunt cerebrovascular injuries: redefining screening criteria in the era of noninvasive diagnosis. J Trauma Acute Care Surg. 2012;72(2):330–5; discussion 6–7, quiz 539.

[20] Geddes AE, Burlew CC, Wagenaar AE, Biffl WL, Johnson JL, Pieracci FM, et al. Expanded screening criteria for blunt cerebrovascular injury: a bigger impact than anticipated. Am J Surg. 2016;212(6):1167–74.

[21] Miller PR, Fabian TC, Croce MA, Cagiannos C, Williams JS, Vang M, et al. Prospective screening for blunt cerebrovascular injuries: analysis of diagnostic modalities and outcomes. Ann Surg. 2002;236(3):386–93; discussion 93–5.

[22] Mallicote MU, Isani MA, Golden J, Ford HR, Upperman JS, Gayer CP. Screening for blunt cerebrovascular injuries in pediatric trauma patients. J Pediatr Surg. 2019;54(9):1861–5.

[23] Ugalde IT, Claiborne MK, Cardenas-Turanzas M, Shah MN, Langabeer JR 2nd, Patel R. Risk factors in pediatric blunt cervical

vascular injury and significance of seatbelt sign. West J Emerg Med. 2018;19(6):961–9.

[24] Ravindra VM, Bollo RJ, Sivakumar W, Akbari H, Naftel RP, Limbrick DD Jr, et al. Predicting blunt cerebrovascular injury in pediatric trauma: validation of the "Utah Score". J Neurotrauma. 2017;34(2):391–9.

[25] Herbert JP, Venkataraman SS, Turkmani AH, Zhu L, Kerr ML, Patel RP, et al. Pediatric blunt cerebrovascular injury: the McGovern screening score. J Neurosurg Pediatr. 2018;21(6):639–49.

[26] Grandhi R, Weiner GM, Agarwal N, Panczykowski DM, Ares WJ, Rodriguez JS, et al. Limitations of multidetector computed tomography angiography for the diagnosis of blunt cerebrovascular injury. J Neurosurg. 2018;128(6):1642–7.

[27] Biffl WL, Moore EE, Offner PJ, Brega KE, Franciose RJ, Burch JM. Blunt carotid arterial injuries: implications of a new grading scale. J Trauma. 1999;47(5):845–53.

[28] Dewan MC, Ravindra VM, Gannon S, Prather CT, Yang GL, Jordan LC, et al. Treatment practices and outcomes after blunt cerebrovascular injury in children. Neurosurgery. 2016;79(6):872–8.

[29] Marenco CW, Do WS, Lammers DT, et al. Big problems in little patients: nationwide blunt cerebrovascular injury outcomes in the pediatric population. J Trauma Acute Care Surg. 2019;87(5):1088–95.

[30] Tashiro J, Hannay WM, Naves C, et al. Mechanism and mortality of pediatric aortic injuries. J Surg Res. 2015;198(2):456–61.

[31] Pabon-Ramos WM, Williams DM, Strouse PJ. Radiologic evaluation of blunt thoracic aortic injury in pediatric patients. AJR Am J Roentgenol. 2010;194(5):1197–203.

[32] Abd El-Shafy I, Rosen LM, Prince JM, Letton RW, Rosen NG. Blunt traumatic scapular fractures are associated with great vessel injuries in children. J Trauma Acute Care Surg. 2018;85(5):932–5.

[33] Parrish DW, Barnhorst A, Trebska-McGowan K, et al. Nonoperative management of pediatric aortic injury with seat belt syndrome. Ann Vasc Surg. 2015;29(6):1316.e1–6. https://doi. org/10.1016/j.avsg.2015.02.019. Epub 2015 May 28. Review.

[34] Starnes BW, Lundgren RS, Gunn M, et al. A new classification scheme for treating blunt aortic injury. J Vasc Surg. 2012;55(1):47–54.

[35] Bairdain S, Modi BP, Kim HB, et al. Pediatric blunt abdominal aortic injury and the use of intra-operative aortic ultrasound for surgical decision making. J Pediatr Surg. 2013;48(7):1584–7.

[36] Hasjim BJ, Grigorian A, Barrios C Jr, et al. National trends of thoracic endovascular aortic repair versus open thoracic aortic repair in pediatric blunt thoracic aortic injury. Ann Vasc Surg. 2019;59:150–7.

[37] Diez AA, Monteiro EM, Hoyos YG, et al. Management and evolution of a wallstent migration in a pediatric blunt traumatic abdominal aortic injury. Ann Vasc Surg. 2018;47:281.e15–9.

[38] Goldstein BH, Hirsch R, Zussman ME, et al. Percutaneous balloon-expandable covered stent implantation for treatment of traumatic aortic injury in children and adolescents. Am J Cardiol. 2012;110(10):1541–5.

[39] Shahi N, Phillips R, Meier M, et al. Anti-coagulation management in pediatric traumatic vascular injuries. J Pediatr Surg. 2020;55(2):324–30.

[40] Rubinstein RA Jr, et al. Limb growth after late bypass graft for occlusion of the femoral artery. A case report. J Bone Joint Surg Am. 1990;72(6):935–7.

[41] Copley LA, Dormans JP, Davidson RS. Vascular injuries and their sequelae in pediatric supracondylar humerus fractures: toward a goal of prevention. J Pediatr Orthop. 1996;16(1):99–103.

第三篇　手术和介入
Operation and Intervention

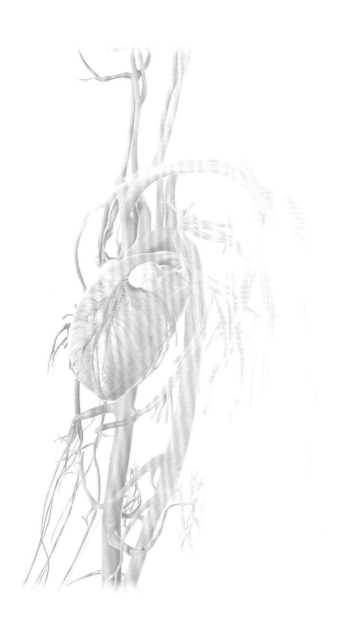

第8章 血管穿刺原则和并发症
Principles of Vascular Access and Complications

Amir Pezeshkmehr 著

血管穿刺经历了缓慢但逐步发展的过程，从1492年首次尝试经静脉内治疗的历史文献记载[2]，到1945年首次成功静脉内置入聚氨酯塑料导管，跨越了近5个世纪[1]。但在过去的75年里，血管穿刺和技术呈指数级的增长和创新，其中最重要的成果是1952年诞生的Seldinger穿刺技术。最先由来自瑞典的放射学医生介绍，该技术采用一根空心针和一根导丝来建立并稳定血管入路，然后在导丝上置入导管（图8-1）。如今有大量适用于不同目的的血管穿刺器具，尺寸、长度和型号各不相同。本章的目的是简明综述血管穿刺入路的原则和潜在的并发症。

一、一般原则

重症监护医生和外科医生常用的体表标记指引下的血管穿刺技术，正逐渐被影像引导技术所取代[10]，特别是随着超声的广泛应用。解剖变异和血管血栓或闭塞的存在（图8-2），可能为传统的穿刺技术带来不可预见的风险。相反，超声是一个很好的工具，使穿刺部位的解剖结构可视化，并可以评价目标血管的通畅情况和有无血栓形成[4]。使用超声时需要注意的是，其结果依赖于操作者本身的操作技术。然而，所需的技能很容易通过实践来获得。除了超声外，通常还需要在放射透视下，以长导管的中心线来标记穿刺部位。影像引导结合Seldinger技术显著提高了手术的技术成功率、安全性和手术质量，并减少了潜在的并发症[2, 5]。

大量证据显示超声引导下血管穿刺可以降低并发症发生率、提高穿刺成功率且缩短穿刺时间。2006年，Karakitsos等通过前瞻性研究比较超声引导和体表标记指引下颈内静脉穿刺的安全性和有效性[16]，结果显示，两组在总体穿刺成功率（100% vs. 94%）、意外动脉穿刺（1% vs. 10.6%）、

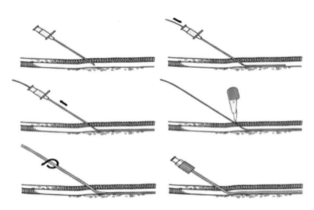

▲ 图 8-1 **Seldinger 穿刺技术**：穿刺成功后置入导丝和导管

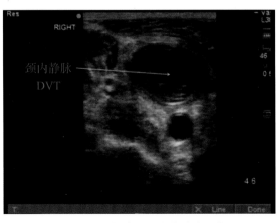

▲ 图 8-2 超声见颈内静脉内血栓

血肿形成（0.4% vs. 8.4%）、气胸（1% vs. 2.4%）和血气胸（0% vs. 1.7%）等相比较均有显著性差异，都体现了超声引导技术的优势。而且，有7.6%患者发现有同侧颈内静脉血栓形成而需要选择对侧颈内静脉穿刺。同时，有25例患者由于体表标记穿刺失败而需要超声引导下成功穿刺，其中20例由于颈内静脉血栓形成，另外5例由于颈内静脉变异。2003年，一项综合18个随机对照研究的Meta分析进一步支持超声引导下穿刺[17]，超声引导下穿刺显著提高穿刺成功率、降低并发症发生率且缩短穿刺时间。

由于血管直径小和解剖变异，儿童尤其是婴幼儿穿刺操作的难度极高。Verghese等评估超声引导下婴幼儿颈内静脉穿刺技术[18]，其结果显示超声引导下穿刺显著提高穿刺成功率，并降低意外动脉穿刺的发生率，同时也缩短穿刺时间。也有大量其他研究在类似患者中证实了该结论[19, 20]。

有些血管穿刺，如周围静脉穿刺，并不是通过体表标记而是通过触诊或视诊来确认穿刺点。也有研究评估超声引导在周围静脉穿刺中的应用。Gregg在2010年评估了超声引导在传统周围静脉穿刺失败时的应用[21]，结果显示，超声引导穿刺的总体技术成功率为99%，其中71%是一次穿刺成功的。在这147例周围静脉穿刺病例中，共有40例不再需要留置中心静脉导管，也避免了34例中心静脉穿刺置管，该间接获益深受医患欢迎。

与静脉穿刺一样，动脉穿刺同样伴有血肿、血栓形成、夹层及神经损伤等的并发症。动脉穿刺并发症可能会带来致残致死等更为严重的后果，如截肢、脑卒中、需要转为开放性手术及死亡等[22]。前瞻性研究证实超声引导下动脉穿刺，可有效提高穿刺技术成功率、降低并发症发生率并缩短穿刺时间[23, 24]。超声引导动脉穿刺在儿童患者中也表现出类似的令人信服的结论，数据显示为显著提高的技术成功率（100% vs. 80%）、降低的穿刺次数（1.3 vs. 2.3）、缩短的穿刺时间

（$P < 0.05$）[25]。

如前所述，大量数据证实超声引导下血管穿刺的价值，而且，穿刺难度越大越能体现超声引导穿刺的意义。然而，超声引导穿刺的应用范围远比文献报道的要广泛，例如，以下穿刺困难的情况：肥胖、低血压、凝血功能障碍、需要抗凝治疗及既往有穿刺病史等，所有这些都是临床危急重症医生常遇到的情况。超声引导穿刺不是成功穿刺的必要条件，但如果传统的穿刺方法不能成功穿刺时，操作的医生必须随时可以准确、熟练地使用超声来指引穿刺。

根据美国疾病控制和预防中心（Centers for Disease Control and Prevention，CDC）的指南，除了周围静脉穿刺以外，血管穿刺应在最大限度的无菌条件下操作。穿刺操作最好在介入放射导管室或手术室的无菌环境下进行，其他不太受欢迎的替代方案包括病房或人员流动少的特定环境[8]。穿刺部位通常用2%的氯已定溶液消毒，如果对氯已定过敏则选用碘伏消毒，并铺无菌巾和纱布。操作者在操作过程中需要穿戴手术帽、口罩、手术衣和无菌手套。超声探头及数据传输线用无菌超声套包裹。在操作完成并使用合适的无菌敷料包扎之前，保持操作术野处于无菌状态。皮肤穿刺部位通常粘贴抗菌片，如Biopatch，其含有氯已定葡萄糖酸酯（CHG）。置入的导管通常用贴膜或固定装置（如StatLock）固定，并用透明胶带覆盖（图8-3）。

动脉置管或非隧道型临时性静脉置管一般不建议常规使用抗生素治疗。隧道型中心静脉导管和输液港是否使用抗生素存在争议。尽管最近临床数据显示抗生素治疗没有显著价值，许多医生仍然使用覆盖置管部位皮肤菌群的抗生素治疗[6]。

术前常规的实验室检查，包括全血细胞计数（CBC）、凝血酶原时间（prothrombin time，PT）/国际标准化比值（international normalized ratio，INR）和活化部分凝血活酶时间（partial

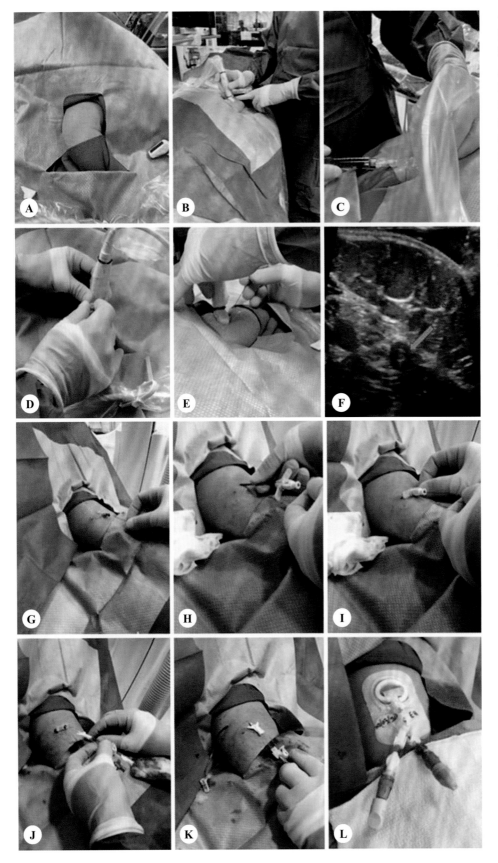

◀ 图 8-3　影像导引的无菌条件下的 Seldinger 血管穿刺技术

A. 穿刺部位的消毒铺巾；B. 穿刺静脉的评估和超声确定目标穿刺静脉；C. 局部麻醉；D. 静脉穿刺（长轴穿刺技术）；E. 静脉穿刺（短轴穿刺技术）；F. 超声影像显示穿刺针头位于目标穿刺静脉内；G. 穿刺针孔内置入导丝；H. 退出穿刺针跟进扩张器；I. 扩张器置入后再退出；J. 置入导管；K. 拔除导丝；L. 术后无菌贴膜覆盖

thromboplastin time，APTT）等用于排除凝血功能障碍性疾病。传统上，中心静脉置管要求实验室检查血小板计数＞50 000 和 INR＜1.5，如果有显著异常，输注血小板或新鲜冷冻血浆（fresh frozen plasma，FFP）来纠正。然而，介入放射学会的最新指南将动脉穿刺和中心静脉置管都归入低出血风险类型，主要血小板计数＞20 000 和 INR＜2 即可。基于同样的指南，不推荐常规进行实验室筛查，也不建议对动脉穿刺或静脉穿刺者停用抗凝治疗，只有使用华法林者例外，需要将 INR 纠正在＜3 [14]。需要注意的是，这些指南并不能取代主诊医生的判断，基于考虑特定患者的穿刺置管需求和风险评估，以最大限度地减少严重出血的风险。

中心静脉穿刺置管，特别是置入输液港或隧道型导管，应特别强调避免血源性细菌感染。因此，对于近期有发热或疑似菌血症的患者，有必要在插管前有至少48h 的血培养阴性记录，以降低细菌种植的风险。急诊需要中心静脉置管的患者不受此规则约束。

二、超声技术

（一）设备

科技进步使各级医院几乎都配有超声，而且通常是可移动式或便携式的，这使医生可以在任何地方进行超声引导下血管穿刺手术。与曲线阵列换能器不同，线性阵列换能器（由于所含晶体溶液的平行排列而得名）最常用于血管穿刺术。无论晶体溶液方向如何，每个换能器都在同一个频率范围内工作。工作频率决定其分辨率和穿透深度，二者呈负相关关系。线性阵列换能器的频率为 10～5MHz，扫描深度为 6cm，适用于周围血管穿刺和颈内静脉穿刺。曲线阵列换能器（5～2MHz 和扫描深度为 30cm）可能更适用于肥胖患者的股血管穿刺，但是其分辨率就降低了。理想的探头能够以尽可能高的频率达到所需的穿透深度，从而提供最佳分辨率。

（二）扫描

一个完整的血管超声检查需要包括三种不同的成像方式，2D 灰阶血流成像（B-Flow）、彩色血流成像和脉冲多普勒频谱波形分析。无论哪种检查方法，在进行表面超声检查时都需要适当的皮肤探头接触介质，也就是超声胶，涂抹于皮肤表面和超声探头无菌套的内面。检查时对超声探头施加适当压力，既保证探头与皮肤之间合适的接触又不至于过度压迫静脉或动脉。

检查从 2D 灰阶血管成像开始，这也是穿刺时所用的方法。很容易从显示器中观察整个检查过程。选择适当的穿透深度可以清楚显示感兴趣的结构，同时最大化分辨率，并对远增益旋钮和近增益旋钮进行微小调整，以优化图像质量。操作者通过灰阶成像观察感兴趣的解剖结构，然后观察血管的管腔和管壁（发现血栓或钙化），评估静脉是否可以被压瘪（无回声区的血栓可能使静脉不能被压瘪），并评估动脉搏动（无搏动提示近端可能有梗阻）。灰阶成像检查后，选择感兴趣区域内的色流检查。有血流便于明确血管是通畅的。如果血流缓慢，采用压迫远端静脉和让被检查者做 Valsalva 动作来调节静脉血流速度。检查的最后采用多普勒波形分析。在感兴趣的血管内选择一个采样区域并开始脉冲分析。静脉为期相血流，动脉为搏动期相血流。缺乏期相血流可能表明近心端血管有阻塞。使用这些信息，可以准确确定适当的穿刺点，如果选择的穿刺点血管不满意，可以选择其他穿刺点进行血管评估。

（三）穿刺技术

1. 穿刺点选择　患者一旦评估需要穿刺置管，穿刺点的选择是第一步。一般而言，周围静脉穿刺置管穿刺点从肢体远端向近端选择。中心静脉穿刺点有颈内静脉、股总静脉、锁骨下静脉及用于经外周静脉置入中心静脉导管（peripherally inserted central venous catheter，PICC）置管的贵要静脉。动脉穿刺点的选择是基于骨性标记且便于手动压迫止血的部位，如肱动脉、桡动脉和股总动脉。穿刺操作之前先用超声（见下文）评估穿刺部位血管是否适合穿刺置管。

2. 准备　患者处于舒适体位，充分显露穿刺部位。直立位时由于重力作用可以扩张静脉，或者近心端使用止血带来充盈静脉，用于周围静脉穿刺置管。穿刺部位无菌技术准备。超声显示器置于操作者正对面，涂抹有超声胶的无菌超声套或无菌手套包裹超声探头。穿刺点部位皮肤表面也涂抹无菌超声胶，以确保皮肤 - 探头充分的介质接触。

3. 穿刺　穿刺前超声先观察拟穿刺血管的横轴（图 8-4），在横轴上血管呈圆形。同时静脉可以观察到能否压瘪，动脉可以观察到搏动性。将血管置于视野的中心，用与注射器相连接的微穿刺套件［21G 穿刺针，0.018 英寸（约 0.46 毫米）导丝，4Fr 导管鞘］中的 21G 穿刺针轻轻探测血管正上方的穿刺点。在困难穿刺时，微穿刺套件可以减轻穿刺意外或置管失败时的并发症。固定穿刺针位置，旋转超声探头 90° 调整为纵轴，此时血管在显示器上呈长轴（图 8-5）。长轴观察血管可以更为精确地评估穿刺针进针的深度，因此有助于避免针尖意外穿透血管的后壁。缓慢进针并在超声下确认针尖位置，并继续进针直至穿入血管内，这个过程中始终保持针头在超声引导下（图 8-6）。穿刺针穿入血管内后，跟进 0.018 英寸导丝，导丝应该容易进入血管内，如果导丝进入血管有困难意味着可能穿刺到血管外、血管内有堵塞或导丝在夹层内。此时调整超声探头至横轴确认导丝是否位于血管内，导丝在血管内呈同心圆结构。导丝跟进成功后，交换 4Fr 导管鞘以便于跟进 0.035 英寸（约 0.89 毫米）或 0.038 英寸（约 0.97 毫米）导丝，这些器具在穿刺套件里面多数都有。拔除导丝和鞘的内导管，无论是静脉还是动脉穿刺，此时鞘内会有回血。如果回血满意，意味着采用同轴技术完成了穿刺操作。

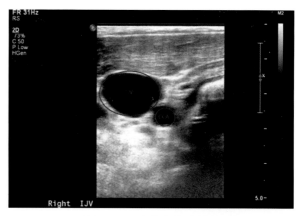

▲ 图 8-4　颈部解剖超声横轴观

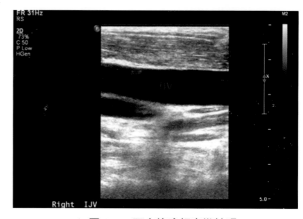

▲ 图 8-5　颈内静脉超声纵轴观

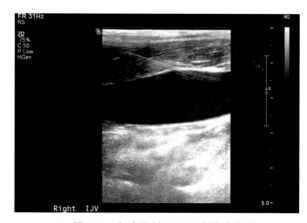

▲ 图 8-6　超声纵轴显示颈内静脉穿刺

（四）流程总结

(1) 超声评估穿刺部位。

(2) 定位和穿刺前准备。

(3) 超声横轴明确穿刺点深部组织。

(4) 超声纵轴直视下穿刺血管。

(5) 超声横轴下确定导丝的位置。

(6) 置入 4Fr 导管鞘并回血确认。

(7) 置入工作导丝完成穿刺。

三、穿刺血管种类

（一）动脉穿刺

动脉穿刺对于重症患者的监护极为重要，因此常用于重症监护室和手术室中。动脉穿刺也用于诊断性造影和介入手术中。动脉穿刺置管是最常见的手术操作之一，其严重并发症发生率<1%[15]。有些技术上的难点需要丰富的解剖学知识和操作技能。

上肢和下肢有多根动脉适用于动脉穿刺置管，但是桡动脉和股动脉最为常用，无论是用于置管监护还是造影诊断和介入治疗的目的，两种穿刺入路的并发症都相当[15]。股总动脉曾经是造影诊断和介入治疗最常用的穿刺入路，但桡动脉穿刺入路在多数成年患者和大龄儿科患者中使用的越来越多。非介入科医生穿刺置管肱动脉的并发症发生率高，因此尽量避免使用。困难置管患者中，腋动脉穿刺入路是可供选择之一，但拔管后不易压迫止血，仅局限于小口径导管用于监护。动脉穿刺可以在有或无影像导引下操作，也可以在穿刺针或导丝引导下置入导管。周围血管穿刺一般不用镇静，但有些主要动脉穿刺时可能需要不同程度的镇静镇痛。

动脉穿刺最常用指征有：持续动脉压监护、动静脉透析通路、心脏导管和介入手术置管、人工或自动交换输血、血浆置换和体外膜氧合（extracorporeal membrane oxygenation，ECMO）。

绝对和相对禁忌证有：无动脉搏动、全皮层烧伤、周围或远端动脉功能不全、中小动脉炎等周围动脉疾病、抗凝治疗或凝血功能障碍、诸如尺动脉缺如等无侧支循环的解剖学变异，以及置管部位的感染。

严重并发症罕见，主要有出血、血肿、动脉夹层、假性动脉瘤、血栓形成、远端动脉栓塞、动静脉瘘、骨筋膜隔室综合征和感染。

瘤颈狭窄的假性动脉瘤先尝试使用手动压迫，如果压迫无效则在超声引导下注射凝血酶。瘤颈宽大的假性动脉瘤、动静脉瘘和动脉夹层需要外科手术或腔内治疗。血栓形成和远端动脉栓塞往往采用系统性抗凝或导管接触性溶栓治疗。

鉴于动脉穿刺潜在的并发症，以及更为重要的创伤更小、血流动力学监测更准确且无须置管的新器具和新技术的诞生，动脉穿刺的使用量小幅度下降。

（二）静脉穿刺

静脉穿刺是住院和门诊患者最常用的手术操作。这些置管和通路是为了治疗或诊断的目的。临床上有多种周围静脉或中心静脉穿刺设备（vascular access device，VAD）。不同设备的选择是基于临床上的需要。为了选择最佳设备，需要综合考虑患者的临床疾病状况、疾病种类和治疗的持续时间，以及医护人员或患者的理念、家庭变故等多种因素。

周围静脉通路主要有传统的外围静脉内（peripheral intravenous，PIV）导管和中线导管。经外周静脉置入中心静脉导管（也叫 PICC 导管）、隧道型和非隧道型中心静脉导管及静脉输液港（PORT）是几种不同类型的中心静脉置管方法（图 8-7）。

（三）周围静脉通路

1. 外周静脉导管　目前，传统的 PIV 导管仍然是最常用的血管通路，美国每年有 2 亿 3000 万例 PIV 置入，全球每年有 10 亿例[12]。PIV 置入一般选择可触诊并可见的静脉穿刺，困难置管可以在超声引导下操作[13]。往往基于穿刺针引导下置管技术，分为有阀门和无阀门两种类型。穿刺针大小为 14～24G，导管的长度为 25～44mm。

PIV 的适应证有常规的实验室检查用的抽血、静脉内补液和抗感染治疗之类的短期静脉内治疗，周围静脉肠外营养（peripheral parenteral nutrition，

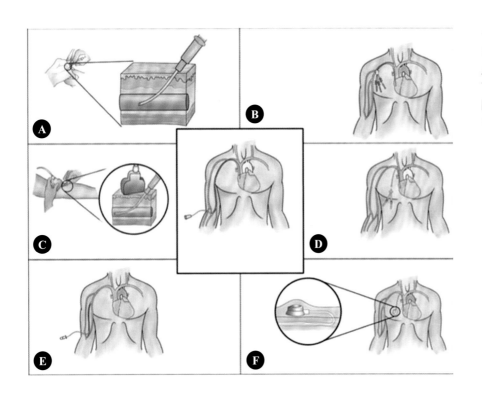

◄ 图 8-7　静脉导管不同种类
（Michigan 静脉导管实用指南）
A. 周围静脉导管；B. 超声引导下静脉置管术；C. 中线导管；D. 非隧道型中心静脉导管；E. 隧道型中心静脉导管；F. 输液港

PPN），以及 MRI 和 CT 检查时静脉内注射对比剂。PIV 没有绝对的禁忌证，相对禁忌证有感染、静脉炎、静脉血栓形成、药水渗出、烧伤，以及发疱药和刺激性的药物。

已知的并发症包括：导管脱落、软组织内药水浸润、肿胀、静脉炎、意外的动脉穿刺和损伤及感染。虽然最新的证据质疑常规更换外周静脉导管，目前 CDC 指南仍然推荐密切导管监测并每72～96 小时更换一次导管。局部并发症的问题可以通过移除导管、抬高肢体、冷敷或热敷等来解决。骨筋膜隔室综合征罕见，可能发生于大量药水或发疱药浸润，往往需要筋膜隔室切开。

2. 中线导管　中线导管是 PICC 导管的一种替代方式，往往用于外周静脉补液需要>5 天但≤1个月的患者。有单孔和双孔两种导管，导管粗细3～5Fr，长度 3～8 英寸（7.6～20.3 厘米）。因为导管末端不在中心静脉里面，因此只能用于静脉补液，以及 pH 为 5～9 且渗透压<500 的非发疱药物。中线导管往往自前臂肘窝穿刺，导管末端置于腋静脉近心端[7]。中线导管引起静脉炎的概率低于外周静脉导管，感染的概率低于中心静脉导

管。但是，由于中线导管引起静脉血栓形成的概率较高[3]，且 PICC 管在临床上的广泛应用，导致其在临床上的使用逐渐下降。

（四）中心静脉通路

中心静脉通路，根据定义，理想状态是经上肢静脉将导管置入没有静脉瓣膜的上腔静脉下1/3、右心房或下腔静脉里面。美国每年中心静脉置管数超过 500 万，中心静脉留管时间超过 1500万天[5]。这些导管往往用于需要一个安全且大口径补液途径的危急症患者。中心静脉置管的指征主要包括：注射诸如化学治疗药之类的发疱药和放射学药物、全肠外营养、创伤或术中补液复苏、透析及体外膜氧合等。常用的穿刺方式是经皮肤穿刺或颈内静脉、锁骨下静脉或股静脉直接穿刺，也可以自贵要静脉、肱静脉或头静脉等外周静脉将导管置至中心静脉内。其他中心静脉置管方法，如肝内穿刺或经腰穿刺，往往用于无其他可用的静脉穿刺患者。临床上有多种不同血管通路设备（central vascular access device，CVAD），导管材料有聚氨酯或硅胶。这些导管有多种不同的直径和长度，也可能有不同数量的腔道用于一根导管，

多种不同腔道同时灌注。如前所述，设备的选择需要基于仔细的临床评估，导管的选择取决于多种因素，包括治疗的需求、患者病情的危重程度和患者的心理健康状况。

严格的无菌技术是降低导管相关感染的关键措施，特别是长期使用的静脉输液港和隧道型中心静脉导管。

中心静脉置管往往在影像导引下操作，成功率几乎 100%。导管成功置入后即刻使用肝素帽封管以避免导管内血栓形成。

根据患者的年龄、临床状态、疾病种类及中心导管置入位置，有必要选择不同程度的镇静镇痛以确保技术成功，并提高患者的舒适度。

至少应该使用局部麻醉，如不稀释的或稀释的 1% 利多卡因，以减轻术中和术后的即刻疼痛。

并发症会增加致残率和致死率，并因此会增加医疗费用的经济负担，因此及时发现并有效处理并发症至关重要[5]。并发症分为术后即刻、早期和迟发性三种亚型，相互有少许重叠。

术后即刻并发症往往发生于置管过程中，包括穿刺失败、颈内静脉和锁骨下静脉穿刺导致的气胸和血气胸、股静脉穿刺导致的后腹膜血肿、意外动脉穿刺、导丝引起的心律失常和空气栓塞。尝试穿刺的次数与即刻并发症呈正相关[5]。快速识别即刻并发症是防止并发症进一步恶化的关键，及时发现通过简单的操作即可弥补。例如，在穿刺静脉时，如果穿刺针出现搏动性出血意味着意外穿刺到动脉了，拔除穿刺针并压迫止血。意外动脉穿刺即使是置入了 7Fr 鞘也可以通过确切的压迫来止血。置入的大口径器具，无论在哪根血管里面，拔除时都需要特殊的技术，通常需要专科医生会诊。有时在低血压或缺氧患者中，置入至动脉也比较隐匿，当无法确定时，可以将 18G 导管连接一根压力感受器来测压，也可以通过血气分析检查来确定。最后，通过床边 X 线片来检查导管所在的位置并留作医疗记录。通过 X 线片仔细检查导管位置，以确保解释的准确性，因为有时导管所在位置比较隐匿。

早期并发症可能发生于导管置入后即刻，包括导管移位、功能失常、血栓形成和心律失常。

迟发性并发症有静脉和导管血栓形成、静脉狭窄和感染。

导管相关感染是最为严重的并发症之一，显著影响患者的健康系统。中心导管相关性血流感染（central line-associated bloodstream infection，CLABSI）是指中心导管置入后 48h 内发生的经实验室确诊的血流感染，且排除了其他感染灶。据估计每年有 250 000 例血流感染，绝大多数与血管内器具置入相关。常见的病原体是革兰阳性菌，如凝固酶阴性葡萄球菌、肠球菌和金黄色葡萄球菌，其次是革兰阴性菌和念珠菌。患者在中心静脉置管前有潜在的疾病，尤其是慢性疾病，如血液透析患者、恶性肿瘤、胃肠道疾病、肺动脉高压、诸如骨髓移植等免疫缺陷状态、终末期肾病、糖尿病、营养代谢障碍、全肠外营养（total parenteral nutrition，TPN）、极高龄、诸如烧伤等皮肤完整性丧失、长期住院患者等，显著增加了 CLABSI 的风险。其他因素，如导管类型、导管置入位置（股静脉最高，其次是颈内静脉，再次是锁骨下静脉）、导管置入时状态（急诊还是择期，以及是否采取无菌措施）、导管护理和操作者技能，也会影响 CLABSI 的发生概率。

多数病例都可以采取合适的无菌措施、密切的观察及正确的导管管理来达到预防的目的[9]。

导管相关并发症的处理和压迫止血一样简单，但是需要掌握其他介入操作技术，如胸导管置入、血管成像、腔内修复和开放性手术等（图 8-8）。导管或血管内血栓形成，往往采用抗凝和拔除导管来处理。基于最近的 Meta 分析，预防性抗凝来避免导管相关血栓形成并不推荐[11]。

导管相关感染往往需要使用抗生素治疗，多数需要拔除导管。患者还需要一段导管空窗期并彻底清除病菌后再置入新的导管。

尽可能选择最细的导管，并尽量缩短导管留

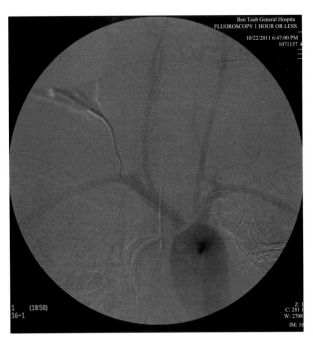

▲ 图 8-8　颈内静脉置管误入锁骨下动脉，锁骨下动脉穿刺点采用血管腔内闭合器具封堵

置时间，来降低导管相关并发症（如血栓形成、血管狭窄及更为重要的 CLABSI）的发生。

正如上文提到的，围术期使用抗生素是有争议的，虽然最近有相反证据，但是对于隧道型中心静脉导管和输液港，医生更倾向于继续使用抗生素。另一个同样有争议的话题是使用抗生素或氯已定浸泡的导管。这些导管价格昂贵而且容易导致抗生素耐药，因此仅限于特殊人群，如免疫力受损或反复感染的患者，也可以用于导管相关感染发生率较高的中心。有研究显示，乙醇消毒肝素帽可以有效降低导管相关性感染，但是仅适用于相匹配兼容的导管[6]。其他有益于降低导管相关血流感染的措施包括：使用封闭输液系统、2% 氯已定代替酒精消毒导管端口、选择恰当的置管部位、正确的导管管理护理教育，以及最重要的是尽早拔除导管[6]。

导管护理和管理说明应当在出院回家前交给患者或其监护人。

中心静脉通路最常见的种类包括 PICC 导管、隧道型或非隧道型中心静脉导管和输液港（表8-1）。导管鞘是非隧道型临时中心置管，一般用

于影像诊断或介入治疗目的，将在本章的最后做简要讨论。

（五）外周静脉置入中心静脉导管

PICC 是除了 PIV 临床使用最多的静脉导管。通常推荐用于需要静脉内补液超过半年的患者。成人和年长儿童首选上肢静脉，包括贵要静脉、肱静脉和头静脉。上肢 PICC 导管头端往往置于上腔静脉和右心房连接处。低龄儿童则选择股静脉，导管末端置于下腔静脉和右心房连接处。成人和年长儿童在 PICC 导管置入时往往不需要镇痛，但低龄儿童需要镇痛。PICC 导管直径为 1.9～7Fr，导管末端可能有 3 根输液接头。

低龄儿童经股静脉 PICC 置管可以在床边超声引导下操作，但是年长儿童经上肢或股静脉入路 PICC 置管则需要在 X 线透视下操作以准确定位导管末端。并发症发生率与其他中心静脉置管类似。

（六）中心静脉导管

1. 非隧道型中心静脉导管　这些临时导管一般用于需要从中心静脉输液＞3 周的患者。这类导管可能有 5 个输液端口，往往置于颈内静脉或股静脉，用于急诊或非急诊需要大剂量静脉补液治疗和复苏、中心静脉监护、血液透析、体外膜氧合和干细胞回输等。这类导管是所有静脉导管中 CLABSI 发生率最高的。导管鞘是另一个不同类型的临时非隧道型导管，主要用于影像学诊断和介入手术。这些导管具有不同长度和 3～24Fr 不同直径的型号。导管鞘的侧孔便于抽血、静脉输液，也可以推注对比剂来进行影像学检查。导管鞘在影像学检查或介入手术后拔除。这些临时中心静脉导管操作都需要在无菌技术下完成，无论有没有影像学引导。并发症发生率与其他动脉或中心静脉置管类似（图 8-9）。

2. 隧道型中心静脉导管　隧道型中心静脉导管多用于需要长时间静脉内补液的患者。有带涤纶套和无涤纶套两种规格，涤纶套是为了稳定导管且有助于预防隧道内的感染和出血。该导管先

表 8-1 常见的中心静脉导管					
导管种类	穿刺位置	使用时间	优 点	缺 点	备 注
非隧道型 CVC	经皮穿刺	短期	经皮穿刺安全且廉价	需要局麻，可能需要在手术室或导管室操作，穿刺点纱布覆盖，穿刺部位感染	其为大部分中心导管相关性血流感染的原因；比使用时间为长期的 CVC 更加常用
隧道型 CVC	颈内静脉、锁骨下静脉或股静脉	长期	穿刺点愈合后无须纱布覆盖	需要外科医生或介入科医生置入，拔管往往需要全身麻醉，增加费用	感染风险低于非隧道型 CVC；封堵静脉穿刺点固定导管于皮肤上，同时阻止病原微生物的侵入导管
输液港	颈内静脉或锁骨下静脉，隧道位于皮下，非取芯针穿刺	长期	改善躯体表面观（输液港隐蔽性好），患者舒适度高，不用时导管无须护理和纱布覆盖	需要外科医生或介入科医生置入，拔管往往需要全身麻醉，增加费用	中心导管相关性血流感染风险低
外周静脉置入中心静脉导管	经皮穿刺贵要静脉、肱静脉和头静脉并置管至上腔静脉，或隐静脉、腘静脉或股静脉穿刺并置管至下腔静脉	一般短期至中期	置管容易，床边即可操作，相对廉价且安全	潜在中心静脉闭塞时置管困难	感染风险低于非隧道型 CVC

CVC. 中心静脉导管

经过从皮肤穿刺点到静脉穿刺点之间的隧道（一般 5~7cm），再置入静脉内，导管头端置于右心房，别的步骤同其他中心静脉置管技术。封堵静脉穿刺点后，将导管固定于皮肤上。颈内静脉和锁骨下静脉是最常用的静脉入路，导管置于自上胸皮肤穿刺至静脉穿刺点之间的隧道内。该导管一般有单孔和双孔两种模式，其适应证同非隧道型中心静脉导管。

3. 输液港 输液港也叫内置式输液港导管系统或多功能化学治疗泵，适用于长期间歇性静脉输液的患者，由输液座和连接输液座的导管组成。输液座是埋在皮下组织中的，有单腔和双腔两种类型，通常由钛底座、塑料底座和硅胶穹隆制成。经皮穿刺穹隆进行间歇性静脉输液。导管与输液

座相连，穿过皮下组织中的隧道至静脉穿刺点处，导管末端置于右心房。输液港埋管后没有显露在皮肤外面的组件，可以通过触摸皮下组织中的硅胶穹隆完成穿刺。非取芯针，如 Huber 针，经皮穿刺穹隆进入输液座。最常用的静脉穿刺入路是颈内静脉，此时将输液港埋于上胸（儿童也可能埋于上腹部）皮下组织中。一般不埋于前臂，因为可能会导致导管折断和埋管处切口粘连等并发症。与其他中心静脉导管相比，输液港的导管感染率较低，且患者在切口愈合后可以洗澡或游泳。除了上述所有中心静脉导管的并发症以外，输液港同样也可能会发生感染、切口裂开、输液座受挤压和输液港功能失常。输液港感染往往先给予口服或静脉抗生素治疗，如果抗生素治疗无效则

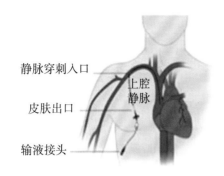
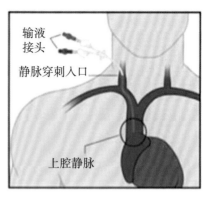

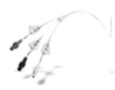

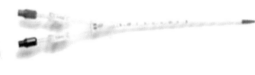

Power Hickman*　Multi-lumen Hickman*　Groshong*
隧道型中心静脉导管　Broviac* 长期透析导管　隧道型中心静脉导管

MAHURKAR™ Elite 透析导管

▲ 图 8-9　隧道型和非隧道型中心静脉导管

最终还是需要拔除输液港。输液港功能失常最常见的原因是导管内血栓形成和导管末端周围纤维蛋白鞘形成，其他原因包括导管折断、导管与输液座脱落、导管移位，以及有时导管末端与血管壁或心脏瓣膜贴合。可以在 X 线透视下输液港内推注对比剂来明确功能失常的原因。输液座或导管内血栓形成和纤维蛋白鞘形成可以用阿替普酶行溶栓治疗。纤维蛋白鞘也可以由介入放射科医生来剥离。其他问题可能需要更换输液港（图 8-10）。

四、拔管

成功的拔管始于正确的置管。相比静脉置管，静脉拔管的容错性更大。如若穿刺点位于可以压迫止血的部位，且凝血功能正常者，中心静脉置管后拔管相对而言很少有并发症。但需要注意的是，在压迫静脉穿刺点止血时使用的压力要低于动脉穿刺点以避免静脉血栓形成，使用的压力只要没有活动性出血即可。压迫止血的时间可以参考拔除时流出体外的血液发生血栓的时间。

动脉拔管容错性就小多了，遵守必要的操作要点至关重要。凝血功能正常者，置入导管的粗细在 9Fr 及以下者可以使用手动压迫止血。9Fr 以上的导管、不易压迫的部位或凝血功能障碍者，则需要手术拔管然后修补动脉穿刺点。一般来说，每 Fr 需要手动压迫止血 3min。例如，股总动脉拔除的 5Fr 导管鞘，需要手动压迫 15min。通过两根手指来达到有效的手动压迫，合并第二、第三两根手指，保持肘部伸直，手指末端直接作用于血管穿刺点部位而不是纱布来压迫止血，通过压迫皮肤和动脉穿刺点之间的软组织来达到止血的目的，且不能完全压瘪动脉而造成血栓形成的并发症。压迫时间没到之前不要反复检查穿刺有没有出血。

五、减轻并发症

时刻记住，与其他侵入性手术一样，血管穿刺置管也会发生并发症。在评估和减轻意外情况之前、过程中和之后，操作者都应该始终保持警惕的心态。在此过程中，血管穿刺置管并发症管理的三大支柱如下：首先，不要惊慌，很少有血

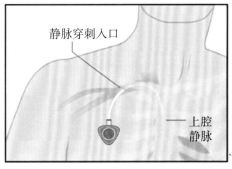

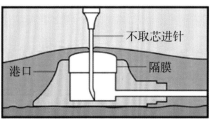

◀ 图 8–10　单腔和双腔输液港

单腔

PowerPort® Vue 植入式输液港

Titanium Dome 输液港

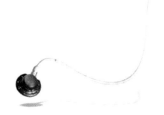

双腔

SlimPort® 双腔 Rosenblatt™ 植入式输液港

管穿刺置管并发症需要在数秒或数分钟内抢救的，所以一般来说还有时间去斟酌。其次，全面分析评估很重要，然后分析意外结果发生的原因。这个过程常需要从穿刺第一步开始逐步分析，包括收集必要的额外信息，以对整个过程做全面的分析。最后，应考虑多种解决方案的可能性，然后根据患者的个体差异性选择一个"更好"的方案，有时需要请求其他专科医生的协助。

总结

血管穿刺置管是现代医学的重要组成部分。深度临床评估对选择最佳临床器具并提高治疗效果至关重要。穿刺置管过程中和置管后无菌操作技术的正确应用、规范的导管管理及有限的导管留置时间是降低并发症并最大化导管功能的关键措施。尽管近期穿刺置管技术革新、新器具发展和医学影像引导技术应用均有进步，但诸如感染和血栓形成的严重并发症仍时有发生。也许确保血管穿刺置管临床成功的最佳途径仍然是那句名言：正确的患者，正确的导管和正确的时间。

参 考 文 献

[1] Dudrick SJ. History of vascular access. J Parenter Enteral Nutr. 2006;30(1, Suppl):S47–56.

[2] Rivera AM, Strauss KW, van Zundert A, Mortier E. The history of peripheral intravenous catheters: how little plastic tubes revolutionized medicine. Acta Anaesthesiol Belg. 2005;56:271–82.

[3] Bahl A, Karabon P, Chu D. Comparison of venous thrombosis complications in midlines versus peripherally inserted central catheters: are midlines the safer option? Clin Appl Thromb Hemost. 2019;25:1076029619839150. https://doi.org/10.1177/1076029619839150.

[4] Seto AH, Abu-Fadel MS, Sparling JM, et al. Real-time ultrasound guidance facilitates femoral arterial access and reduces vascular complications: FAUST (Femoral Arterial Access With Ultrasound Trial). JACC Cardiovasc Interv. 2010;3:751–8. https://doi.org/10.1016/j.jcin.2010.04.015.

[5] Kornbau C, Lee KC, Hughes GD, Firstenberg MS. Central line complications. Int J Crit Illn Inj Sci. 2015;5(3):170–8. https://doi.org/10.4103/2229–5151.164940.

[6] Chehab MA, et al. Adult and pediatric antibiotic prophylaxis during vascular and IR procedures: a Society of Interventional Radiology Practice Parameter Update Endorsed by the Cardiovascular and Interventional Radiological Society of Europe and the Canadian Association for Interventional Radiology. J Vasc Interv Radiol. 2018;29(11):1483–1501.e2.

[7] Adams DZ, et al. The midline catheter: a clinical review. J Emerg Med. 2016;51(3):252–8.

[8] Practice guidelines for central venous access 2020: an updated report by the American Society of Anesthesiologists Task Force on Central Venous Access. Anesthesiology. 2020;132(1):8–43. https://doi.org/10.1097/ALN.0000000000002864.

[9] Haddadin Y, Regunath H. Central line associated blood stream infections (CLABSI) [Updated 2019 Dec 22]. In: StatPearls [Internet]. Treasure Island: StatPearls Publishing; 2020. Available from: https://www.ncbi.nlm.nih.gov/books/NBK430891/.

[10] Brass P, Hellmich M, Kolodziej L, Schick G, Smith AF. Ultrasound guidance versus anatomical landmarks for subclavian or femoral vein catheterization. Cochrane Database Syst Rev. 2015;1(1):CD011447. https://doi.org/10.1002/14651858.CD011447.

[11] Smith RN, Nolan JP. Central venous catheters. BMJ. 2013;347:f6570. https://doi.org/10.1136/bmj.f6570.

[12] Alexandrou E, et al. International prevalence of the use of peripheral intravenous catheters. J Hosp Med. 2015;10(8):530–3.

[13] Franco-Sadud R, Schnobrich D, Mathews BK, Candotti C, Abdel-Ghani S, Perez MG, Rodgers SC, Mader MJ, Haro EK, Dancel R, Cho J, Grikis L, Lucas BP, SHM POCUS Task Force, Soni NJ. Recommendations on the use of ultrasound guidance for central and peripheral vascular access in adults: a position statement of the Society of Hospital Medicine. Published Online Only September 6, 2019. https://doi.org/10.12788/jhm.3287.

[14] Patel IJ, et al. Society of Interventional Radiology consensus guidelines for the periprocedural management of thrombotic and bleeding risk in patients undergoing percutaneous image-guided interventions—part II: recommendations. J Vasc Interv Radiol. 2019;30(8):1168–1184.e1.

[15] Scheer B, Perel A, Pfeiffer UJ. Clinical review: complications and risk factors of peripheral arterial catheters used for haemodynamic monitoring in anaesthesia and intensive care medicine. Crit Care. 2002;6(3):199–204.

[16] Karakitsos D, Labropoulos N, De Groot E, Patrianakos AP, Kouraklis G, Poularas J, Samonis G, Tsoutsos DA, Konstadoulakis MM, Karabinis A. Real-time ultrasound-guided catheterisation of the internal jugular vein: a prospective comparison with the landmark technique in critical care patients. Crit Care. 2006;10(6):R162.

[17] Hind D, Calvert N, McWilliams R, Davidson A, Paisley S, Beverley C, Thomas S. Ultrasonic locating devices for central venous cannulation: meta-analysis. BMJ. 2003;327(7411):361.

[18] Verghese ST, McGill WA, Patel RI, Sell JE, Midgley FM, Ruttimann UE. Ultrasound-guided internal jugular venous cannulation in infants: a prospective comparison with the traditional palpation method. Anesthesiology. 1999;91(1):71–7.

[19] Leyvi G, Taylor DG, Reith E, Wasnick JD. Utility of ultrasound-guided central venous cannulation in pediatric surgical patients: a clinical series. Paediatr Anaesth. 2005;15(11):953–8.

[20] Tercan F, Oguzkurt L, Ozkan U, Eker HE. Comparison of ultrasonography-guided central venous catheterization between adult and pediatric populations. Cardiovasc Intervent Radiol. 2008;31(3):575–80. Epub 2008 Mar 11.

[21] Gregg SC, Murthi SB, Sisley AC, Stein DM, Scalea TM. Ultrasound-guided peripheral intravenous access in the intensive care unit. J Crit Care. 2010;25(3):514–9. Epub 2009 Oct 15.

[22] Bhananker SM, Liau DW, Kooner PK, Posner KL, Caplan RA, Domino KB. Liability related to peripheral venous and arterial catheterization: a closed claims analysis. Anesth Analg. 2009;109(1):124–9. Epub 2009 Apr 17.

[23] Levin PD, Sheinin O, Gozal Y. Use of ultrasound guidance in the insertion of radial artery catheters. Crit Care Med. 2003;31(2):481–4.

[24] Shiver S, Blaivas M, Lyon M. A prospective comparison of ultrasound-guided and blindly placed radial arterial catheters. Acad Emerg Med. 2006;13(12):1275–9. Epub 2006 Nov 1.

[25] Schwemmer U, Arzet HA, Trautner H, Rauch S, Roewer N, Greim CA. Ultrasound-guided arterial cannulation in infants improves success rate. Eur J Anaesthesiol. 2006;23(6):476–80. Epub 2006 Mar 2.

第9章　手术清单/处境意识
Procedural Checklist/Situational Awareness

George E. Anton　著

一、从飞行员经历得到的启发

笔者在长岛长大，14 岁时首次驾驶水上飞机。长岛有着浓厚的航空业历史：Charles Lindbergh 跨大西洋飞行的始发地花园城（Garden City），距离家仅 10min 路程。19 岁时，笔者获得了陆地和水上飞行的商业评级，但在医学院读书的第二年就停止了飞行，因为笔者觉得自己已经无法投入更多的时间以确保飞行的安全性和紧跟时代的先进性。笔者在成为一名外科医生之前曾是飞行员，这个经历让笔者具备了独特的视角。笔者很早就意识到周密计划、严明纪律和批判思维的价值。笔者将以一名外科医生在飞机驾驶舱的视角来探讨飞机驾驶和外科手术之间的相似性。

笔者发现驾驶飞机和在手术室做手术有很多相似之处。笔者经常告诉手术室工作人员做手术的方法和之前驾驶飞机是一样的，笔者会和外科医生及麻醉医生共享笔者的"飞行计划"。手术室没有等级制度，每个人都可以自由发言、人人贡献并保持处境意识。笔者总是努力营造一个轻松的认知、沟通和合作的氛围，因为笔者意识到这将提高大家的处境意识能力。

有两个具体的飞行实践对笔者从事外科医生职业很有帮助：第一，检查流程的重要性，防止在复杂的介入或手术过程中由于记忆错误或注意力分散而导致操作步骤遗漏；第二，机组资源管理（Crew Resource Management，CRM）的应用，这是一套系统化的培训程序，用于通过专注于驾驶舱中每个人的人际沟通、领导能力和决策选择来提高飞行安全。手术室的机组资源管理的应用有助于加强团队的沟通和合作，从而提高团队解决问题的能力并提高手术安全性。

二、手术清单制订流程及其必要性

在职业生涯的早期，笔者意识到有一个可以降低破裂腹主动脉瘤（abdominal aortic aneurysm，AAA）死亡率的方法。那时，法律界很明显也正在衡量外科急诊患者的诊断时间和治疗时间。确诊破裂 AAA 是相当具有挑战性的。笔者觉得要求急诊室医生及时确诊是不合理的。急诊室医生经常忙于诊断和治疗各种不同的复杂疾病，这种工作任务的饱和性会造成诊断和治疗的延迟，而笔者只想让他们警惕有可疑的破裂 AAA 然后开始着手外科修复的计划。

1985 年，笔者为急诊室制订了破裂 AAA 的诊治方案（图 9-1）。该诊治清单是一个不追究过失责任的流程，即使最后诊断不是破裂 AAA 而是其他疾病也不会因此而追究责任。笔者的目的是降低诊断阈值，将疑似破裂 AAA 患者均通知血管外科医生和手术室，以便患者在需要的时候已经做好准备。

下一步则是将破裂 AAA 诊治清单介绍给所有参与急诊室三班轮班的医生，笔者称之为"起步阶段"，教育过程包括诊治清单的介绍、临床症状和体征的复习、典型的阳性体格检查及破裂 AAA 的罕见表现。例如，一位 70 岁老年男性急诊就诊，主诉单侧睾丸疼痛，急诊室轮班医生现在会意识

社区医院质量管理服务

急诊科

1985 年动脉瘤 / 综合质量调查监测工具

姓名 _____ 入院日期 _____ 进入手术室时间 _____

到达时间 _____ 血管外科会诊或确诊时间 _____

按顺序或流程确认

抽血检查	YES	NO	NA
1. 红细胞计数（CBC）	———	———	———
2. 生化全套	———	———	———
3. 血淀粉酶	———	———	———
4. 凝血酶原时间（PT）、凝血活酶时间（APTT）、血小板	———	———	———
5. 交叉配血，备新鲜冷冻血浆（FFP）与 悬浮红细胞和血小板	———	———	———
6. 血气分析	———	———	———
辅助检查			
1. 胸部 X 线片	———	———	———
2. 腹部 X 线片	———	———	———
3. 卧位腹部 X 线片	———	———	———
4. 心电图（EKG）	———	———	———
5. 既往史通知	———	———	———
通知			
1. 通知主治医生	———	———	———
2. 如果 5min 内没有反应，通知血管外科医生	———	———	———
3. 高度怀疑，通知麻醉科和手术室	———	———	———
其他			
1. 保留两条静脉通路	———	———	———
2. 中心静脉置管	———	———	———
3. 监测生命体征和心脏功能	———	———	———
4. 术前准备：确认手术前流程清单，通知 护士长和患者家属	———	———	———
5. 按医嘱使用抗生素	———	———	———
6. 留置导尿管	———	———	———

签名 _____ 日期 _____

▲ 图 9-1 1985 年社区医院腹主动脉瘤清单流程

到这可能是破裂 AAA 的非典型临床表现，即髂腹股沟神经或生殖股神经在途经腰肌时受到破裂 AAA 压迫的结果。

再下一个培训步骤笔者称之为"维持阶段"，其计划是每 6 个月评估 1 次实际操作表现和临床结果。笔者将在基于场景的学习形式中回顾临床表现，这对于始终维持高涨的兴趣，以及向新就职的员工、护士和医生介绍这一概念尤为重要，

因为总有人员流动情况的存在。笔者这套诊治清单，将破裂 AAA 死亡率从全国平均的 50% 下降至本中心的 25%。死亡率下降是文化转变、优秀团队及培训教育的综合结果，当然还要感谢才华横溢、无比敬业的手术室团队和出色的器具。

三、手术清单的成功应用

Peter Pronovost 等[1] 报道了使用手术清单后显

著并持续降低了导管相关血流感染的发生率。除了手术清单以外，当医生和护士被指定为团队领导者后，积极性高的团队也会改善安全文化。建立强有力的培训教育流程，使所有医护充分理解并遵守无菌技术和感染控制的重要性。最终的成功不仅仅是因为一张手术清单，更为需要的是整个团队安全文化的转变。

Haynes 等也识别出一份外科手术清单可以极大地降低全体患者的手术致残率和死亡率。他们还报道了联合应用手术清单和文化转变对结果提高的价值。他们了解建立高效团队的重要性，提供包括讲座、书面资料和来自指定研究团队的直接培训等在内的培训教育，将手术清单介绍给手术室工作人员。本质上来说，这是个多因素过程，需要文化的转变、当地带头人 / 领导者的确定，以及提供结构化教育和培训的机会。

目前的困难是如何让手术清单在外科领域之外同样获得成功，从而在不同医院和门诊提高患者的安全性并改善预后。Haynes 等[2]、哈佛公共卫生学院[3]、Anthes[5]、White[6]、Clay-Williams 和 Collogan[7]、Treadwill 等[4] 报道了应用手术清单的难点，并最终实现了改善手术致残率和致死率预期的价值。需要关注的事项有很多，如建立和实施手术清单，发展机构 / 地方领导者，提高外科医生和工作人员的参与度，推动文化转变，以及提供持续的教育和培训机会。医疗机构还必须认识到自上而下的管理制度和手术室内等级森严的文化的负面影响，因为机构领导本身会脱离一线工作人员，也会阻止手术安全清单的成功实施。

如若没有安全文化的彻底转变、教育和培训的坚定决心和地方领导层的亲力亲为，单凭手术清单将无法实现其在飞行或医疗领域中存在的价值和持续作用。将手术清单交给一个功能不健全的团队，其结局注定是失败。

文化转变对个体直接和有意义的影响因素中，领导力、教育和文化是最重要的三大内容。成为一个组织的领导者并不仅仅是权力的位置或头衔，而是可以创造一个让不同层次的每一个个体都能起作用的工作环境。作为领导，需要掌握并向员工展现重要信息。笔者很早就意识到组织行为和领导力在工作场所里的重要性，以及是如何对员工和患者的安全产生直接影响的。因此，笔者给医院的工作人员、医生和医学生开发了一系列演讲，因为好的领导擅于分享信息和知识。领导者在手术室定基调，并激励其他人成为领导者。

典型的手术室文化是外科清单成功应用的阻碍之一，但是很少有人关心如何提高这个文化。那么如何去打破这些桎梏呢？鉴于此，笔者将回顾一些基本概念，为支撑文化的同理心、激励性和参与度，以及在实践中如何减轻压力提供参考。

Paul Zak[10] 在《可信的神经科学》（*Neuroscience of Trust*）一书中描述了激励员工参与度的管理行为。他的神经科学研究证实了升高催产素水平的重要性，催产素是一种神经化学物质，可以增加人的同理心，促使人们之间建立强大的信任和友谊。需要强调的是，皮质醇是催产素有效的抑制药。因此，致力于减轻手术室工作人员的压力，有益于认知的放松，以及社交技能和决策能力的提高。

Daniel Coyle[8] 在《文化代码》（*The Culture Code*）中讨论了文化创建的重要性，在这种文化中，每个人都感到安全并相互沟通，允许员工自发地思考和行动且不会收到恐吓或羞辱。作者指出，组织内部在建立互信之前相互关系是脆弱的。基本上，一名外科医生在做一台复杂手术，他请求手术室其他人员的帮助时，往往表现出其脆弱性，如果受到的反馈是关心和同理心，这就在组织内部逐渐建立起相互信任的机制了。

Simon Sinek[9] 在《团队领导最后吃饭》（*Leaders Eat Last*）中强调职场同理心的重要性。他指出，强有力的领导者创造让人觉得有安全感、有自身价值并被关心的安全圈，对外科医生的这种保护和支持在手术室里是无价的。笔者对手术室和办公室的员工犹如自己的孩子一般，一直致力于给手术室和办公室员工创造一个富于教育、发展和心理安全的环境。笔者鼓励好奇心和批判性思维与非责怪的开放性谈话。笔者不允许他们受欺负或被边缘化，笔者如同一架 A-10 疣猪攻击机为地面部队提供近距离空中支援一样保护笔者的团队。

L. David Marquet[11] 的《你就是艇长》（*Turn the Ship Around*）是一本关于领导力的完美著作，领导者的目标是在团队内部实现卓越成就，而不是执行如同勾画清单中的方框来检查以避免遗漏的这类简单任务。作者描述了从自上而下 / 领导者 – 追随者管理模式向自下而上 / 领导者 – 领导者模式过渡的优点。在艇长的指挥下，每位艇员都是老师和领导者，有着共同的目标，并为自己的行动承担更多的责任。如同手术室中，经验丰富的手术室工作人员将承担更多培养新员工的责任，例如，自信地执行清单检查。

Gallup[12] 的《全球工作场所报告》（*State of the Global Workplace*）公布了大量关于员工个人发展和敬业度的信息。研究发现，敬业的员工有更高程度的处境意识，这有助于提高安全性。因此，员工高度参与的商业模式减少了 70% 的安全事故和 58% 的患者安全事故。这些发现强调了提高员工敬业度的重要性，因为这将直接影响工作场所的安全性。

四、计划、人员配置和清单

敬业的员工为成功实现手术清单创造最好的文化环境，但单凭手术清单不能代替周密计划和医生之间的有效交流，手术清单也不能作为虚无计划和医生之间无效交流的理由。如果发现手术团队有成员不熟悉具体的手术过程或没有合适的手术器具，任何外科医生都不应该到达"手术暂停步骤"。周密计划包括术前一天外科工作人员的任务分配，这可以让所有人有机会提前复习手术清单和可能的应急方案，例如，外科手术组可能会准备腔内手术转开放性手术的预案。周密的手术计划让所有工作人员以高度自信和轻松认知来迎接手术的那天，从而提升工作能力和手术中的参与度。在一个经过妥善计划的工作环境中，手术清单不会分散大家的注意力，从而极大地减少三个清单检查阶段的影响和干扰。

很多医院沿用《世界卫生组织外科安全清单》（*WHO Surgical Safety Checklist*）[13]。WHO 外科安全清单三个核查阶段包括麻醉诱导前（Sign In）、皮肤切开前（Time Out）和患者离开手术室前（Sign Out）。手术清单可能会根据不同专科的实际需求有所改进，但是极不推荐减少步骤。清单项目的增加，无论是口头的还是文字记录的，可以作为辅助手术的重要补充。额外的清单项目可以添加在 Time Out 步骤中，这增加的"暂停"可以让每个人重新理清思路，并把注意力集中在整个手术计划里。

手术清单的使用是为了避免遗漏造成的错误，降低由于人类记忆和注意力的缺陷导致的不良事件。而且，任何清单都应当是安全实践习惯的补充。下面笔者将带领大家走进手术室并复习一些重要概念，如交流、冗余、闭环交流和处境意识。

五、进入手术室

进入手术室时，作为一名前飞行员，笔者会像审视一架飞机一样进行"飞行前"的巡视检查。在飞行领域，对飞机进行飞行前巡视是为了降低潜在的飞行危险，而对手术室巡视同样是为了降低手术风险。笔者会评估手术室的环境温度并做适当的调整，笔者会检查巡回护士是否在白板上填写了参与手术人员的姓名和职责，笔者会检查头灯以确保其工作正常，且没有像家猫一般大的灰尘阴影。垃圾箱和储物箱远离已经打开仪器的手术台面，以避免对仪器污染。笔者会与器械护士 / 技术人员一起检查手术器械、缝合材料和术中可能会使用的器械设备，然后再把大家召集起来，有时候这如同放牧猫一样困难，但确实是一个相互介绍和分享"飞行计划"的机会。在笔者的"飞行计划"中，笔者会复习相关的术前影像资料，然后陈述手术计划，并组织讨论可能的应急方案。重要的是，这是一种带有咨询的公开讨论而不是行政指令，是为了严明职业纪律但有益的等级制度。笔者的目标一直是教会别人如何思考和该考虑什么。

总之，这个系统回顾的流程是让每个人都知道笔者的意图，以及预期结果是什么。这在手术室中就创造了备用功能，在复杂的手术中，如果笔者遗漏了某个步骤，其他人员就成了笔者的备份系统。在工程中，备用是为了可靠性而对系统中关键部分的零件或功能加以重复，手术室中的备用是创建高度可靠性的团队文化的必要组成部分。

备用是提供备份内容或故障保护计划，以提高设计系统的性能，进而提高安全性和飞行性能。例如，大多数商用飞机都有三个备用的液压系统，以确保控制面板和起落架等关键部件能正常工作，如果一个液压系统出现故障，第二个或第三个备用液压系统将取而代之行使其功能。与此类似的是，手术团队每名成员均知情将增加手术的可靠性。

此时，在执行手术清单 Sign In 阶段笔者觉得很舒适且自信。作为一名外科医生和领导者，笔者就定下了这样的基调。笔者出现在手术室中就是向工作人员传达一个信息：这个患者对笔者很重要。笔者会和巡回护士一道来执行 Sign In 阶段，因为她/他也将参加 Time Out 和 Sign Out 的阶段。这种操作习惯表明笔者很重视且支持他们的工作，有助于建立他们的信心。这其实和参加孩子的体育活动或音乐演奏会没什么区别，你可以感受到催产素水平的飙升。

在麻醉诱导后，笔者会审查患者的体位和术前准备。笔者会复习无菌技术的理念，询问手术助手们是否乐意一起完成手术，并以能够教他们为荣。在"领导者-领导者"的管理模式中，每个人都相互传授，相互学习（Marquet 2012）。

在 Time Out 阶段，需要每个人都集中注意力。

笔者将 Time Out 阶段延伸为"餐桌礼仪"。笔者提醒每一个人，笔者在手术室待了超过 40 年，没有一个患者值得白白挨一刀。笔者会回顾如何无损伤地递送器械、没有多余动作并规定安全区域和危险区域。有的人更喜欢通过无菌盘来传送刀片。每个人无论其喜好如何，遵守避免损伤的基本原则非常重要。

任何复杂手术都可以增加额外的暂停时间或额外的清单回顾时间。例如，在颈动脉内膜剥脱手术过程中，阻断颈动脉和动脉切开置入转流管之前，笔者常规暂停片刻并口头叙述清单。这个步骤可以确保所有必需的器具和转流管已经处于备用状态。

闭环交流对于笔者在手术室的领导地位至关重要。控制血压和使用肝素将以闭环交流的形式完成。例如，笔者说"请静脉给 7500 单位肝素并在 3min 后通知我"。麻醉医生将会执行医嘱并在 3min 后再次确认。这就完成了发送方-接收方-发送方的交流闭环。没有任何模棱两可的内容，这口头医嘱的表达方式让在场每个人都知道该操作步骤。

最后，外科医生离开手术室之前可以开始 Sign Out 阶段。重要的是，具有相关临床信息的患者将直接"交接"给下一个接受患者转移的医生团队，此时，指定的手术清单核对负责人将自信地完成文字记录工作。

几年前，笔者在一间手术室里例行做"飞行前"巡视检查时，一名护士惊呼道："哦，处境意识。"笔者立马转过身去高兴地问她怎么熟悉这个词语。她告诉笔者，她曾经是一名直升机上的飞行护士，她们培训时要求观察直升机窗外，报告可能对她们飞行路线构成威胁的其他飞行器或障碍物。这对她而言是一个自我保护的问题。然而，她完全理解了这个处境意识在手术室环境中的应用价值。

处境意识是通过观察和对任何变化保持警惕性来充分而全面地了解自己所处的外围、环境和局势。最终，通过提取和处理这些信息促使手术团队可以预判未来的趋势或事件，从而中止对患者的损害及损害事件相关的级联反应。有些人具有处境意识的天赋，但这能力同样可以通过后天学习和培养。

在高工作量、多任务处理、扰乱分心和高心理压力期间，以及与电脑/手术清单交互时，有出现处境意识受损的可能（图9-2）。

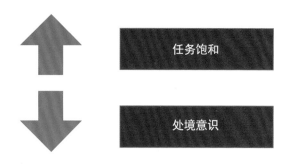

▲ 图 9-2 处境意识受损

> **不再为飞机着想**

"聪明的飞行员会运用卓越的判断力来避免需要运用卓越技能的情况。"（弗兰克·博尔曼，2008年1月8日）

六、病例模拟

（一）肝素用了吗

下肢动脉造影/血管成形术往往选择对侧股动脉穿刺，穿刺成功后置入导管鞘。鞘的表面会诱发血栓形成而堵塞血管。因此，术中需要注入肝素以预防血栓形成。

一名老年男性糖尿病患者，表现为右下肢威胁肢体的缺血，影像学检查提示右侧股浅动脉狭窄，伴单根流出道动脉。计划行右侧股浅动脉血管成形术治疗。经对侧股动脉穿刺入路，置入翻山鞘，进行血管成形术（图9-3）。

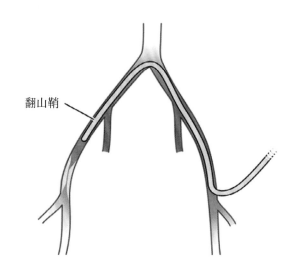

▲ 图 9-3 翻山置管造影

手术最后造影发现流出道发生血栓形成的并发症。这位经验丰富的血管外科医生立刻询问术中监控护士是否给了肝素，护士回答说未听到医生有这个要求，因为医生护士之间有遮挡的屏障。这名医生询问其他参与手术者是否有听到注射肝素的要求，回答是听到了。但是屏障以外的护士并没有听到这个要求。结果是额外增加了费时、复杂且费钱的救肢手术。

促成因素

医生和监控护士之间缺少计划和交流，医生没有共享"飞行计划"。

在手术的关键时刻没有使用暂停流程和手术清单复核。在置入导管鞘之前应当使用暂停和口头复述手术清单。

没有采用闭环交流模式来明确要求位于手术台前的护士给肝素。

整个手术团队的成员都缺少处境意识能力。

（二）转流管在哪里

阻断颈动脉时使用血管内转流管为颅内灌注血流，这是开放性颈动脉内膜切除术中常见的操作步骤。以下是一台典型的颈动脉内膜切除术手术的照片（图9-4至图9-6）。

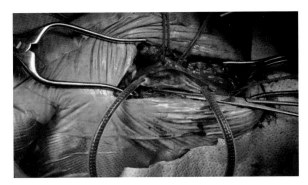

▲ 图 9-4 血管内转流管

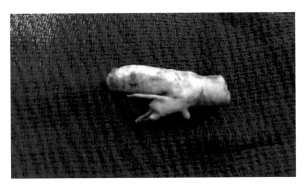

▲ 图 9-5 剥脱的颈动脉斑块样本

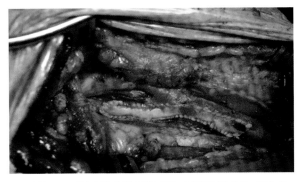

▲ 图 9-6 颈动脉内膜切除术和大隐静脉补片成形术

一台正在进行的择期颈动脉内膜切除术手术，患者为老年女性。患者肝素化后，阻断钳依次阻断颈总动脉、颈内动脉和颈外动脉，纵行切开颈动脉，外科医生要求使用转流管，但是器械台上没有转流管，而且整个手术室都没有转流管。患者发生大面积脑梗，医生也面临一场重大诉讼。

促成因素

(1) 没有周密的术前计划和有效交流。手术医生没有和其他工作人员共享"飞行计划"。

(2) 在手术的关键时刻没有使用暂停流程和手术清单复核，这些原本都应该在阻断和切开颈动脉之前完成。

(3) 整个手术室工作人员都缺少处境意识能力，没有人预判可能会使用血管内转流管。

总结

外科安全清单，如果使用正确，是提高手术安全性的重要工具，可确保所需要的手术操作步骤毫无遗漏地按照计划进行。如果没有适当的制度基础和执行力，清单被一群不守规矩的人操作只能是摆设。手术清单有利于手术操作人员和麻醉工作人员之间的团队合作和相互交流，进而提高每个人的处境意识能力。通过有效和持续的文化改进、强有力的领导和培训教育，才能成功地实施手术清单。

参考文献

[1] Pronovost P, et al. An intervention to decrease catheter-related bloodstream infections in the ICU. N Engl J Med. 2006;355:2725–32.

[2] Haynes AB, et al. A surgical safety checklist to reduce morbidity and mortality in a global population. N Engl J Med. 2009;360:491–9.

[3] Harvard School of Public Health. Surgical safety checklist drops deaths and complication by more than a third. Science Daily, January 15, 2009.

[4] Treadwill JR, Lucas S, Tsou AY. Surgical checklists: a systematic review of impacts and implementation. The 2019 Healthcare Quality and Safety Conference, 2019.

[5] Anthes E. The trouble with checklists. Nature. 2015;523(7562):561.

[6] White J. Checklists improve outcomes for surgery. Healthcare Treatment & Outcomes, Feb 4, 2016.

[7] Clay-Williams R, Collogan L. Back to basics: checklists in aviation and healthcare. The 2019 Healthcare Quality & Safety Conference, November 6–7, 2019.

[8] Coyle D. The culture code-the secrets of highly successful groups. Bantam Books; 2018. ISBN 9780804176989.

[9] Sinek S. Leaders eat last: why some teams pull together and others don't. Penguin Books; 2014.ISBN 978–1–59184–532–4.

[10] Zak PJ. The neuroscience of trust. Harv Bus Rev. 2017;95(1):84–90.

[11] Marquet LD. Turn the ship around!: a true story of turning followers into leaders. Penguin; 2012. ISBN 978–1–59184–640–6.

[12] Gallup. State of the global workplace. Gallup Press; 2017.

[13] World Alliance For Patient Safety. Implementation manual surgical safety checklist. 1st ed; 2016. p. 1–20.

第 10 章　医源性腹部血管损伤的处理

Management of Iatrogenic Abdominal Vascular Injuries

Christopher R. Ramos　Ravi R. Rajani　著

值得庆幸的是，医源性腹部血管损伤比较罕见。从历史上来说，一般发生于非血管外科医生操作的腹部开放性大手术中。腹腔镜和机器人辅助手术的使用逐年增加，相关腹部血管损伤发生率已经低至 0.2‰～0.5‰ [2]。微创手术引起的血管损伤的治疗需要重视，因为该类血管损伤引起的死亡率要高于开放性手术。本章将阐述血管损伤的危险因素和需要复苏和外科处理的适应证。血管损伤一旦发生了，及时识别和处理仍然是降低患者死亡率和致残率最重要的措施。

一、发生率

全球医源性腹部血管损伤的发生率很难确定。不同专科，如妇科、泌尿外科、骨科、脊柱外科和普通外科等，报道的总体发生率不高于1‰ [2, 11, 13, 29]。没有证据表明某类手术会导致更高的医源性血管损伤发生率，也没有任何数据确定医源性血管损伤的危险因素。医源性腹部血管损伤分为早期表现和迟发性表现。早期表现为急性、充血性并会被及时发现。迟发性表现因发病时倾向于隐匿，往往为血栓性病变，确诊通常也比较晚。可以理解的是，在计算腹部血管损伤总体发生率时很少包括迟发性类型。

在现代，腹部血管损伤的危险因素评估多集中于腹腔镜手术，以及如何降低其风险。腹腔镜手术造成血管损伤会导致严重的腹腔内出血，这是腹腔镜手术最令人生畏的并发症。大的中心总体发生率约为 1/2500，死亡率高达 23% [22]。一项回顾

性分析进腹时发生的 75 例腹部血管损伤病例，数据显示 25% 发生于主动脉，21% 发生于髂总动脉，11% 发生于下腔静脉且同时伴有动脉损伤 [28]。

一项回顾性分析 31 例腹部血管损伤病例（包括穿刺器引起的损伤）的研究显示，26 例（83.8%）腹部血管损伤发生于右侧，右侧最常损伤的血管为髂动脉，而左侧最常损伤的血管为髂静脉。死亡率 22.6%（7/31），死亡病例均发生静脉损伤，包括右侧或左侧髂总静脉 / 髂外静脉或髂内静脉。

医源性血管损伤也会发生于腔内介入医生在进行主动脉腔内修复术、经导管瓣膜治疗及其他新兴技术时置入大口径导管鞘的过程中。幸运的是，穿刺入路里往往都留置有导丝，因此可以通过腔内技术快速处理并发症。估算该损伤的发生率为 0.5%～5% [7, 12, 16, 32]，正如下文所述，需要开放性手术修复的病例少之又少。

二、识别损伤

术中确认医源性血管损伤往往是发现有出血，血栓性损伤恰恰相反，表现往往比较隐匿。微创手术中的医源性血管损伤需要术中及时发现并即刻处理，因为诊断不及时会造成复杂的出血和死亡。血管损伤可能以下列情况为表现：有血从气腹针（Veress 针）流出、进腹后发现腹腔内活动性出血、腹壁穿刺部位有血液漏出或发现迅速膨大的后腹膜血肿。有时刚进腹并不能及时发现血管损伤，或者气腹的压力暂时堵塞了损伤。少部分腹腔内损伤可能在术后才发生，会导致后腹膜

血肿，并逐渐表现为贫血。重症病例中，可能在术后 24～48h 表现为腹部两侧广泛瘀斑，称之为 Grey-Turner 征[22]。

虽然医源性血管损伤迟发性表现也可以是出血（如假性动脉瘤破裂），但更多的是血栓形成。特别是脊柱手术造成的血管损伤，术中往往不易识别[11, 17]，这是由于受损血管周围缺少"出血空间"，尤其是后入路的脊柱手术。由此导致的血管损伤可能是在数年后偶然发现，也可能是由于突发出血而被发现。未及时发现的医源性动静脉瘘损伤是一种特殊情况，在迟发性病例中，患者可能以高输出量的心力衰竭为主要症状和体征[17]。

三、危险因素

没有哪一类手术或外科专业与医源性血管损伤发生率的增加有关。正常血管解剖的扭曲显然会增加患者发生医源性血管损伤的风险。实体性恶性肿瘤较大、血管周围广泛淋巴结转移及术前放疗史等都可能给肿瘤手术带来独特的难度和挑战[25, 26]。在脊柱手术过程中，严重的脊柱侧凸或二次手术由于大范围手术瘢痕可能会增加患者医源性血管损伤的风险[5, 15, 30]。

使用有源器械解剖时由于热传导也可能会导致腹部血管损伤[8, 19, 27]，因此熟练掌握特殊器械的使用说明及其注意事项对避免血管损伤极为重要。有源器械在微创手术过程中可能造成血管壁结构的热损伤，通过侧壁热传导导致血管壁即刻或迟发性破裂。牵拉组织结构保持足够张力使其远离附近的血管是减少热传导对大血管损伤的关键。

腹腔镜手术中的血管损伤特别值得关注，评估这种手术导致血管损伤风险的文献也非常多。与其他入路相比，Veress 入路似乎增加了血管损伤的风险[22]。采用 Veress 入路技术时，最安全的入路是位于左上腹的 Palmer 点，该入路避免了肾下腹主动脉、下腔静脉和髂血管损伤的风险。一旦气腹建立好后，第二个手术入路可以在直视下进行。在一项大型随机对照研究中，对于非 Veress

手术入路，与开放性 Hasson 技术相比，可视穿刺器入路发生血管损伤的风险更低[31]。

患者腹部体型可能也与医源性血管损伤风险增加相关。脐周皮肤和后腹膜血管之间的距离，直接反映了患者的体重指数（body mass index，BMI），在消瘦患者中可能短至 2cm，这使血管损伤风险增加 10 倍以上。腹腔镜手术入路时都需要特别小心，尤其是低 BMI 患者。消瘦患者平卧位时，以 45° 斜角向尾端方向插入穿刺器可降低大血管损伤的风险。在肥胖患者中，穿刺入腹腔的器械需要的长度较长，因此，以 90° 插入穿刺器也是安全的[1]。

表 10-1 概括了不同手术和腹腔镜手术入路时血管损伤的风险。

四、治疗

术中发现的血管损伤，手术医生应确认损伤出血的血管并尽可能控制出血，如果患者病情稳定且损伤轻微，简单缝合或结扎足以完成止血。有些病例，腹腔镜手术血管修复可能也是一个选择。

严重血管损伤，采取直接压迫止血及其他一系列辅助措施的同时，请麻醉团队共同处理应急情况（表 10-2），并告知护理团队和麻醉团队此刻手术情况。召唤更多的护理团队和麻醉团队以增加抢救小组力量。留置足够静脉通路以备大剂量输注血制品。即刻进行配血型和交叉配血，并酌情取全血和血浆。如有大量输血流程即刻启动。动脉内插管监护患者血流动力学参数。呼叫血管外科医生团队进手术室参与抢救。快速输液器和血细胞回输器拿进手术室备用。启用恒温设备，提高手术室内温度维持患者体温＞36℃[18]。

为确保最佳抢救结果，手术者应尽力寻找严重损伤的血管。手术团队成员之间清楚地交流抢救计划和正在进行的复苏过程极为关键。最有效的止血措施是用手指或器具直接压迫出血部位。如果损伤部位无法触及或出血难以控制，采用填塞

表 10–1 不同手术及腹腔镜手术入路的血管损伤风险	
相关手术	损伤的血管
经脐入路	• 肾下腹主动脉 • 髂总动脉 • 下腔静脉 • 髂总静脉
Palmer 点入路	• 腹腔动脉 • 左肾动脉
右上腹入路	• 下腔静脉 • 门静脉 • 腹腔动脉 • 肝动脉 • 右肾动脉
盆腔手术	• 髂总动脉 / 静脉 • 髂外动脉 / 静脉 • 髂内动脉 / 静脉
脊柱手术	• 主动脉 • 下腔静脉 • 髂总动脉 / 静脉 • 髂外动脉 / 静脉
血管腔内手术	• 主动脉 • 髂总动脉 • 髂外动脉

表 10–2 严重血管损伤应急处理事项	
护士	• 呼叫值班血管外科医生 • 需要额外的循环设备 / 运行设备 • 呼叫麻醉助手 • 通知血库，配血型和交叉配血 • 启动大量输血流程 • 快速输血 • 考虑自体血回输 • 准备剖腹探查手术器械和血管手术器械 • 准备术后 ICU 床位
麻醉医生	• 允许性低血压 • 保留两根大口径静脉输液通路 • 实验室检查，血气分析、全血、凝血功能、乳酸等 • 维持患者体温、提高室内温度、恒温毯 • 考虑动脉置管、气管插管、留置导尿管
外科医生	• 若压迫可以止血，压迫止血并等待帮助 • 若压迫不能止血，压迫出血近心端 • 考虑填塞、复苏然后送到手术室 • 考虑开腹（如大量输血、气道阻力增加、腹部肿胀、患者濒死状态） • 若患者状态稳定，则继续完成既定手术

止血，如果有腔内介入技术和设备也可以采用腔内球囊临时阻断来止血[10]。主刀医生需要掌握抢救的整体情况，包括患者的血流动力学状态、血制品是否已送到、必需的仪器、设备和外科支持等。

一个可控的复苏过程是非常重要的。允许性低血压，将收缩压控制在 80～90mmHg，维持平均动脉压＞60mmHg，保证末梢器官有足够的灌注并明显减少动脉损伤导致的出血[4, 9]。患者出血后经过输注血制品和晶体溶液，将出现凝血功能障碍。应该采用 1∶1∶1 比例的成分输血（1 单位浓缩红细胞∶1 单位血浆∶1 单位血小板）来降低凝血因子稀释而导致的凝血功能障碍[6]。如果有条件可以使用旋转式血栓弹力测定法（rotational thomboelastometry，ROTEM）或血栓弹力图（thromboelastography，TEG），进而评估哪些凝血因子缺乏，指导输注特定的凝血因子，可以在数分钟内纠正凝血功能障碍[23]。这些检查还可以确定患者是否有纤溶亢进，如有可以用氨甲环酸或氨基戊酸治疗，而其他常规实验室检查不易确定患者有无发生纤溶亢进。患者大出血时可能会进入一个恶性循环，无论是否采用手术修复损伤的血管，由于凝血功能障碍和出血都会导致酸中毒，后者会引起患者持续性出血，持续性出血降低患者体温，凝血因子因此而失去凝血功能，进一步恶化患者的凝血功能和酸中毒。维持患者 pH＞7.2，核心温度为 36℃，有助于减轻逐渐恶化的凝血功能。条件允许时，通过加热器来输注液体和血制品。此外，在复苏过程中应补充钙，因为输入的浓缩红细胞中的柠檬酸盐会消耗钙储备。柠檬酸盐对钙的螯合作用导致凝血因子 V 和 VIII 发生构象变化，从而灭活其促凝活性[21]。

五、控制和修复血管的剖腹探查术

如果没有开腹，一般选择正中切口剖腹探查，快速负压抽吸腹腔内血液，如果能够看到出血的部位，则不需用纱布填塞，即刻用手指仔细压迫出血的部位尽快控制出血。出血一旦被暂时控制则通知麻醉医生采取其他辅助治疗措施，包括补充足够血容量。同时，解剖受损血管，控制近远端，并完成修复术。评估血管损伤程度时，判断损伤血管是位于腹腔内、内脏还是腹膜后。如果是位于腹膜后血管损伤则往往需要血管外科医生台上会诊。

气腹针对大动脉（髂总动脉或远端腹主动脉）的穿刺损伤最好可以直接修复。对大面积损伤 / 撕裂伤的动脉，需要修剪破损的血管至近远端健康的部分，然后端 – 端吻合。动脉损伤在专科医生（最好是血管外科）需要确切的压迫止血。静脉损伤可能会危及患者的生命，因为广泛的侧支循环导致大量出血，而且更难处理，尤其是位于盆腔的出血。如果确定是盆腔静脉，出血部位需要仔细填塞，如果可以止血则需要考虑保留填塞物止血，并暂时不要关腹，临时缝合腹壁并保持负压治疗[2]。患者复苏后仍需要在重症监护室（intensive care unit，ICU）继续监测患者的凝血功能、体温、pH 和生命体征。次日再手术取出填塞物并重新评估出血风险，在这二次探查时，需要有血管外科医生在场。

六、损伤控制剖腹探查术中的血管解剖

处理严重血管损伤时，仔细解剖显露血管，安全地控制损伤血管的近端和远端是最重要的步骤。一套血管专用器械，包括不同标准的阻断钳是非常必要的（表 10-3）。使用腹腔内自动牵开器，便于血管解剖显露。手术一开始就需要备好主动脉阻断钳随时可用的状态。此外，压迫止血用的纱布团（大的"花生米"）也要准备好随时可以使

用。手术视野使用肝素水冲洗局部肝素化、清洁并冲洗打开的血管。选择加载有合适长度缝针（缝合后腹膜需要更长的缝针）的缝线缝合血管。双针 3-0 和 4-0 Prolene 缝线适用绝大多数腹部血管损伤的缝合。

表 10–3 严重血管损伤修复所需要的器械
• Prolene 缝线（缝合小血管使用 5-0 C1 和 6-0 BV1 线，缝合大血管用 4-0 SH 和 3-0 SH）
• 主动脉阻断钳（柔软钳齿）
• 弯头阻断钳，用于阻断髂、肠系膜和肾血管
• 部分阻断钳
• 阻断静脉用的 Allis 钳
• 海绵垫
• 自动撑开器
• 合适尺寸的直筒和分叉型人工血管移植物

腹部正中切口进腹并直接压迫止血后，此时就需要解剖分离并控制血管损伤部位的近端和远端。如果是严重的主髂动脉损伤出血，由于视野较差，因此难以控制，为了安全需要，解剖分离腹腔干动脉平面以上的腹主动脉，往往让麻醉医生先置鼻胃管或口胃管以便于术中确认食管。同时，分离三角韧带将肝左叶向右侧牵拉，切断肝胃韧带，注意避免损伤周边主要血管结构。触摸胃管并将食管向左侧牵拉。分开右膈脚纤维组织，并在主动脉两侧钝性分离出一个阻断空间。这个阻断空间的钝性分离必须深至脊柱，以避免阻断钳阻断后无意中突然松开。一旦在腹腔干动脉平面以上阻断腹主动脉后就开始计时，只要肾动脉以下平面的腹主动脉可以安全控制，就将阻断钳移至更低的平面阻断腹主动脉，以尽快恢复内脏动脉的供血[20]。

腹部打开后，快速清除腹腔内积血。显露肾下腹主动脉首先要将横结肠向头侧牵拉，小肠拉至右侧并用肠袋或棉垫包裹，然后用自动拉钩向外牵拉扩大手术视野。后腹膜位于主动脉搏动上方的十二指肠外侧，快刀切开，注意避免损伤

十二指肠。可以在左肾静脉上方解剖腹主动脉。腹主动脉两侧同样需要解剖分离至脊柱，以便于肾动脉平面以下用长阻断钳阻断腹主动脉。近端腹主动脉控制后就可以开始向远端分离解剖至腹主动脉分叉处，并沿着后腹膜分离至髂动脉。肠系膜下动脉开口位于肾下腹主动脉中间偏左侧位置，注意仔细分离避免损伤。后腹膜解剖可向远端延伸至右侧髂总动脉。交感神经丛跨过腹主动脉分叉处向左侧下行，同样需要注意避免损伤该神经。

如果腹部血管损伤部位处于肾动脉水平以上的内脏动脉段，需要行左侧内脏器官中线翻转法（Mattox 手法），这样可以显露整个腹主动脉和内脏动脉的开口（除了右侧肾动脉）。从低位开始解剖，从后腹膜结肠附着处无血管区域进行切开和解剖，以便于将左半结肠、胰腺、脾脏和左肾向中线牵拉。向中线牵拉左肾时需要结扎左腰升静脉以避免其对左肾静脉的损伤。

处理肝前下腔静脉（inferior vena cava，IVC）和右肾静脉损伤时，需要行右侧内脏器官中线翻转法，将小肠向左侧牵拉，然后断开结肠右曲与腹膜附着处并向左侧牵拉。十二指肠第二三段和胰头采用 Kocher 手法（Kocher maneuver）牵拉至左侧。断开与肠系膜根部左缘平行的腹膜后壁可以显露后腹膜远端。可以将右半结肠和小肠向外翻出来，将十二指肠和胰腺先左侧牵拉，肝脏轻轻拉至头侧，这样就可以完整显露 IVC 和髂总静脉了。

由于腹部大多数血管损伤都有必要重建，因此患者的整体情况可能决定暂时结扎或转流以备二期重建。表 10-4 列举了可以单纯结扎的血管。

七、特定血管损伤的特殊考虑

（一）主髂动脉损伤

微创手术时有疑似主髂动脉损伤，如果可以，选择直接压迫止血。患者血流动力学若稳定，通过压迫可以止血或出血局限于后腹膜，按照上

表 10-4　腹腔内可以直接结扎的血管
• 肾静脉（靠近下腔静脉处）
• 腹腔干动脉（于脾动脉和肝总动脉分叉前）
• 髂内动脉（同期双侧结扎出现盆腔缺血风险高）
• 髂内静脉
• 脾动脉
• 脾静脉

述操作准备行剖腹探查术。患者血流动力学若不稳定或出血不能控制，应即刻剖腹探查然后手指局部压迫出血的部位。探查术中可以直接解剖出血的动脉然后分离并控制其近远端，但是需要助手能很好地解剖损伤血管的近远端。腹主动脉和髂总动脉用长阻断钳阻断。如果其他血管损伤的可能性很小，动脉一旦阻断了就需要静脉给每公斤 50～100 单位的肝素以预防动脉血栓栓塞。虽然损伤主髂动脉的近远端阻断了，仍可能有从腰动脉来源的反流性出血，这也需要阻断钳临时阻断。主动脉后壁的损伤很难直接从血管外面修复，此时需要纵行剖开主动脉前壁，从血管内缝合修复主动脉后壁。离断伤或已经横断的主髂动脉损伤，如果没有张力，可以直接行端 – 端吻合；如果有张力，则需要间置血管移植物。如果肠道已经打开了，则尽量避免使用人工血管移植物以避免感染的风险。股静脉等静脉自体移植物在患者情况稳定时是最好的选择，但是股静脉取材需要时间和仔细地解剖，对于大出血或失血性休克等不稳定的患者并不适合，此时，选择直径匹配的 Dacron 或 PTFE 人工血管间置是权宜之计。

主髂动脉采用人工血管重建后，如果可以，应当用后腹膜或大网膜覆盖。后者可以将横结肠向下拉并延长大网膜。识别结肠左曲并当作覆盖物的基底部。覆盖物的血供由左胃网膜动脉和左网膜动脉的分支供应。如果需要更长的大网膜来覆盖，可以通过断开平行附着于横结肠的带蒂大网膜，带蒂大网膜可以折叠覆盖于横结肠系膜上并置于主髂动脉人工血管上。带蒂大网膜也可以

穿过横结肠系膜裸露区域来覆盖人工血管。带蒂大网膜间断缝合固定于后腹膜组织上。同时用 3-0 丝线将大网膜外缘间断缝合于结肠系膜上，以避免与横结肠之间发生疝[14]。

（二）腔髂静脉损伤

通过评估出血速度和出血量很容易区分静脉损伤和动脉损伤。深色静脉血的压力低于鲜红色动脉血的压力。腔髂静脉损伤起初直接用手指将下腔静脉压迫至椎体来达到止血的目的。待出血静脉显露后也可以通过海绵垫压迫出血部位的近远端来控制出血。如果出血一时难以控制，避免用阻断钳盲目阻断血管，以避免增加额外的静脉或侧支血管损伤。一旦出血控制后，无论是手指压迫还是显露后的近远端海绵垫压迫，待腔髂静脉前壁解剖后，可以用阻断钳来阻断。如果是下腔静脉前壁或侧壁损伤，可以用 U 形阻断钳同时阻断出血近远端及后壁。如果是后壁损伤，则需要纵行剖开前壁，于血管内缝合后壁。一般选择 4-0 或 5-0 的 Prolene 缝线缝合腔髂静脉损伤。缝合后只要狭窄度不超过 50% 都可以接受，不会影响血流。如果直接修复引起严重的狭窄则需要补片成形术。

髂总静脉或下腔静脉分叉处损伤的修复需要横向断行其表面的髂总动脉，便于显露损失的静脉。静脉修复后再端 – 端吻合动脉。髂内静脉损伤在不易控制和修复的时候直接结扎。静脉大出血可能需要 Allis 钳的辅助，Allis 钳轻轻拉起断裂的静脉即可止血，也有助于清楚手术视野、控制出血和修复出血的静脉。盆腔深部静脉出血是致命的，因此，盆腔有大量侧支静脉会引起大出血且不易控制。盆腔深部静脉出血可以考虑采用纱布仔细填塞来止血，如果填塞能止血，可以暂时关腹，继续复苏直至患者凝血功能、pH 和体温等一般情况恢复正常。待患者一般情况改善后可以二次手术取出填塞物并重新评估出血状况，二次手术时应当有血管外科医生在场辅助修复

血管。

血管损伤累及骶前静脉丛或髂内静脉，当夹闭、缝合及电烧灼等措施都无法止血时，可以尝试使用止血钉直接固定于出血部位。这些带 7mm 长锯齿状螺钉的钛钉钻进骶骨内，通过压迫骶前静脉丛达到止血的目的。

（三）肠系膜动脉损伤

腹腔干动脉开口处损伤可以直接结扎，除非可以通过移植物间置术、端 – 端吻合术或补片成形术等来修复。只要肠系膜上动脉是健康未受损的，通过胃十二指肠动脉和脾动脉可以供血肝脏。采用连续多普勒或术中超声来评估肝十二指肠韧带处肝固有动脉是否有足够血流，如果无足够血流，损伤的腹腔干动脉由于解剖学上显露困难或损伤处于开口处，可以行主动脉 – 腹腔干动脉或右肾 – 肝动脉的旁路转流术。肝总动脉或肝固有动脉损伤可采用大隐静脉间置术或转流术。肠系膜上动脉损伤需要修复以避免发生肠系膜缺血。

（四）肾血管损伤

由于肾动脉内在的活动度较大，因此损伤后多可以直接修复或直接端 – 端吻合。如果需要间置术，大隐静脉是移植物最佳选择。从肾移植文献证据来看[24]，肾脏的热缺血时间短至 30min。肾动脉开口处损伤需要主动脉 – 肾动脉转流术。如果主动脉不易阻断，左肾动脉和右肾动脉可以分别转流至脾动脉和肝动脉上。肾静脉损伤尽可能直接修复。左肾静脉可以在靠近 IVC 处直接结扎，因为有生殖静脉、肾上腺静脉和腰静脉代偿。很少有结扎右肾静脉的报道，因为右肾静脉比较短，如果结扎右肾静脉的话，很少有侧支循环来代偿，此时右肾静脉流出道仅有肾囊静脉，回流至生殖静脉和下腔静脉。

总结

医源性腹部血管损伤具有潜在的高死亡率。无论是计划腹腔镜手术还是剖腹探查术来修复损

伤的血管，都应当先直接按压损伤部位来止血。在重大血管损伤的快速复苏期间，要与手术室团队及时沟通准备所需的仪器和辅助设备。一旦出血得到有效控制后，多数腹部血管损伤都需要标准的血管修复手术，以确保腹盆腔内脏器官有足够的灌注。

参考文献

[1] Afifi Y, Raza A, Balogun M, Khan KS, Holder R. New nomogram for safe laparoscopic entry to reduce vascular injury. J Obstet Gynaecol. 2011;31:69–72.

[2] Asfour V, Smythe E, Attia R. Vascular injury at laparoscopy: guide to management. J Obstet Gynaecol. 2018;38:598–606.

[3] Baggish MS. Analysis of 31 cases of major-vessel injury associated with gynecologic laparoscopy operations. J Gynecol Surg. 2004;19: 63–73.

[4] Bickell WH, Wall MJ Jr, Pepe PE. Immediate versus delayed fluid resuscitation for hypotensive patients with penetrating torso injuries. N Engl J Med. 1994;331:1105–9.

[5] Campbell RM. Spine deformities in rare congenital syndromes: clinical issues. Spine. 2009;34(17):1815–27.

[6] Cannon JW, Khan MA, Raja AS, Cohen MJ, Como JJ, Cotton BA, Dubose JJ, Fox EE, Inaba K, Rodriguez CJ, Holcomb JB, Duchesne JC. Damage control resuscitation in patients with severe traumatic hemorrhage: a practice management guideline from the Eastern Association for the Surgery of Trauma. J Trauma Acute Care Surg. 2017;82(3):605–17.

[7] Chan YC, Morales JP, Reidy JF, Taylor PR. Management of spontaneous and iatrogenic retroperitoneal haemorrhage: conservative management, endovascular intervention or open surgery? Int J Clin Pract. 2008;62(10):1604–13.

[8] Cormier B, Nezhat F, Sternchos J, Sonoda Y, Leitao MM Jr. Electrocautery-associated vascular injury during robotic-assisted surgery. Obstet Gynecol. 2012;120:491–3.

[9] Dutton RP. Low-pressure resuscitation from hemorrhagic shock. Int Anesthesiol Clin. 2002;40:19–30.

[10] England EC, Spear CR, Huang DD, Weinberg J, Bogert JN, Gillespie T, Mankin J. REBOA as a rescue strategy for catastrophic vascular injury during robotic surgery. J Robot Surg. 2019;14(3):473–7.

[11] Erkut B, Unlü Y, Kaygın MA, Olak AC, Erdem AF. Iatrogenic vascular injury during to lumbar disc surgery. Acta Neurochir. 2007;149:511–6.

[12] Farouque HM, Tremmel JA, Raissi Shabari F. Risk factors for the development of retroperitoneal hematoma after percutaneous coronary intervention in the era of glycoprotein IIb/IIIa inhibitors and vascular closure devices. J Am Coll Cardiol. 2005;45:363–8.

[13] Guloglu R, Dilege S, Aksoy M, Alimoglu O, Yavuz N, Mihmanli M, Gulmen M. Major retroperitoneal vascular injuries during laparoscopic cholecystectomy and appendectomy. J Laparoendosc Adv Surg Tech A. 2004;14(2):73–6.

[14] Hoballah JJ, Mohan C, Nazzal MM, Corson JD. The use of omental flaps in abdominal aortic surgery: a review and description of a simple technique. Ann Vasc Surg. 1998;12:292–5.

[15] Inamasu J, G. B. Vascular injury and complication in neurosurgical spine surgery. Acta Neurochir. 2006;148(4):375–87.

[16] Kent KC, Moscucci M, Mansour KA. Retroperitoneal hematoma after cardiac catheterization: prevalence, risk factors, and optimal management. J Vasc Surg. 1994;20:905–13.

[17] Kim JH, Ko G-Y, Kwon TW, Nam GB, Cho YP. Endovascular treatment of an iatrogenic large vessel arteriovenous fistula presenting as high output heart failure: a case report. Vasc Endovasc Surg. 2012;46(6):495–8.

[18] Lamb CM, MacGoey P, Navarro AP, Brooks AJ. Damage control surgery in the era of damage control resuscitation. Br J Anaesth. 2014;113(2):242–9.

[19] Makai I. Complications of gynecologic laparoscopy. Clin Obstet Gynecol. 2009;52:401–11.

[20] Mechchat A, Bagan P. Management of major vascular complications of laparoscopic surgery. J Visc Surg. 2010;147:e145–53.

[21] Mikaelsson ME. The role of calcium in coagulation and anticoagulation. Hematol Immunol. 1991;26:29–37.

[22] Molloy D, Kaloo P, Cooper M, Nguyen TV. Laparoscopic entry: a literature review and analysis of techniques and complications of primary port entry. Aust N Z J Obstet Gynaecol. 2002;42:246–54.

[23] Moore EE, Moore H, Chapman MP, Gonzalez E, Sauaia A. Goal-directed hemostatic resuscitation for trauma induced coagulopathy: maintaining homeostasis. J Trauma Acute Care Surg. 2018;84(6): S35–40.

[24] Nishikido M, Noguchi M, Koga S. Kidney transplantation from non-heart-beating donors: analysis of organ procurement and outcome. Transplant Proc. 2004;36:1888–90.

[25] Oderich GS, Panneton J, Hofer J, Bower TC, Cherry KJ Jr, Sullivan T, Noel AA, Kalra M, Gloviczki P. Iatrogenic operative injuries of abdominal and pelvic veins: a potentially lethal complication. J Vasc Surg. 2004;39(5):931–6.

[26] Oktar GL. Iatrogenic major venous injuries incurred during cancer surgery. Surg Today. 2007;37(5):366–9.

[27] Philosophe R. Complications of laparoscopic surgery. Sexuality Reprod Menopause. 2003;1(1):30–9.

[28] Pickett SD, Rodewald K, Billow MR, Giannios NM, Hurd WW. Avoiding major vessel injury during laparoscopic instrument insertion. Obstet Gynecol Clin N Am. 2010;37:387–97.

[29] Sotelo R, Nunez Bragayrac L, Machuca V, Garza Cortes R, Azhar RA. Avoiding and managing vascular injury during robotic-assisted radical prostatectomy. Ther Adv Urol. 2015;7(11):41–8.

[30] Stulík J, Vyskocil T, Bodlák P, Sebesta P, Kryl J, Vojácek J, Pafko P. Injury to major blood vessels in anterior thoracic and lumbar spinal surgery. Acta Chir Orthop Traumatol Cechoslov. 2006;73(2):92–8.

[31] Tsin DA, Tinelli A, Malvasi A, Davila F, Jesus R, Castro-Perez R. Laparoscopy and natural orifice surgery: first entry safety surveillance step. JSLS. 2011;15:133–5.

[32] Waksman R, King SI 3rd, Douglas JS. Predictors of groin complications after balloon and new-device coronary intervention. Am J Cardiol. 1995;75:886–9.

第 11 章　腹部手术中意外发生的缺血
Inadvertent Ischemia Occurring with Abdominal Surgery

Eric Silberfein　著

笔者是一名训练有素的肿瘤外科医生，但本章不打算看一堆 Kaplan-Meier 生存曲线、P 值和瀑布图。不会详述任何精细调节的致癌分子机制，也不会展示令人兴奋的新技术切除肿瘤的照片。确切来说，这一章恰恰是反映笔者自己在手术时看到的或经历的错误，以及笔者被叫上台去帮助那些不幸陷入继发于血管损伤灾难的沉重反思。这是一个实用知识和宝贵经验的集合，笔者希望这些有益于所有外科医生，无论是新手还是经验丰富的外科医生。在此，笔者想用 Douglas Adam 的那句名言开始，他说："人类，几乎是独一无二的，有能力从别人的经验中学习，但也很明显不愿意这样做。"让我们开始吧……

三月初的一个周二早晨，6 号手术室，笔者正做完一台肿瘤手术，就被叫到 8 号手术室，这里正在进行一台腹腔镜右半结肠切除术治疗盲肠癌。迎接笔者的外科医生让笔者看看"这是什么东西"。笔者从显示器上看到一名外科医生用肠钳正抓住一块大的血管组织结构。进一步观察后，笔者发现这个区域有很多大的血管夹，小肠的颜色变为深暗色。你有类似的故事吗？你经历过这样的事吗？思考怎么办的同时笔者不禁想到"休斯顿，我们遇到麻烦了……"。

一、本章重点

- 找出三个容易发生严重血管损伤的普通外科常见手术。
- 阐述这些手术容易发生血管损伤并发症的常

见和变异的血管解剖。

- 回顾可能导致血管损伤的"陷阱"。
- 讨论与这些手术相关血管损伤并发症的处理。

长期以来，肿瘤外科学领域的规范一直被认为是 Blake Cady 医生的贡献。他在 20 多年前曾说过："肿瘤生物学特征是国王，治疗的选择是王后，外科手术的技术细节是王国的王子和公主们，他们经常试图推翻国王和王后的强大势力，虽然偶有暂时的获胜，但是却往往没有长期的胜利"[1]。当事情看起来变得糟糕的时候，笔者想冒昧地改编这句格言为笔者所谓的规范，"解剖学和技术操作是国王，而王后、王子和公主可以把生物学特征和治疗的选择留着下次再议"。这句格言将通过分析三个容易发生严重血管损伤的普通外科常见手术来说明。

二、易发生血管损伤的常见手术

（一）病例 1：不起眼的胆囊切除术

无论是教学医院还是私立医院，胆囊切除术是普通外科最常见的手术。传统的开放性手术逐渐转变为腹腔镜或机器人微创手术。不管哪种方法，解剖学没有改变，其并发症也仍然可能是灾难性的。对常见和变异的血管解剖学都要熟练掌握，是避免严重并发症和死亡的关键。

1955 年，来自费城杰弗森医学院（Jefferson Medical College）的解剖学教授 Nicholas Michels 发表了关于上腹部器官解剖学和动脉供血的经典注释和图谱[2]。在其著作中，他详细介绍了常见和变异的肝动脉解剖，即后来以他的名字命名的Michels肝动脉分型（表11-1）。该分型描述了十种不同的变异及其发生率[3]。胆囊切除术中发生的血管损伤并发症多数是由于意外遇到了替代或副肝右动脉。替代或副肝右动脉（图11-1和表11-1）穿过门静脉外侧并位于肝十二指肠韧带内胆囊管后面的胆总管后外侧[4]。这一区域血管容易损伤，因此成为胆囊手术中最可怕的循环（图11-2）。往往刚开始表现为出乎意料的损伤后大出血，然后才能确认为替代肝右动脉。出血血管的解剖视野并不理想，医生通常会导致慌乱地使用电热灼闭或多枚血管夹来止血，但是这样的操作往往并不能彻底止血，最终不得不采用缝合结扎来达到止血的目的。然而，这一操作循环损伤胆管而需要复杂的胆道重建的也不少见。

肝门出血，更加可控的止血措施是先在腹腔镜下用纱布制作的"花生米"直接压迫止血或塞进海绵然后用肠钳压着止血，直至止住活动性出血。同时，外科医生通知麻醉医生有可能会发生严重出血，并让其团队尽快联系其他辅助人员，呼叫血管缝合的相关仪器和设备。助手在腹腔镜下持续性压迫止血，其他外科医生开始转为开放性手术。最快最简易的方式是从中上腹正中切口进入出血部位。如果确定是替代肝右动脉出血，有两个选择：一是直接用5-0或6-0的Prolene先缝合破损动脉；另一个补救性措施是直接结扎该动脉。文献报道意外结扎肝右动脉最早可追溯到1964年。Brittain等报道5例肝右动脉意外结扎导致的肝脏分界线变深、转氨酶升高和轻微的高胆红素血症[5]。在非复杂性病例中，由于门静脉和动脉侧支对肝脏的足够灌注，因此结扎肝右动脉不会危及患者生命。

（二）病例2：右结肠切除术

右结肠切除术治疗右半结肠良恶性肿瘤仍占普通外科医生日常工作的很大部分。与胆囊切除

表 11-1 Michels 肝动脉分型		
类 型	发生率（%）	描 述
I	55	RHA、MHA 和 LHA 发自肝总动脉
II	10	RHA、MHA 和 LHA 发自肝总动脉，替代 LHA 发自胃左动脉
III	11	RHA 和 MHA 发自肝总动脉，替代 RHA 发自肠系膜上动脉
IV	1	替代 RHA 和 LHA
V	8	RHA、MHA 和 LHA 发自肝总动脉，副 LHA 发自胃左动脉
VI	7	RHA、MHA 和 LHA 发自肝总动脉，副 RHA
VII	1	副 RHA 和副 LHA
VIII	4	替代 RHA 和副 LHA 或替代 LHA 和副 RHA
IX	4.5	肝动脉主干发自肠系膜上动脉
X	0.5	肝动脉主干发自胃左动脉

RHA. 肝右动脉；MHA. 肝中动脉；LHA. 肝左动脉

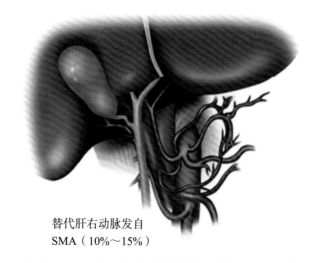

替代肝右动脉发自
SMA（10%～15%）

▲ 图 11-1 替代肝右动脉发自肠系膜上动脉（SMA）解剖学图谱

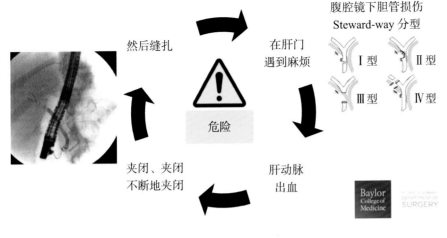

◀ 图 11-2　胆囊术中最可怕的循环

术一样，可以采用腹腔镜或机器人微创手术治疗，或者开放性手术治疗。在这些手术中发生血管并发症相对罕见，但是一旦发生了不仅刻骨铭心更令人恐怖。一盎司的预防胜过一磅的治疗。

笔者将叙述 1 例笔者曾经会诊的病例。笔者被叫到隔壁手术室，那里正在进行一台治疗盲肠癌的右结肠切除术。外科医生征求笔者对肠切除范围的建议。当笔者仔细看着手术视野时，见肠系膜上静脉（SMV）周围有很多 Prolene 缝线和金属钛夹。小肠是有活性的，标准的右半结肠切除术已经完成了。次日患者因为疑似肠坏死再次被推进手术室剖腹探查。进腹后见小肠严重缺血（图 11-3）。即刻肝素化并请血管外科医生会诊，急诊行 SMV 血栓切除术和补片成形术，3 天后二次进腹见肠活性已经完全恢复（图 11-4）。复习右半结肠手术过程，值得注意的是，"移动结肠右曲时，损伤了 SMV 的一根粗大分支静脉。控制并用 5-0 Prolene 缝线修补，总出血量约 600ml"。

右结肠切除术时的血管陷阱几乎只发生于 SMV 或其分支的损伤。特别是连接胰十二指肠下静脉和结肠中静脉 /SMV 的粗大分支静脉，该静脉的损伤几乎都发生在过度牵拉右结肠时（图 11-5）。该静脉损伤所引起的出血，往往由于残端回缩而很难控制也不容易分离。与处理肝门出血一样，如果盲目地通过多枚钛夹或血管缝合来止血，很可能会不幸损伤血管。预防此类损伤最好的措施，是在移动结肠右曲时尽量避免过度向上

向内牵拉右半结肠。此外，透光照射肠系膜结构可以协助识别 SMV 周围的弓型结构，以便及早切开并结扎里面的静脉，避免撕裂伤。

结肠切除术中发生了 SMV 或其分支静脉损伤，治疗应当按步骤和计划来进行。首先直接按压直至不再活动性出血，再次强调呼叫麻醉医生并准备血管相关器械。损伤血管没有确认前避免盲目尝试用钛夹夹闭或缝扎来止血。实际病例中可能需要转换为开放性手术，并在"解剖导航"指引下控制损伤部位的近远端，并在直视下修复或补片修补损伤的血管。解剖导航是指在被损伤的血管以外，根据可以识别的解剖学结构来解剖。在 SMV 损伤出血时，需要先识别中结肠静脉、门静脉和 SMV 的第一根空肠分支静脉，根据已知的解剖学结构向受损伤的静脉区域解剖，即所谓的"安全路线"，从一个向下一个已知的解剖学标志逐个解剖，避免丢失甚至引起新的医源性损伤。如何做到这一点需要遵守以下步骤。

- 步骤 1：用手指压迫或海绵垫压迫出血的血管。
- 步骤 2：采用 Kocher/Cattell-Braasch 手法去"松解"十二指肠和肠系膜根部。
- 步骤 3：确认中结肠静脉和胃网膜静脉，并追踪至胃结肠干（Henle 干）。
- 步骤 4：广泛切断胰腺下缘的后腹膜，游离胰腺下方的 SMV。

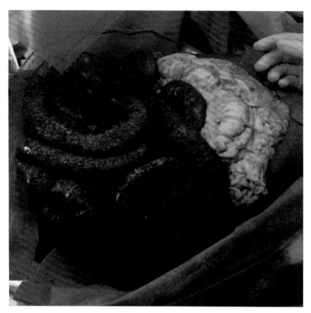

▲ 图 11-3 右半结肠切除术后发生严重小肠缺血

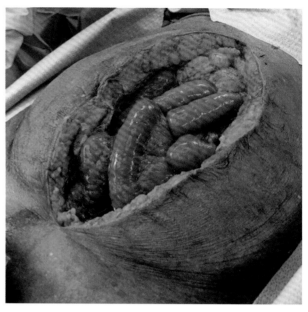

▲ 图 11-4 肠系膜上静脉切开取血栓联合静脉补片成形术恢复小肠灌注后 3 天

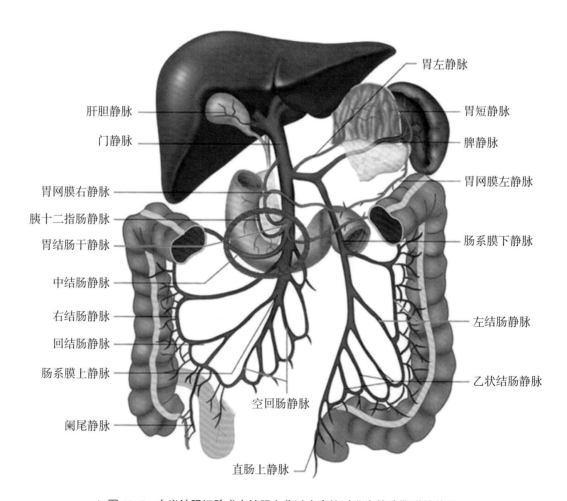

▲ 图 11-5 右半结肠切除术中结肠右曲过度牵拉时发生静脉撕脱的位置

- 步骤 5：手动压迫受损伤部位近端的小肠系膜根部。
- 步骤 6：追踪至 SMV 近端并游离 SMV 右侧的第一根空肠的分支静脉。
- 步骤 7：确认损伤血管，如果需要行血栓切除术。
- 步骤 8：如果需要肝素化，修复损伤的血管并避免导致静脉严重狭窄。

（三）病例 3：5～6 天后，这个看上去不大好啊

肠吻合术是普通外科医生常规手术。无论是微创技术还是开放性手术其遵守的基本原则是一样的。肠吻合失败几乎都是源于血管因素，因此血管解剖学对肠吻合极为重要。此外，进行肠吻合术时需要细致的外科技术。任何吻合术的核心原则，无论是血管、肠道、胆管还是皮肤，都是将健康的有血供的组织无张力地吻合在一起。如

果有张力则一定会导致吻合口缺血和裂开。

结肠的三个主要供血分水岭值得注意，因为结肠切除与吻合是普通外科医生日常常见手术，同样也会由于供血的异常而导致肠吻合裂开。具体而言，血供下降的区域包括右半结肠、结肠左曲和直肠与乙状结肠交界处（图 11-6，参考文献[6]）。重视血管解剖的术前影像学检查有益于准确规划术前计划。

右半结肠天生对缺血非常敏感，因为 50% 的人群 Drummond 边缘动脉发育不良。如果计划行回盲部切除术，这就显得尤为重要，因为右结肠动脉分支与回结肠动脉分离或完全缺如，将会导致吻合口和升结肠缺血，因此，在决定回盲部切除术之前，要明确不存在此种情况的解剖学。广泛的右半结肠切除术是右半结肠手术时需要考虑的另一个问题。因为此时需要结扎中结肠动脉，肠吻合术后吻合口的供血源自 Drummond 边

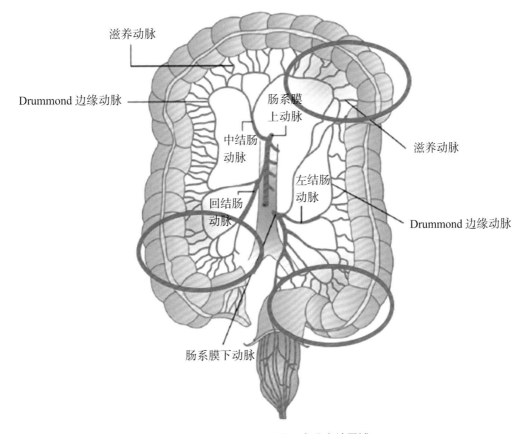

▲ 图 11-6　结肠供血的三个分水岭区域

缘动脉，该边缘动脉的血供多源自肠系膜下动脉（IMA），如果 IMA 闭塞了（常见于老年患者或合并有周围血管疾病的患者），将导致吻合口没有足够血供。但有时，由于侧支循环的建立也可形成健康的吻合口。

结肠左曲是另一个结肠供血分水岭区，因为有 3～5cm 长的结肠缺少滋养动脉。而且，有 10% 的人群 Drummond 边缘动脉缺如。这个区域也被称之为 Griffith 点。这在横结肠切除术或结肠末端造瘘术时尤为重要。往往很有必要延长横结肠切除的范围至左结肠动脉的升支，以确保吻合口有足够的血供。处于结肠左曲的结肠末端造瘘术，如果置于腹壁的肠残端与供血动脉之间的距离较远，则并发症的发生率较高。笔者经常看到这个位置的结肠造瘘由于计划不周而发生坏死。

最后一个分水岭是直肠结肠交界处，或 Sudek 点，因为这段肠管远离近端动脉的最后一个分支动脉的沟通。因此，乙状结肠切除术的远端残端应建立在直肠上，结肠带的消失意味着乙状结肠解剖上的结束，以保证可能灌注不足的乙状结肠不是吻合口的一部分。另一个值得考虑的是，当进行直肠低前位切除术时，正常情况下供血残余的直肠远端的髂内动脉如果是闭塞的，此时，吻合口应该建立在足够供血的近端肠管，特别是对于有足够供血的 Drummond 边缘动脉者。如果这段供血缺失或不足，相比吻合口裂开和伴随的其他并发症而言，结肠末端造瘘术可能是一个更好的选择。

总结

- 缺血并发症将显著增加普通外科手术相关并发症的发生率和死亡率。
- 了解常见和变异解剖非常重要。
  - 肝动脉解剖。
  - 肠系膜根部解剖。
  - 结肠供血分水岭解剖。
- "一盎司的预防胜过一磅的治疗"。
  - 任何外科手术之前都需要复习血管解剖学。
- 向他人学习经验。

参 考 文 献

[1] Cady B. Basic principles in surgical oncology. Arch Surg. 1997;132:338–46.

[2] Michels NA. Blood supply and anatomy of the upper abdominal organs with a descriptive atlas. Philadelphia: Lippincott; 1955.

[3] Michels NA. Newer anatomy of the liver and its variant blood supply and collateral circulation. Am J Surg. 1966;112(3):337–47.

[4] Cheng EY, Zarrinpar A, Geller DA, Goss JA, Busuttil RW. Chapter 31: liver in Schwartz's principles of surgery, 10e, Brunicardi FC ed. New York: McGraw-Hill; 2015.

[5] Brittain RS, Marchioro TL, Hermann G, Waddell WR, Starzl TE. Accidental hepatic artery ligation in humans. Am J Surg. 1964;107: 822–32.

[6] Trotter JM, Hunt L, Peter MB. Ischaemic colitis. BMJ. 2016;355:i6600.

第 12 章　脊柱手术中血管损伤
Vascular Injury During Spine Surgery

Rebecca Kelso　著

脊柱外科医生采用前路腰椎椎间融合术（anterior lumbar interbody fusion，ALIF）治疗椎间盘退行性变、脊柱侧凸、脊柱滑脱等已有数十年的历史，也是治疗诸如椎间盘炎和骨髓炎等椎体炎症性病变和椎体肿瘤性病变的措施。起初只用于治疗腰椎病变，但同样的技术也用于治疗胸椎病变。前路往往是首选入路，因为可以保留椎体后韧带和椎旁肌肉，同时可以显露整个椎体便于融合术。

显露腰椎的前椎体可以经后腹膜入路和经腹入路两种，多数首选后腹膜入路，系由于前椎体的解剖学位置且避开肠道。无论哪种外科入路，解剖椎体都需要熟悉后腹膜的解剖学结构，特别是髂血管、盆腔神经和常见的变异。由于需要解剖后腹膜结构，因此演变成两个手术团队来完成手术，先由外科医生解剖后腹膜结构然后由脊柱外科医生解剖显露前椎体，越来越多的脊柱外科医生将后腹膜解剖作为培训的一部分，并作为其日常手术操作的范畴。

虽然操作步骤与其他手术一样，脊柱入路有其自身外科手术特点，手术医生必须掌握这些特点以提高手术的安全性。熟悉前入路的潜在禁忌证和并发症有益于外科医生磨炼特有的技术，以规避严重不良事件的发生，也用于术前与患者沟通手术风险的谈话。1945 年首次由 Linton 和 White 报道，脊柱前入路手术最常见的并发症是血管损伤[1]。由于定义不同因此血管损伤的确切发生率并不明了，报道的范围为 0.3%~20%，二次手术

取金属移植物血管损伤发生率甚至高达 57%[2-6]。术中和术后并发症也需要手术来处理，但小而深的空间利于血管并发症的处理。

一、术前准备

"凡事预则立"这句谚语形容前入路椎体手术计划时尤其恰当。了解患者合并症和既往手术史为手术计划提供主要信息，应当在术前讨论时强调。随着脊柱外科医生的经验积累，前入路的禁忌证相对较少，越来越多的经验让医生更易掌握不同意外情况的处理，对手术陷阱的意识也越来越强，以至于一些既往认为的绝对禁忌证也逐渐变成相对禁忌证。还应当同时考虑的主要因素包括既往手术时间的长短、病变是否累及后腹膜其他器官、相关感染及外科医生既往的经验。

最容易将合并症和手术史分为两大类：前腹壁和后腹膜（表 12–1）。前腹壁需要考虑的因素包括既往手术导致的瘢痕会破坏腹直肌鞘的组织间隙，以及造瘘术或腹部补片等其他手术的相关瘢痕，可能需要改变腹部正中切口为右或左腹直肌旁手术切口。后腹膜危险因素主要包括髂血管周围既往手术史、骶尾部放疗史或手术区域的感染史等。一般而言，后腹膜危险因素比前腹壁危险因素的风险更高，主要原因是手术过程中需要移动髂血管。

目前临床使用的电子病历既有其优点也有局限性。输入的外科手术史往往过于简单缺少必要的细节内容，而梳理患者既往手术史的具体问题

表 12-1　腰椎前入路显露中可能增加手术难度的因素	
经前腹壁入路	后腹膜入路
• 腹腔镜补片成形术治疗斜疝 • 腹股沟疝修复术 • 造瘘术/尿道造口术 • 开放性前列腺手术 • 既往前入路脊柱手术 • 腹壁重建术 • 腹直肌肌皮瓣重建术后	• 后腹膜纤维化 • 骶髂部位淋巴结解剖 • 髂血管支架 • 主髂动脉开放性手术后 • 盆腔脓肿（如憩室） • 膀胱吊带/悬吊术 • 髂动脉瘤或髂内动脉瘤 • 盆腔放疗史 • 乙状结肠切除术后 • 盆腔肾移植术后

对此次手术计划非常重要。这些细节内容包括腹腔镜或开发性手术、有补片或无补片修补等。根据既往有无引导管或猪尾巴导管置入史可以推断之前的手术类型。而诸如盆腔脓肿、支架的位置、补片的使用或肿瘤手术是否进行淋巴结清扫等信息，需要通过其他途径来获取（如血管支架、腹腔镜钉或钛夹在影像学上的显影）。还有一些重要的手术细节的获取需要复习既往手术记录。这对于既往有脊柱前入路手术史的患者尤为重要，有助于确定后腹膜的侧位入路治疗 L_5/S_1 病变或在选择更近端的入路时确认其他解剖学结构。

目前外科医生讨论前入路的绝对禁忌证包括未治疗的髂总动脉瘤和（或）髂内动脉瘤、已知的后腹膜纤维化、肾移植和双侧横向切口的腹直肌肌皮瓣（transverse rectus abdominis muscle flap，TRAM）重建术后。有外科医生讨论了脊柱手术的同时行髂动脉瘤的开放性手术。重要的是，在解剖过程中要积极识别瘢痕组织，为更加复杂的手术做好充分准备，使用影像学引导操作尽量减少解剖的范围，甚至终止前入路操作。

二、潜在并发症

前入路脊柱手术最严重的并发症是血管损伤，进展迅速且直接影响患者的血流动力学稳定，而且由于空间小不易显露血管导致其修复困难。一般而言，动脉和静脉管壁与盆腔组织结构的成分不一样，因此所有血管都可能受损伤[2]。在一份报道了 269 例的前入路脊柱手术的研究中，血管损伤有 37 例，其中静脉损伤更常见（70% vs. 12.5%），而且损伤最常见于左侧髂静脉[4]（表12-2）。术中出血发生率高于血栓形成和血栓栓塞，虽然后者也可能发生。本章主要讨论血管损伤，为了完整性，脊柱前入路手术的其他潜在并发症还有输尿管钝性损伤和骨盆神经丛损伤导致的逆行射精等。潜在的术后并发症包括皮肤和软组织感染、肠梗阻、深静脉血栓（DVT）形成、腹壁畸形/慢性疼痛，以及解剖区域的淤血和血肿。

表 12-2　269 例脊柱前入路手术发生血管损伤的部位及发生率		
发生部位	病例数	发生率（%）
左侧髂总静脉	21	7.8
不知名小血管	7	2.6
下腔静脉	4	1.5
髂腰静脉	2	0.7
腰动脉	2	0.7
左侧髂内动脉	1	0.4
左侧髂内静脉	1	0.4
主动脉	1	0.4
左侧髂总动脉	1	0.4

经 Elsiever 许可转载，引自 Annals of Surgery 2013；27：306-313.

造成并发症的重要危险因素有肥胖和瘢痕组织，两者易造成并发症的原理是一样的，都是干扰了组织结构的视野。由于位置较深，小切口前入路显露肥胖患者的脊柱很困难，而且越往下视野越小。手术瘢痕可能源自上文所述的既往手术史，也可能是由于放射和感染导致的组织结构之间的间隙粘连，然而在后腹膜，将血管从这些组织中安全地分离出来尤为关键。现有的或既往的感染已引起的炎症反应或瘢痕组织,阻碍了对静脉解剖学的识别因而在解剖时损伤静脉。

增加血管损伤风险的其他因素有多节段椎体手术、L_4/L_5 显露和血管变异。多节段椎体手术因为需要广泛的解剖而增加血管损伤的概率,但随着侧入路椎间融合术(extreme lateral interbody fusion,XLIF)和斜入路椎间融合术(oblique lateral interbody fusion,OLIF)的发展和被认可,多节段 ALIF 在临床上的使用正逐年下降。这些入路技术显露 L_4/L_5 往往受到髂骨嵴水平的限制,因而更倾向于采用 ALIF。鉴于变异的髂静脉分叉平面和结扎髂腰静脉,以及需要移动髂动脉和髂静脉,因此显露 L_4/L_5 是血管损伤的独立危险因素。Hamdan 等报道的单中心数据显示,83% 的血管损伤发生于 L_4/L_5 水平,单独解剖 L_5/S_1 发生血管损伤的概率最低[7]。Chiriano 等有类似的发现,涉及显露 L_4/L_5 时发生静脉损伤的风险是显露其他椎体的 3 倍[8]。

后腹膜血管变异多与静脉变异相关。术前影像学检查可以显示粗大的静脉变异,包括迷走髂内静脉、左位下腔静脉(IVC)和左肾静脉变异。在腰部成像时有几种变异可能难以确认,包括盆腔肾、副左肾静脉和输尿管变异。而且,髂腰静脉有两种常见变异,在结扎前需要仔细解剖分离,一是单根主干发自髂静脉;另一个是有两根分支,其中一根是腰升静脉[9]。

术中血管损伤分为四类:锐器伤、牵拉伤、横断伤和挤压伤(表 12-3)。锐器伤是剪刀或其他锐器对血管壁的直接损伤,多发生于解剖时的医源性损伤。一定程度上可以解释为什么这些损伤易发生于瘢痕组织和解剖视野不清,也见于肥胖患者或静脉受压迫而导致静脉壁显露不清时。该类损伤多见于血管前壁或侧壁,因而比较容易修补。更难处理的是牵拉伤导致的血管撕脱伤或剪切伤。拉钩是所有外科手术的常用器械,但是牵拉时的撕脱或张力太大可能意外导致静脉撕裂。此外,在椎间盘切除术和融合术中,拉钩和其他器械的使用也可能导致血管的牵拉伤。这些损伤通常成纵行损伤或位于后壁导致更难修补。有时候局部损伤术中并不能发现,但是会使得血管壁变得薄弱而后期形成假性动脉瘤。第三种是横断伤,例如,当钛夹或结扎线从髂腰静脉上脱落,静脉残端回缩,形成的破口可能比原来的侧支直径还要大。极少数情况下可能会无意中结扎了大血管。盆腔静脉丛损伤时,静脉断端回缩和横断伤可以同时存在,特别是低位解剖更易出现。挤压伤可发生于血管修复后收缩引起远端流出道梗阻,或者斑块破损或撕裂等导致的血管内壁损伤。这些损伤多数需要二次手术来修复。

三、特殊情况

肿瘤手术一般需要解剖显露的范围比较广,因为椎体部分切除或全切需要更大的手术视野及更广泛的重建。也有肿瘤病变的处理类似于骨折病变,仅仅是为了固定而不是切除,此时需要的解剖范围更小,但可能有炎症反应。幸运的是这些病例占前入路手术中极小的比例。手术区域内的翻修/二次手术和既往感染都增加手术的难度,不仅让手术变得更加复杂也增加血管损伤的风险。

表 12-3 血管损伤的类型			
锐器伤	牵拉伤	横断伤	挤压伤
直接撕裂伤	血管撕脱伤	横断后两端脱落	血管血栓形成
解剖损伤	血管剪切伤	意外结扎	血管内损伤
贯通伤	假性动脉瘤		血栓栓塞

瘢痕组织、炎症和蜂窝织炎的存在使得后腹膜组织解剖的识别变得非常困难，尤其是对静脉组织的识别。

凡事预则立。其中负责椎体显露的外科医生和脊柱外科医生之间的沟通最关键。脊柱外科医生对术前计划中关于椎体平面、手术目的和重建计划等信息有一个完整的了解非常重要。更好地明确患者的需求、手术适应证和预期结果，让医生更容易承受这类病例手术治疗的相关风险。

二次手术者，复习上次手术记录了解既往解剖范围和后腹膜入路是哪一侧很有意义。使用另外一侧后腹膜入路，适用于多数二次修复 L_5/S_1 手术，可以避免前腹壁的瘢痕组织并从新的组织进入后腹膜。复习 MRI 或 CT 检查同样有助于明确静脉分叉部位、髂腰静脉和其他重要血管的变异。感染病变者，可以见到椎体前蜂窝织炎 / 水肿的范围。正如上文中的建议，所有的影像学检查，包括 X 线平片，便于设备不透 X 线的标志物或既往手术的范围。

那些病例数量较大的医院，由于能够提供综合性医疗诊治，因此患者获益更大。许多常规脊柱入路手术在较小的医疗单位也可以安全进行，然而，考虑到血细胞存储和血库的可用性，患者因此会更换手术的医疗单位。基于椎体病变的平面和解剖视野的可视性，输尿管支架也可能有价值。血管外科或介入放射学医生术中腔内治疗支持，有助于术中必要的出血控制和血管重建，因此会降低重要静脉损伤相关的死亡率。有些医生据说会在术前置入静脉鞘，以便于术中出现严重静脉出血时即刻进行球囊阻断操作。

所有这些特殊情况时，"只解剖必要的部位"是一条重要的格言。只显露脊柱外科医生需要的空间，最大限度地减少血管损伤的风险。在蜂窝织炎或瘢痕组织中，血管的解剖结构可能扭曲不易识别，然而对解剖结构的 3D 认识最大限度地减少对血管结构的解剖，寻找解剖的层次通常可以避免传统的广泛解剖。例如，在髂静脉下方的中

间至前纵韧带之间解剖，可以解剖整个软组织蜂窝织炎，进而在此过程中可以保护髂静脉。利用该技术，术中影像学成像确认正中线和确切的平面可以辅助在正中解剖。这也有助于将术前髂分叉位置的影像学知识与实际手术相结合，因为这可能也是一个血管损伤部位。

四、技术考量

如果是锐器伤或横断伤，往往在血管损伤的时候即可意识到是一个重要的血管问题。牵拉伤或挤压伤在损伤后可能并不能即刻发现。由于静脉压力低，牵拉时可控制出血，当牵拉移开后才能看到出血。挤压会造成腔内病变，可能在完成手术和铺巾移走后，甚至在术后才发现。利用组织脉搏血氧仪监测可以辅助术中主干动脉有没有明显的挤压或损伤。

治疗所有血管损伤的三要素：识别、止血和修补。第一步，一旦发现是重要出血首先使用手指直接压迫止血。根据出血的范围和位置，填塞止血是非常有效的，此时，"出血暂停"让救治小组可以计划下一步措施，尽量减少出血量，让后续更多的复苏有充足的时间。错误的操作，盲目地钳夹或大量组织缝合，止血往往无效还增加额外的损伤（特别是静脉损伤）。出血控制后再决定下一步操作。基于血管损伤的范围和部位，后续的步骤包括要求特殊的血管修补器械、更大范围的组织分离或解剖显露、局部止血还是缝合修补等。这些步骤很多时候得益于更多的外科医生的帮助。

这个时候一个很重要的考量是脊柱外科医生是否应当继续其脊柱手术。如果出血控制良好，额外手术风险较小，继续脊柱融合术是合适的。在静脉修补之前完成脊柱手术可以最大限度减少静脉再次损伤，因此相比动脉，静脉损伤后由于缺少管壁中膜层肌肉组织的保护而容易进展为更加复杂的损伤。静脉的一小块损伤可能削弱整根静脉段，并在修复后限制了其被牵拉的程度，这

会将精细操作造成的起初看似轻微的损伤进展为
大量快速出血的静脉缺损。

（一）器具

正确选择器具来有效修复血管损伤可以显
著减少出血量。表 12-4 列举了器具并根据应用
范围做了分类。表格中显露手术视野的器具在椎
体解剖时也都可用。钝性分离时会使用到的止血
海绵和腔镜 Kittners 钳，也用于压迫止血和控制
出血。外用纱布，无论是片状还是条形都可以用
来填塞止血。急诊时可能没有备用的某些特殊器
械，可能在专科手术器械包里面找得到，如胸外
科、腹腔镜或盆腔手术器械包（如妇科或泌尿外
科器械包）。备用一个脊柱手术应急手术器械包
可能非常有价值，其中特殊的器械包括长柄持针
器、Debakey 钳、开式腹腔镜推结器、带角度的中
号施夹钳等。开式腹腔镜推结器比闭式更容易操
作，特别是其还带有双针的缝线。带半圆针的缝
线，如 RB1、RB2（Ethicon；Bridgewater，NJ）或
CV22，使用范围广，在深而狭小的空间里具有很
强的可操作性。

（二）显露

损伤血管的准确显露非常关键，往往由血管
损伤的范围决定的。怀疑有严重血管损伤应尽快
请血管外科医生会诊。局部损伤可以直接原位修
补。损伤血管显露基本原则仍然管用：显露越多
越好，特别是这些损伤血管需要重建/修复而不是
结扎的时候。拟采用的止血技术决定了整个手术
视野的显露范围。止血器具的大小（如 Debakey
钳阻断还是大的止血海绵填塞）取决于修复血管
时是否有足够的空间。显露是否需要延长切口、
分离松解周围筋膜组织、旋转或解剖更大的范围
去阻断血管等，其目的是建立一个舒适的且操作
自由的手术空间。

与血管充分显露一样，是否需要近远端控制
或阻断，取决于血管损伤的范围和修复的方法。
如果血管损伤及时发现且仔细控制没有更严重的
损伤，往往即刻可以止血而不需要更大范围的解
剖。出血控制可能需要近远端阻断便于更准确的
修复。静脉损伤，由于其脆弱的结构可能在额外
解剖时损伤变得更为严重，因此，根据外科医生
的习惯治疗计划可能因人而异。主动脉、IVC、静
脉后壁或静脉分叉处损伤往往需要移动血管来辨
别血管损伤的部位。在这些病例中，有时候在破
损血管部位置入球囊并轻轻充盈球囊来止血，可
以尽可能减少出血量。损伤血管一旦控制后，应
当选择性地考虑肝素化，这样可以延长阻断动脉
的时间、足够的时间处理血栓栓塞并发症或进行

表 12-4　在显露和血管损伤修复过程中经常使用的器械		
显露手术视野	**临时控制出血**	**修复术**
• 自动撑开器 　– Omni 肾脏拉钩、前路腰椎椎间融合术（ALIF）专用撑开器 • 头灯 • 带照明灯的拉钩 • 肾静脉拉钩 • Wiley、spinal tech • 吸引器 　– 自体血回输装置	• 镊子 　– 30cm 或更长 • 海绵垫 • Kittners 钳 • 腹腔镜 • 填塞物 　– Raytec，神经外科手术用的片状或条形止血棉片 • 血管腔内球囊阻断 • Allis，Babcock 阻断钳	• 持针器 　– 长柄 　– 血管缝合持针器：Castroviejo、Ryder • 开式腹腔镜推结器 • 缝线 　– 聚丙烯缝线 　– 半圆针缝线 • 施夹钳 　– 长柄，腹腔镜或弯头 • 局部止血材料 • 血管腔内支架或带膜支架

更大范围的解剖。

（三）修复

一旦确认血管损伤的范围且血管控制确切，就可以开始修复血管了。小的点状缺损直接用止血纱布填塞止血。随着止血材料的发展，对于更大的血管缺损，如果时间允许且也可以填塞的话，也有可能通过止血材料填塞。当考虑采用止血材料时，为了达到有效止血，外科医生必须知道每种材料独特的促凝血因子。如果止血材料被血液"冲走"或不能停留在出血部位将无法起到止血的目的。重要的是要考虑在使用止血材料后继续原来的脊柱手术的安全性。在完成前路或后路融合术所需要的额外手动骨科操作中缺乏固定，理论上可能导致止血材料的移位。为了安全起见，与脊柱外科医生讨论是否需要推迟椎体融合术。

缝合修复非常有效，但是鉴于其深而狭小的空间，操作起来很困难。血管夹是个不错的选择。由于手术空间深，选择合适长度的器械是血管夹止血的关键。腹腔镜血管夹施夹器，手柄长，通过单向旋转推送血管夹的方式来止血。盆腔深部组织中，血管往往不是平坦的横行而是往深部延伸，带角度的血管夹施夹器可以更加准确地释放血管夹。也可以用于夹闭与血管平行的血管损伤。在释放血管夹时，是侧面对侧面还是垂直夹闭血管，与平行血管夹夹闭一样有效。当然，血管夹也有局限性，一旦脱落则会导致止血失败而再次出血。有时候在血管夹周围再行缝合会更加有效。

单线缝合是修复血管损伤的金标准，至今仍然非常有效。鉴于此类手术视野中血管损伤解剖学上的难度，因此直接缝合需要完美的显露、丰富的经验和不懈的坚持。选择长柄持针器、合适大小和形态的缝针及医生的耐心是修复成功的关键。如上所述，半圆形缝针和推结器对于处理深部血管损伤非常有效。传统的横行缝合比纵行缝合或荷包缝合更加适用于静脉损伤的修复。大血管损伤尽量不要采用缝扎，除非患者血流动力学不稳定。特别强调的是，对于动脉缺损性损伤，在患者一般情况稳定的情况下，尽最大努力采用有效的血管控制和更加规范的血管修复技术。

除了球囊阻断来控制血管出血以外，革新的腔内技术也用于修复主要动脉和静脉损伤。带膜支架和支架移植物用于重建严重的血管缺损，如IVC、IVC分叉处和主髂动脉。很多时候，患者直接在放射手术台上手术，因此便于随时使用C臂机。但是有时候置入或交换器具是很难持续性手动压迫止血的。IVC和髂静脉需要特别注意移植物器具尺寸的选择。肾下腹主动脉瘤分叉型带膜支架和双侧对吻带膜支架都有报道用于重建这类静脉损伤[2, 10-12]，选择其中哪一种取决于以下因素：重建的目的、有无现成的符合尺寸的器具、穿刺入路选择和进行支架植入时出血控制情况等。

动脉管腔内损伤最常见于钙化动脉或牵拉时间过长。后者最常见于在显露L_4/L_5时向外侧牵拉压迫左侧髂动脉。损伤可能会带来血栓形成，并增加血栓栓塞、夹层和斑块破裂的风险。这些损伤术中也许不能及时发现，而在术后一段时间才被诊断，最准确的检查手段是增强影像学检查。插管造影和CT血管成像具有类似的诊断价值，方法的选择多由患者所处的环境用哪种方法更容易实现来决定，也与损伤造成的缺血严重程度有关。一般而言，血栓形成或血栓栓塞最佳治疗方法是开放性血栓栓塞去除术。夹层或斑块破裂伴有血流影响通常采用腔内支架置入术来有效治疗。

一些术后血管并发症，如髂股静脉血栓形成或血管狭窄，也常常采用腔内治疗。有单中心研究报道显示，血管损伤的患者更易发生术后DVT形成。文献报道ALIF术后DVT发生率一般为0%～5%[4, 7, 8, 13]。机械性和药物性血栓清除术都被证实可有效治疗这类并发症，因此可以应用于髂股静脉等中央型DVT，进而降低中远期血栓后综合征的发生率。也有最新的机械性血栓清除术装置治疗髂股静脉DVT取得理想的结果，在DVT

发病早期应用可以避免使用溶栓药物。任何潜在的病变也需要同时处理预防血栓复发。根据目前 DVT 指南，在抗凝的同时给予术后抗血小板治疗[14]。动脉重建后并发症或其他诸如动静脉瘘或假性动脉瘤的并发症也有单中心报道，这些应该根据临床表现和病变种类按照血管外科病变诊治标准去处理。

脊柱外科手术中血管损伤的严重程度从简单到复杂都有可能。不幸的是，这类并发症甚至会发生于经验丰富的医生在手术看上去进展顺利的时候。术前详细评估可以提高对患者病情复杂程度的了解，进而降低这些血管并发症的风险。一旦出现了血管损伤，即刻通过适合的血管显露、经验丰富的外科技术来修复和准确的血管器具来完成止血。局部止血、缝合修复和移植物修复及腔内技术都可以用来提高治疗的成功率。保持与脊柱外科医生及患者之间的良好沟通，提高损伤手术期间的风险和支持的透明化。必须清楚地告知患者这些血管并发症的属性、修复治疗所采取的措施及随访期间的注意事项。

参考文献

[1] Linton RR, White PD. Arteriovenous fistula between the right common iliac artery and the inferior vena cava: report of a case and its occurrence following an operation for a rupture intervertebral disc with cure by operation. Arch Surg. 1945;50:6–13.

[2] van Zitterer M, Fan B, Lohle PN, de Nie C, de Waal Malefijt, Vriens PW, et al. A shift toward endovascular repair for vascular complications in lumbar disc surgery during the last decade. Ann Vasc Surg. 2013;27:810–9.

[3] Papdoulas S, Konstantinou D, Kourea HP, Kritikos N, Haftouras N, Tsolakis JA. Vascular injury complicating lumbar disc surgery. A systematic review. Eur J Vasc Endovasc Surg. 2002;24:189–95.

[4] Zahradnik V, Lubelski D, Abdullah KG, Kelso R, Mroz T, Kashyap VS. Vascular injuries during anterior exposure of the thoracolumbar spine. Ann Vasc Surg. 2013;27:306–13.

[5] Nguyen HV, Akbarnia BA, van Dam BE, Raiszadeh K, Bagheri R, Canale S, et al. Anterior exposure of the spine for removal of lumbar interbody devices and implants. Spine. 2006;31:2449–53.

[6] Inamasu J, Guit BH. Vascular injury and complications in neurosurgical spine surgery. Acta Neurochir. 2006;148:375–87.

[7] Hamdam AD, Malek JY, Schermerhorn ML, Aulivola B, Blattman SB, Pomposelli FB Jr. Vascular injury during anterior exposure of the spine. J Vasc Surg. 2008;48:650–4.

[8] Chririano J, Abou-Zamzam AM Jr, Urayeneza O, Zhang WW, Cheng W. The role of the vascular surgeon in anterior retroperitoneal spine exposure: preservation of open surgical training. J Vasc Surg. 2009;50:148–51.

[9] Jasani V, Jaffray D. The anatomy of the iliolumbar vein: a cadaver study. J Bone Joint Surg. 2002;84B:1046.

[10] Zahradnik V, Kashyap VS. Alternative management of iliac vein injury during anterior lumbar spine exposure. Ann Vasc Surg. 2012;26:277.e15–8.

[11] Bonasso PC, Lucke-Wold BP, d'Audiffret A, Pillai L. Primary endovascular repair of ilio-caval injury encountered during anterior exposure spine surgery Evolution of the paradigm. Ann Vasc Surg. 2017;43:316.e1–8.

[12] Chou EL, Colvard BD, Lee JT. Use of aortic endograft for repair for intraoperative iliocaval injury during anterior spine exposure. Ann Vasc Surg. 2016;31:207.e5–8.

[13] Brau SA, Delamarter RB, Schiffman ML, Williams LA, Watkins RG. Vascular injury during anterior lumbar surgery. Spine J. 2004;4:409–12.

[14] Kearon C, Aki EA, Ornelas J, et al. Antithrombotic therapy for VTE disease: CHEST guideline and expert panel report. Chest. 2016;149(2):315–52.

第 13 章 心脏外科手术相关的血管并发症

Vascular Complications Associated with the Cardiac Patient

Juan E. Marcano　Mathew J. Wall Jr.　Ravi K. Ghanta　著

心脏外科手术的患者也有发生血管并发症的风险，偶尔也需要血管外科医生协助干预。冠状动脉疾病、狭窄性主动脉瓣病变和胸主动脉瘤与周围动脉硬化性病变具有类似的病理生理学改变。因此，严重心血管疾病的患者同时合并有周围动脉病变也不少见，但是在评估心血管疾病时可能没有发现周围动脉病变。而且，随着新器具和经导管技术的发展，腔内治疗心脏瓣膜疾病和心力衰竭成为现实，从而造成周围血管并发症。在这一章里，将复习与心脏外科手术病变相关的常见周围血管并发症。

一、术前评估

术前评估有无血管疾病及其严重程度对预防心脏手术患者相关并发症至关重要。胸外科医师学会（Society of Thoracic Surgery，STS）构建了一套广泛应用于冠状动脉转流移植术（coronary artery bypass grafting，CABG）、主动脉瓣和二尖瓣手术的风险预测模型[1-3]。周围血管疾病、颈动脉狭窄和脑血管疾病的存在都会增加心脏外科手术的预测风险。体格检查，包括周围动脉搏动触诊、颈动脉听诊、静脉淤滞性病变和下肢组织缺血或缺损都需要检查并记录。所有计划 CABG 的患者都建议检查双上肢动脉压力，以筛查潜在的左侧锁骨下动脉狭窄，后者可能会降低左胸廓内动脉（left internal mammary artery，LIMA）的血流。

有 8% 的 CABG 患者同时合并有颈动脉狭窄[4]。经无意中检查发现的无症状颈动脉狭窄在 >65 岁的冠心病患者中最为常见，尤其是左冠主干病变的患者[5]。推荐所有症状性颈动脉狭窄、年龄 >65 岁、左冠主干病变及主动脉狭窄的患者都检查颈动脉多普勒超声[5]。既往颈动脉手术、脑卒中病史或多普勒超声阳性结果的患者，可以从头颈 CT 血管成像检查中获益，能够明确脑血管和颈动脉病变的严重程度。针对合并有心脏病和颈动脉狭窄的治疗一直存在争议，且不同学科的观点差异较大。对于合并有严重冠状动脉和症状性颈动脉狭窄和（或）双侧颈动脉狭窄，指南推荐颈动脉手术 / CABG 同期进行[5]。

动脉搏动减弱或间歇性跛行患者，进一步行踝肱指数和脉冲容积描记检查，可能需要其他影像学检查。计划 CABG 手术的患者需要检查超声评估大隐静脉。胸部 CT 平扫评估升主动脉和主动脉弓钙化情况，有助于术前制订动脉开通策略。

动脉瘤、再次胸骨切开术或既往血管事件的患者，可以从额外的术前影像学成像检查中获益，如胸部、腹部和骨盆的 CT 血管成像检查，用于评估周围血管直径和是否适用于体外循环时的外周插管，以及有无腹主动脉和内脏动脉病变。随着经导管入路治疗瓣膜性心脏病在临床上的应用，需要术前 CT 血管成像来评估器具输送时入路的选择，这可能直接提示需要开放性手术显露股动脉或髂动脉来输送器具。

二、常见心脏手术后的血管并发症

心脏手术患者血管并发症的病因可大致分为

医源性损伤、继发于低心排血量或血管舒张、心源性栓塞、血栓状态、植入器具或导管引起的机械性阻塞。周围血管疾病的存在会显著增加这些并发症的可能性。

（一）血管入路和侵入性血流动力学监测相关并发症

为了补液和监测血流动力学参数，心脏外科患者通常需要血管穿刺置鞘留管。例如，肺动脉导管和中心静脉入路在穿刺后会置入大口径导管（9Fr）。终末期肾功能不全患者，既往经常有多根静脉入路穿刺置管病史，遗有中心静脉狭窄或闭塞的风险，因此而造成静脉穿刺入路的医源性损伤。仔细阅读患者术前影像学检查有助于正确选择静脉穿刺入路，一些患者有必要在影像学辅助下置管。大口径穿刺器具对颈动脉、锁骨下血管、头臂静脉或上腔静脉造成的损伤，有时需要开放性手术或腔内技术修复。

心脏手术患者一般选择桡动脉作为动脉穿刺入路，而且桡动脉现已成为冠状动脉置管造影诊断的标准入路。因此，心脏手术后常规评估手部的状况并及时发现血管并发症，对预防手功能丧失至关重要。其他动脉穿刺入路还有股动脉、肱动脉和腋动脉。

心脏置管造影诊断也可能选择股动脉入路，术后血管闭合器具封堵该穿刺点。体外循环时需要系统性肝素化，增加了假性动脉瘤、血肿形成、出血，甚至血栓形成的风险。因此，围术期要求常规评估腹股沟区及下肢远端的动脉搏动情况。腹股沟区如有血肿则需要多普勒超声检查排除假性动脉瘤。

有些心脏手术，如既往有胸骨切开术或微创心脏手术等，也需要周围动脉置管。对于二次胸骨切开术，很多外科医生经皮穿刺股动脉和股静脉备用，当遇到有纵隔广泛粘连或心脏损伤时，即刻通过股血管建立体外循环。也有医生在二次胸骨切开术时选择开放性手术显露股血管。在不

经过胸骨的心脏微创手术中，股血管置管建立体外循环，此时可以选择 Seldinger 技术穿刺置管，也可以选择解剖股动脉，并用"烟囱技术"在股动脉上端侧吻合一根人工血管。"烟囱技术"人工血管可以在体外循环时维持下肢的血供，拔管后也易于缝合股动脉且引起股动脉狭窄的情况罕见。

（二）脑卒中

心脏手术有 1.8% 的脑卒中发生率，以栓塞为最常见病因[6]。术前影像学检查（CT 检查）和术中影像学（主动脉旁超声）指引的置管策略可能会降低手术相关并发症[7]。术中监测，如维持足够的平均主动脉压力和血红蛋白水平，是广泛应用于体外循环时降低脑卒中风险的措施[8]。深低温停循环（deep hypothermic circulatory arrest，DHCA）的主动脉弓手术发生脑卒中的风险高达 19%[9]。为了降低脑卒中的风险，多数外科医生在 DHCA 时进行脑灌注，要么从腋动脉和锁骨下动脉顺血流灌注，要么从上腔静脉逆血流灌注[10]。用于降低开放性和经导管主动脉手术中栓塞风险的新器械正在研发中。由于心脏手术的时间较长，且患者术后处于镇静中，因此患者发生脑卒中的时间往往并不确切。围术期发生脑卒中的患者可以考虑行神经介入干预，因为即使是发生时间较长的潜在脑卒中患者，神经介入干预后也可观察到良好的预后[11]。

（三）急性肠缺血

心脏手术后发生肠系膜缺血事件虽然罕见（1%），但致死率高（87%）[12]。发生急性肠系膜缺血的高危因素包括年龄＞70 岁、肾功能不全、心源性休克、周围动脉病变、心房颤动、延长正性肌力治疗时间和需要主动脉内球囊反搏 intra-aortic balloon pump，IABP）[13]。腹部压痛、便血或乳酸水平升高者应怀疑有肠系膜缺血的可能，特别是合并有其他危险因素时。通常腹部 CT 血管成像可以诊断。肠系膜动脉闭塞可以继发于心源性

栓塞，尤其是表现有心房颤动、室壁瘤或心内膜炎的患者。一般需要开放性手术取栓和修复术治疗，但经皮腔内治疗也是可供选择之一。非闭塞性肠系膜缺血（non-occlusive mesenteric ischemia，NOMI）见于正在使用血管加压药的患者。采用机械性循环支持来减少血管加压药的使用，并启用血管舒张药治疗。虽然有经皮穿刺导管持续灌注血管舒张药治疗 NOMI 成功的病例报道，但是患者死亡率高达 90%[14]。

（四）下肢缺血

下肢缺血发生于机械性循环支持、动脉置管和器具植入、低心输出量、大剂量血管加压药使用、肝素诱导的血小板减少症（heparin-induced thrombocytopenia，HIT）或栓塞等患者。合并有周围血管疾病的患者风险增加，但也会发生于无周围血管疾病患者。下肢缺血会增加致残率、延长住院时间、延迟患者恢复正常生活并增加住院费用。图 13-1 是 1 例因大剂量使用血管加压药而造成的下肢缺血 / 坏死病例。血管加压药相关的肢体缺血，70% 的患肢需要截肢[15]。

心源性栓塞也是肢体缺血的病因之一，往往需要开放性或腔内介入治疗。其临床表现分为急性（住院期间，图 13-2）和迟发性（一般术后数周，图 13-3）两类。心源性栓子可以源自心律失常（心房颤动）。严重钙化易发生夹层和内膜

掀起的活瓣，进而出现钙化碎片的脱落栓塞远端动脉。

据估计有 3% 心脏外科手术的患者会发生 HIT[16]。HIT 患者的围术期死亡率上升 50%。多次使用肝素和延长心肺体外循环的患者发生 HIT 的风险增加。HIT 的诊断有时较困难，且临床风险评分，如 4-T 评分并不适用于心脏外科手术患者，

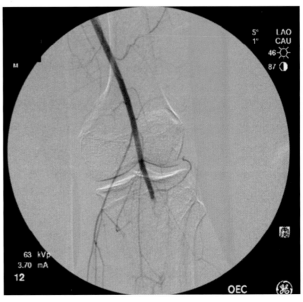

▲ 图 13-2 主动脉弓术后第一天出现下肢皮温冰凉，多普勒超声血流信号减弱，动脉造影显示腘动脉栓塞

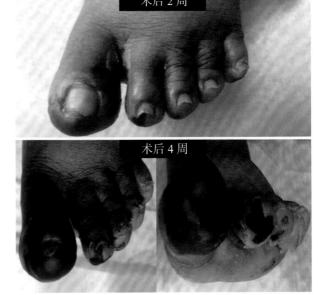

▲ 图 13-3 患者术后 2 周发生迟发性下肢缺血，下方两张图显示为术后 4 周脚趾表现

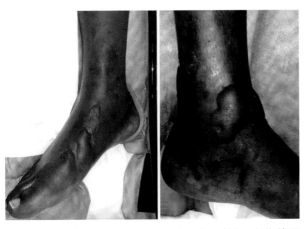

▲ 图 13-1 心源性休克伴多器官功能衰竭患者，长期使用大剂量血管加压素，出现双下肢严重缺血

反而发病时间和临床表现更具诊断价值[17]。诊断一般需要抗肝素 – 血小板因子 4（PT-4）抗体血清学检查（灵敏度高，但特异度不高）和血清释放试验（serotonin release assay，SRA，高敏感性和特异性）。SRA 报告通常需要几天时间，如果 PF-4 阳性或临床高度疑似，则可以考虑使用非肝素类抗凝药物（如比伐卢定等）治疗。如确诊为 HIT，术后一般需要抗凝治疗 6 个月。

三、机械性循环支持的血管并发症

低心输出量患者的临时机械性心脏支持（mechanical cardiac support，MCS）会导致下肢缺血，有多种 MCS 器具和套件在临床上使用。主动脉内球囊反搏（IABP）是临床应用最为广泛的 MCS，也是临床上广泛应用的一种经皮临时机械性循环支持器具。IABP 降低心脏后负荷，提高冠状动脉灌注并提高平均主动脉压。IABP 一般经皮穿刺股总动脉置入，根据操作者的喜好和股动脉直径[18, 19]，可以经 8Fr 鞘或无鞘置入。IABP 的主要优点是整体并发症发生率低，易于置入和取出，费用低廉，因此绝大多数医疗中心都具备使用条件。IABP 并发症发生率处于 12.9%～29%，其中下肢缺血是最常见并发症（9%～25%）[20, 21]。但随着 <8Fr 的小口径 IABP 在临床上的应用，当前数据显示下肢缺血发生率已经低至 1%～3%[22]。取出 IABP 后经皮穿刺点可以直接手动压迫止血并嘱患者卧床休息。患者也可能发生假性动脉瘤和血肿并发症，需要定期复查。对于股动脉直径较细的患者，考虑到下肢缺血风险，需要开放性显露股动脉并在术后修补穿刺点。

对于低心输出量、休克和（或）呼吸衰竭患者，需要更为先进的 MCS 器具。虽然器具的种类繁多，但具有共同的特征。所有器具都有一根流入道，引流患者血液至体外泵血氧交换，然后经一根流出道回输入患者血管内。流入道和流出道的位置取决于临床需求。流入道和流出道套管可置于中心静脉 – 动脉的体外膜氧合（extra-corporeal membrane oxygenation，ECMO）支持系统，或置于股血管或腋血管等周围血管。

最常用的 MCS/ECMO 器具是股动脉和股静脉导管。股动脉往往置入 17～21Fr 的套管。动脉端直接以主动脉为流入道血流（如套管经股动脉至心脏），由于套管内逆行血流并占用了股动脉一部分管腔，因此可能引起下肢缺血。同时这些患者处于休克、大剂量血管加压素使用的状态下进一步加重下肢缺血。股动脉置管患者，需要定期检查股动脉搏动非常重要。很多患者会出现股动脉搏动减弱甚至搏动消失，因此需要多普勒超声检查。如果患者病情稳定，可以开放性解剖显露股动脉，采用"烟囱技术"端侧吻合 1 根 8mm 人工血管至股动脉上，以维持股动脉的双向血流。该操作可以在 ECMO 置管时进行，也可以待患者病情稳定后在对侧腹股沟区进行操作。如果股动脉有动脉硬化病变，则可以选择腋动脉置管。一个重要且临床常用的维持远端下肢供血的措施，是顺行穿刺股浅动脉并置入鞘，如图 13-4 显示，1 例 ECMO 患者经左侧股动脉置管，同时顺行穿刺左侧股浅动脉并置入 7Fr 鞘，将 7Fr 鞘侧壁的冲水管与动脉端的 ECMO 套管相连接，经 ECMO 套

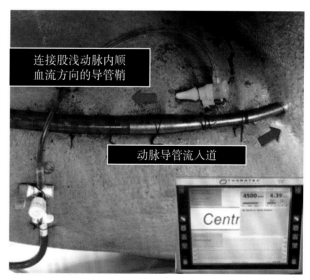

连接股浅动脉内顺血流方向的导管鞘

动脉导管流入道

▲ 图 13-4 患者心脏术后机械循环支持
股动脉顺行穿刺并置入导管鞘。右下角 CentriMag Console 监控显示血流速度和血流量情况正常，即使动脉无搏动或搏动很弱

管至 7Fr 鞘供血下肢远端。

四、经导管瓣膜修复术相关的血管并发症

经导管瓣膜修复术代表着结构性心脏病的最新创新[23, 24]。经导管主动脉瓣置换术（transcatheter aortic valve replacement，TAVR）目前应用于治疗复合解剖要求的主动脉瓣狭窄患者。TAVR 可以经股动脉（trans-femoral TAVR，TF-TAVR）或经心尖（trans-apical TAVR，TA-TAVR）入路植入至左心室。既往 TAVR 器具需要经 21Fr 甚至更大的导管鞘植入，但目前已可以经 14Fr 鞘植入，因此目前不大使用 TA-TAVR。经心尖入路仍应用于经导管二尖瓣置换术（2020 年仍在美国进行临床试验），因此还是经导管心脏瓣膜置换术的重要入路。经股动脉入路血管并发症发生率为 4.2%[25]，该并发症的危险因素包括高龄、女性（可能意味着血管直径更细）、大于 19Fr 鞘。穿刺入路血肿是最常见并发症，其次是假性动脉瘤、后腹膜出血，动脉夹层和股动脉破裂是股动脉入路最严重的并发症。幸运的是，随着临床经验的积累、更细的输送鞘和术前影像学成像技术的发展，这些并发症已越来越少见。

参考文献

[1] Shahian DM, et al. The Society of Thoracic Surgeons 2008 cardiac surgery risk models: part 1–coronary artery bypass grafting surgery. Ann Thorac Surg. 2009;88(1 Suppl):S2–22.

[2] O'Brien SM, et al. The Society of Thoracic Surgeons 2008 cardiac surgery risk models: part 2–isolated valve surgery. Ann Thorac Surg. 2009;88(1 Suppl):S23–42.

[3] Shahian DM, et al. The Society of Thoracic Surgeons 2008 cardiac surgery risk models: part 3–valve plus coronary artery bypass grafting surgery. Ann Thorac Surg. 2009;88(1 Suppl):S43–62.

[4] Selnes OA, et al. Cognitive and neurologic outcomes after coronary-artery bypass surgery. N Engl J Med. 2012;366(3):250–7.

[5] Hillis LD, et al. 2011 ACCF/AHA Guideline for Coronary Artery Bypass Graft Surgery: a report of the American College of Cardiology Foundation/American Heart Association Task Force on Practice Guidelines. Circulation. 2011;124(23):e652–735.

[6] Fernandez FG, et al. The Society of Thoracic Surgeons National Database 2019 annual report. Ann Thorac Surg. 2019;108(6):1625–32.

[7] Biancari F, et al. Epiaortic ultrasound to prevent stroke in coronary artery bypass grafting. Ann Thorac Surg. 2020;109(1):294–301.

[8] Gold JP, et al. Improvement of outcomes after coronary artery bypass. A randomized trial comparing intraoperative high versus low mean arterial pressure. J Thorac Cardiovasc Surg. 1995;110(5):1302–11. discussion 1311–4

[9] Ergin MA, et al. Hypothermic circulatory arrest in operations on the thoracic aorta. Determinants of operative mortality and neurologic outcome. J Thorac Cardiovasc Surg. 1994;107(3):788–97. discussion 797–9

[10] Preventza O, et al. Unilateral versus bilateral cerebral perfusion for acute type A aortic dissection. Ann Thorac Surg. 2015;99(1):80–7.

[11] Marcano J, Ghanta RK. Commentary: Tick, tock ... Time windows for intervention for stroke after cardiac surgery. J Thorac Cardiovasc Surg. 2019;158(1):199.

[12] Warwick R, et al. Virchow's triad and intestinal ischemia post cardiac surgery. Asian Cardiovasc Thorac Ann. 2014;22(8):927–34.

[13] Deng QW, et al. Risk factors for postoperative acute mesenteric ischemia among adult patients undergoing cardiac surgery: a systematic review and meta-analysis. J Crit Care. 2017;42:294–303.

[14] Ogi K, et al. Successful treatment of nonocclusive mesenteric ischemia after aortic valve replacement with continuous arterial alprostadil infusion: a case report. Int J Surg Case Rep. 2017;35:8–11.

[15] Kwon JW, Hong MK, Park BY. Risk factors of vasopressor-induced symmetrical peripheral gangrene. Ann Plast Surg. 2018;80(6):622–7.

[16] Solanki J, et al. Heparin-induced thrombocytopenia and cardiac surgery. Semin Thorac Cardiovasc Surg. 2019;31(3):335–44.

[17] Lillo-Le Louet A, et al. Diagnostic score for heparin-induced thrombocytopenia after cardiopulmonary bypass. J Thromb Haemost. 2004;2(11):1882–8.

[18] Phillips SJ, et al. Sheathless insertion of the percutaneous intraaortic balloon pump: an alternate method. Ann Thorac Surg. 1992;53(1):162.

[19] Erdogan HB, et al. In which patients should sheathless IABP be used? An analysis of vascular complications in 1211 cases. J Card Surg. 2006;21(4):342–6.

[20] Patel JJ, et al. Prospective evaluation of complications associated with percutaneous intraaortic balloon counterpulsation. Am J Cardiol. 1995;76(16):1205–7.

[21] Alle KM, et al. Iatrogenic vascular trauma associated with intra-aortic balloon pumping: identification of risk factors. Am Surg. 1993;59(12):813–7.

[22] de Jong MM, et al. Vascular complications following intra-aortic balloon pump implantation: an updated review. Perfusion. 2018;33(2):96–104.

[23] Smith CR, et al. Transcatheter versus surgical aortic-valve replacement in high-risk patients. N Engl J Med. 2011;364(23):2187–98.

[24] Adams DH, Popma JJ, Reardon MJ. Transcatheter aortic-valve replacement with a self-expanding prosthesis. N Engl J Med. 2014;371(10):967–8.

[25] Holmes DR Jr, et al. Annual outcomes with Transcatheter valve therapy: from the STS/ACC TVT registry. Ann Thorac Surg. 2016;101(2):789–800.

第 14 章 四肢手术相关的血管损伤
Vascular Insult of the Operated Extremity

Ahmed F. Khouqeer　Zachary S. Pallister　著

一、骨科钝性损伤合并血管损伤的类型

当患者表现有下肢血管损伤典型的临床体征时，无论是手术还是创伤造成的，往往都能得到及时有效的干预。但是，临床体征有时并不典型，或者合并有骨科损伤的其他表现，会影响诊断。本章将讨论与骨科手术相关的血管损伤，包括常见临床表现、病因、诊断流程和治疗策略等。

由于骨骼与血管结构距离近且纵向走行一致，因此骨科钝性损伤合并血管损伤的风险很高。由骨折、脱位、挫伤、挤压伤和牵引所致的损伤占需要治疗的创伤性血管损伤的 5%～25%。此外动脉损伤有一系列类型，包括痉挛、内膜损伤、假性动脉瘤、动静脉瘘、动脉瘤样形成及部分或完全横断。骨科损伤最常导致股动脉、腘动脉和肱动脉损伤。而且，在健康个体中，长骨骨折引起的血管损伤可能性较小，股骨骨折伴股浅动脉损伤的比例为 1%～2%，胫骨骨折伴腘动脉、胫腓干动脉及三分叉处损伤的比例为 1.5%～2.8%[1-5]。及时复位骨骼损伤可以解除对血管的外部压力，恢复远端血流。复位前后应测量踝肱指数以确保复位没有对动脉造成损伤。同时，如有可能，复位后应进行包括 CT 血管成像在内的所有血管成像检查。

1. 肱骨颈骨折和前脱位相关的腋动脉损伤　约 2/3 腋动脉损伤患者在检查时发现有动脉搏动减弱或消失。臂丛神经损伤常伴有腋动脉损伤，因为两者解剖学位置接近。因此，臂丛神经功能缺失时应怀疑有腋动脉损伤可能。骨科损伤引起的腋动脉损伤一般不多见，且通常发生于骨折患者[6, 7]。

腋动脉损伤的修复，传统上是开放性手术显露直接一期修补或人工血管间置重建。但是开放性手术修复腋动脉损伤困难重重。由于胸廓出口近端血管的位置和组织粘连，修复手术本身就充满挑战。而且，由于肱骨骨折损伤或骨科手术引起的周围组织破坏，进一步增加了开放性手术修复动脉损伤的难度，尤其对近端动脉的控制。相反，临床上腔内治疗的应用越来越多，特别是对于锁骨下动脉和腋窝部位的腋动脉损伤。在血流动力学稳定患者中，逆行股动脉或顺行肱动脉入路进行腔内治疗取得了良好的结果[8, 9]。

2. 肱骨干骨折和肘关节脱位相关的肱动脉损伤　肱骨干骨折合并肱动脉损伤较为常见，尤其在儿童期。对疑似有肱动脉损伤的肱骨干骨折患者，有必要进行神经和血管检查。肱动脉直行于上臂因此近远端控制相对容易，主要采用直接修复或间置移植术。鉴于这类患者较年轻，自体静脉移植（通常采用间断缝合以适应将来肢体的生长发育）至关重要，腔内支架置入术和人工血管间置仅仅作为最后的无奈选择。

3. 股骨颈骨折和髋关节脱位相关的股动脉损伤　90% 的股动脉损伤表现有远端缺血或动脉搏动减弱。但与其他动脉损伤一样，动脉搏动减弱也可能不明显。而且，股深动脉损伤患者，其远端搏动是正常的，而仅仅表现为大腿部位非膨胀

性的血肿，因而容易被漏诊或误认为是骨科损伤的肿胀[10]。

股骨颈骨折和髋关节脱位常见于高冲击力创伤患者，尤其是高速机动车事故者，这种损伤往往还会合并有多处肢体和躯干损伤[11]。

股动脉损伤的处理方式取决于损伤的部位。股总动脉损伤的治疗尽可能采用开放性手术修复，当然必要时也可以间置移植术或静脉补片，股深动脉损伤可以采用类似的处理方法。股浅动脉越来越倾向于腔内修复，但同样可以采用开放性手术处理。在损伤控制情况下或患者处于极端情况时，只要技术上可行，转流术要比结扎术更可取。

4. 股骨髁上骨折、胫骨近端骨折和膝关节后脱位的腘动脉和膝下动脉损伤 当膝和胫骨近端损伤位置靠近膝关节时，同时合并有腘动脉损伤的概率较高[12]。腘动脉损伤的致残率高，遇到这些创伤时应当怀疑有腘动脉损伤的可能，因为腘动脉损伤有时候临床症状并不明显，或者早期仅表现为无症状的内膜损伤。同时，创伤手术治疗的术前计划，尤其是腘动脉损伤手术的术前计划必不可少。术前计划需要考虑最佳手术方案、患者体位摆放，以及可能需要获取的自体静脉。这些创伤也可能合并有静脉损伤和动静脉瘘损伤。此外，对于钝性损伤、骨折及脱位，由于损伤的程度不同，因此影像学检查很有诊断价值。

膝下动脉损伤在血管检查时可能没有明显阳性表现，只有当三根膝下动脉供血都下降时才出现缺血性症状和体征。一般只有多根膝下动脉或胫腓干动脉损伤时才需要重建术。患者往往可以耐受结扎某一根损伤的膝下动脉，由于其他膝下动脉可以提供足够血供，因此截肢率低[13]。

5. 谁先做手术，血管外科医生还是骨科医生 谁先做手术一直是个争论不休的话题[14]。确诊合并有骨科创伤和血管创伤后，首先尝试床边骨科创伤的复位。如有可能，血管外科医生和骨科医生应该讨论后续治疗措施。血管医生考虑的主要问题是缺血时间，以及在未固定的腿上或在

骨科金属固定器周围修复血管的难度，这对于患者需要放置外固定支架时尤为重要，而该操作在合并血管损伤和骨科创伤时经常需要。骨科医生考虑的主要问题是骨科修复后肢体长度的变化，以及在不破坏修复的动脉的条件下修复骨科创伤。理解这些问题后，可以更加容易地为患者达成最佳决策和治疗计划。在笔者所在的中心，两个科室之间良好的沟通可以避免冲突。最为重要的是，讨论应集中于以下几点。

- 缺血时间：是否＞6h时间窗？如果是，优先修复动脉损伤。
- 外固定装置与动脉显露的关系：改变外固定支架的位置能否让血管修复更容易？骨科手术需要的牵引或操作会危及已经修复的血管吗？如果答案是肯定的，那应当先进行骨科手术再修复血管。
- 下肢长度变化：骨科手术会影响下肢长度吗？考虑到这一点可以让医生修复骨科创伤时做些合适的调整，尤其是血管修复需要转流或间置重建术时。

二、血管损伤高风险的常见择期手术

择期手术中损伤血管结构并不少见，临床上最常见的手术即为骨科手术，这是由于两者解剖学距离近、关节和肌肉手术操作对周围血管的损伤及骨科手术器具损伤等。血管损伤的危险因素包括已有动脉粥样硬化病变和既往有血管手术史。全膝关节置换术损伤腘动脉是骨科择期手术中最常见的血管并发症，回顾性研究报道其发生率高达4%[15]。术中由于出血导致的低血容量、相对低体温和（或）血管痉挛等都可能干扰对血管的准确评估，因此，术后一段时间内对动脉损伤的漏诊并不罕见。

虽然肢体上的普通外科和整形外科手术导致血管损伤的报道并不常见，但特殊情况下仍时有发生，包括腋窝和腹股沟区的手术（如淋巴结解剖）。Mills等报道了单中心择期手术中医源性血管

损伤的数据，结果显示多数发生于心脏置管（上一章已讨论）。仅有 1 例纤维组织细胞肿瘤因需要大面积切除和淋巴结解剖而损伤腋动脉[16]。血管损伤也会发生于肢体肉瘤切除术中，但详尽的术前计划可以极大地降低其发生率。乳腺癌术中腋窝解剖时会损伤腋静脉。肿瘤或其他外科手术，根据既往手术经验或术前影像学检查预判术中是否涉及大血管，如是则应当咨询血管外科医生。

三、复苏性主动脉腔内球囊阻断术

REBOA（resuscitative endovascular balloon occlusion of aorta）是将球囊置入至休克患者的主动脉内并充盈以临时阻断主髂动脉破裂出血口，用于稳定患者的一般情况，直至手术可以控制出血的动脉。最近的急诊 REBOA 系统已经由传统的 12Fr 鞘缩小至 7Fr 鞘。Stannard 等将该手术简化为 5 个步骤[17]，每一个步骤都可能造成肢体血管损伤（表 14-1）。REBOA 步骤包括：①动脉穿刺；②球囊选择和定位；③球囊充盈；④球囊泄囊；⑤退出球囊。

REBOA 采用基本的逆行穿刺技术，多选择股总动脉来完成。首先需要注意的是，患者处于休克状态，血容量下降导致循环系统塌陷，因此需要超声引导下穿刺以保证穿刺入路血管的安全。

其次，球囊需要仔细选择并在透视下置入和定位，因为导丝可能会损伤血管造成内膜片或夹层。直接在透视下充盈球囊很重要，因为过度充盈球囊会造成动脉夹层。球囊泄囊和拔鞘应轻柔缓慢，并且需要告知整个手术团队，以记录缺血时间，因为随后可能会出现组织缺血和电解质紊乱。

近期，无论是 12～14Fr 鞘还是 7～8Fr 鞘的 REBOA 都可能造成夹层、血栓形成、假性动脉瘤和下肢缺血等并发症[16]，因此，其临床应用前景较让人失望。而且，ACS TQIP 数据库显示，REBOA 组患者相比非 REBOA 组患者具有更高的死亡率和下肢截肢率[17]。哪些特殊患者能从 REBOA 中获益需要进一步研究来确认。

急性骨筋膜隔室综合征

急性骨筋膜隔室综合征（acute compartment syndrome，ACS）定义为由于筋膜隔室内压力的增加而导致了组织灌注的降低[18]。最常见病因是急性肢体缺血后的缺血再灌注损伤[19]。其他非血管因素的病因还有肢体挤压伤和骨科骨折。危险因素包括急性动脉缺血、缺血时间＞6h、年轻患者、低血压、合并静脉损伤和腘动脉损伤[20, 21]。ACS 诊断取决于临床表现，包括剧烈疼痛、神经功能障碍、触诊筋膜隔室紧张等，后期出现动脉搏动消失，也可能因为诊断不及时而以动脉搏动消失

步　骤	可能的并发症	预防措施
动脉穿刺入路	穿刺点选择过高（出血）或过低（血栓），意外穿刺静脉	超声引导下穿刺
球囊选择和定位	导丝意外移位（夹层、穿孔）	X 线透视下操作，助手控制好导丝
球囊充盈	过度扩张（主动脉夹层）	X 线透视下操作，球囊扩张填充主动脉即可
球囊泄囊	充盈时间太久（缺血时间延长增加缺血再灌注损伤）	注意球囊充盈至泄囊时间，泄囊时通知麻醉科医生
退出球囊	动脉出血。动脉撕裂伤，穿刺点封堵无效	X 线透视下退出球囊并使用穿刺点闭合设备，随后密切观察下肢供血灌注情况

表 14-1　REBOA 的步骤、可能的并发症和采取的预防措施总结

为首发表现。在诊断不确切时，直接筋膜隔室压力的客观测量有助于辅助诊治。

任何血管损伤和肢体相关缺血者，都应当怀疑有 ACS 的可能。恢复灌注前缺血时间>4h 增加了 ACS 发病风险。患者肢体血供恢复后，出现疼痛进行性加重、筋膜隔室张力增加、神经功能缺失等表现时，需要提高对 ACS 诊断的警惕性。虽然神经功能缺失可以辅助诊断 ACS，但对于近期有肢体手术史者或由于患者处于插管麻醉状态下，往往不能确认患者神经功能有无障碍。实验室检查显示肌肉损伤后产物（如血肌酸激酶）升高，进一步提高诊断的可能性，但这往往是后期表现，故不能因此而延误治疗。在诊断困难时，采用压力差测定（ACS 压力差 = 舒张压 – 筋膜隔室压）是另一个协助诊治 ACS 的工具。压力差>30mmHg 是诊断 ACS 的客观指标之一。

有筋膜隔室的任何部位都可能发生筋膜隔室综合征，以小腿和前臂最为常见。当累及大腿、臀肌筋膜隔室或上臂筋膜隔室时，诊断极具挑战性。持续增加的筋膜隔室压力超过灌注压，进而降低筋膜隔室内神经的血液灌注，而且筋膜隔室压力的增加最终会压迫微血管和大血管而导致远端肢体缺血。及时筋膜隔室切开减压可以有效降低筋膜隔室内压力，减轻肌肉水肿并解除血管压迫进而恢复远端肢体灌注。

1. 下肢筋膜隔室综合征　下肢有四个筋膜隔室：前筋膜隔室、外侧筋膜隔室、后浅筋膜隔室和后深筋膜隔室。可以通过双切口（内侧和外侧切口，见图 14-1）或单切口来释放筋膜隔室压力。单切口释放深筋膜隔室内压力从技术上具有更高的挑战性，但是单个外侧切口的优势较两个切口（内侧和外侧）同样很明显。

2. 前臂筋膜隔室综合征　与下肢一样，前臂也有四个筋膜隔室，包括背侧筋膜隔室、外侧筋膜隔室、掌深侧筋膜隔室、掌外侧筋膜隔室。前臂筋膜隔室切开通过释放掌侧筋膜隔室、背侧筋膜隔室和前臂肌肉群压力来完成。掌侧筋膜隔室减压组刚好是在前臂掌侧自内侧髁约 1cm 处的 S 形切口，并可延伸至手部，注意避免损伤正中神经的掌侧皮神经皮支（图 14-2）。同样可以通过掌侧切口对前臂四个筋膜隔室减压，因此应当谨慎评估额外增加切口来减小其他筋膜隔室压力。

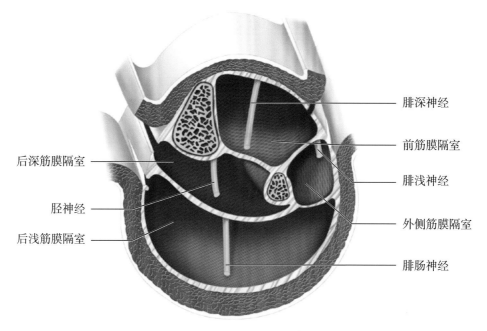

后深筋膜隔室

胫神经

后浅筋膜隔室

腓深神经

前筋膜隔室

腓浅神经

外侧筋膜隔室

腓肠神经

▲ 图 14-1　下肢筋膜隔室双切口切开减压术

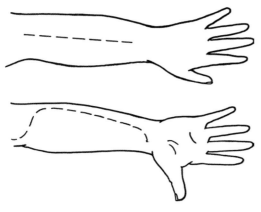

▲ 图 14-2　前臂背侧直行切口和掌侧 S 形切口

总结

四肢手术相关的血管损伤并不少见。了解常见的损伤模式和临床表现有助于即时识别和处理这些损伤。虽然四肢手术相关的血管损伤最常见于骨科手术，但是任何肢体手术都可能造成肢体血管损伤。随着腔内介入技术的发展，其相关并发症也应运而生。熟悉和更新这些新技术及其相关血管并发症，便于及时规划处理并减轻任何不良后果。

参考文献

[1] Mavrogenis AF, Panagopoulos GN, Kokkalis ZT, Koulouvaris P, Megaloikonomos PD, Igoumenou V, Mantas G, et al. Vascular injury in orthopedic trauma. Orthopedics. 2016;39(4):249–59. https://doi.org/10.3928/01477447–20160610–06.

[2] Cooper C, Rodriguez A, Omert L. Blunt vascular trauma. Curr Probl Surg. 1992;29(5):281–357.

[3] Rozycki GS, Tremblay LN, Feliciano DV, McClelland WB. Blunt vascular trauma in the extremity: diagnosis, management, and outcome. J Trauma. 2003;55(5):814–24. https://doi.org/10.1097/01.TA.0000087807.44105.AE.

[4] Kootstra G, Schipper JJ, Boontje AH, Klasen HJ, Binnendijk B. Femoral shaft fracture with injury of the superficial femoral artery in civilian accidents. Surg Gynecol Obstet. 1976;142(3):399–403.

[5] Feliciano DV, Moore FA, Moore EE, West MA, Davis JW, Cocanour CS, Kozar RA, McIntyre RC. Evaluation and management of peripheral vascular injury. Part 1. Western trauma association/critical decisions in trauma. J Trauma. 2011;70(6):1551–6. https://doi.org/10.1097/TA.0b013e31821b5bdd.

[6] Graham JM, Mattox KL, Feliciano DV, DeBakey ME. Vascular injuries of the axilla. Ann Surg. 1982;195(2):232–8. https://doi.org/10.1097/00000658–198202000–00020.

[7] Demetriades D, Chahwan S, Gomez H, Peng R, Velmahos G, Murray J, Asensio J, Bongard F. Penetrating injuries to the subclavian and axillary vessels. J Am Coll Surg. 1999;188(3):290–5. https://doi.org/10.1016/s1072–7515(98)00289–0.

[8] Piffaretti G, Tozzi M, Lomazzi C, Rivolta N, Caronno R, Laganà D, Carrafiello G, Castelli P. Endovascular treatment for traumatic injuries of the peripheral arteries following blunt trauma. Injury. 2007;38(9):1091–7. https://doi.org/10.1016/j.injury.2007.02.044.

[9] Ganapathy A, Khouqeer AF, Todd SR, Mills JL, Gilani R. Endovascular management for peripheral arterial trauma: the new norm? Injury. 2017;48(5):1025–30. https://doi.org/10.1016/j.injury.2017.02.002.

[10] Asensio JA, Kuncir EJ, García-Núñez LM, Petrone P. Femoral vessel injuries: analysis of factors predictive of outcomes. J Am Coll Surg. 2006;203(4):512–20. https://doi.org/10.1016/j.jamcollsurg.2006.06.020.

[11] Kaye J. A. Epidemiology of lower limb fractures in general practice in the United Kingdom. Injury Prevent. 2004;10(6):368–74. https://doi.org/10.1136/ip.2004.005843.

[12] Halvorson JJ, Anz A, Langfitt M, Deonanan JK, Scott A, Teasdall RD, Carroll EA. Vascular injury associated with extremity trauma: initial diagnosis and management. J Am Acad Orthop Surg. 2011;19(8):495–504. https://doi.org/10.5435/00124635–201108000–00005.

[13] Padberg FT, Rubelowsky JJ, Hernandez-Maldonado JJ, Milazzo V, Swan KG, Lee BC, Hobson RW. Infrapopliteal arterial injury: prompt revascularization affords optimal limb salvage. J Vasc Surg. 1992;16(6):877–85.; discussion 885–6. https://doi.org/10.1067/mva.1992.42019.

[14] Allen MJ, Nash JR, Ioannidies TT, Bell PR. Major vascular injuries associated with orthopaedic injuries to the lower limb. Ann R Coll Surg Engl. 1984;66(2):101–4.

[15] Wilson JS, Miranda A, Johnson BL, Shames ML, Back MR, Bandyk DF. Vascular injuries associated with elective orthopedic procedures. Ann Vasc Surg. 2003;17(6):641–4. https://doi.org/10.1007/s10016–003–0074–2.

[16] Mills JL, Hallett JW. Minimizing mortality and morbidity from iatrogenic arterial injuries: the need for early recognition and prompt repair. J Vasc Surg. 1986;4(1):6.

[17] Stannard A, Eliason JL, Rasmussen TE. Resuscitative Endovascular Balloon Occlusion of the Aorta (REBOA) as an adjunct for hemorrhagic shock. J Trauma. 2011;71(6):1869–72. https://doi.org/10.1097/TA.0b013e31823fe90c.

[18] Joseph B, Zeeshan M, Sakran JV, Hamidi M, Kulvatunyou N, Khan M, O'Keeffe T, Rhee P. Nationwide analysis of resuscitative endovascular balloon occlusion of the aorta in civilian trauma. JAMA Surg. 2019;154(6):500. https://doi.org/10.1001/jamasurg.2019.0096.

[19] Matsen FA. Compartmental syndrome. An unified concept. Clin Orthop Relat Res. 1975;113:8–14.

[20] Papalambros EL, Panayiotopoulos YP, Bastounis E, Zavos G, Balas P. Prophylactic fasciotomy of the legs following acute arterial occlusion procedures. Int Angiol. 1989;8(3):120–4.

[21] Abouezzi Z, Nassoura Z, Ivatury RR, Porter JM, Stahl WM. A critical reappraisal of indications for fasciotomy after extremity vascular trauma. Arch Surg (Chicago, Ill.: 1960). 1998;133(5):547–51. https://doi.org/10.1001/archsurg.133.5.547.

第15章　血管损伤的介入治疗方案
Interventional Alternatives for Vascular Injury

Ramyar Gilani　著

一、血管腔内手术面临的现实情况

闭环流体回路（如心血管系统）依赖于回流结构的完整性来维持流体的连续流动，并在闭环系统中含有实质性内容物。血管损伤往往破坏结构的完整性并导致内容物的渗漏而需要止血和修复血管。与其他任何流体系统一样，流经损伤的这段血管一般需要暂时关闭，以便在直视下予以修复。只有最基本的修复可以在不阻断血流的情况下完成。因此，处理血管创伤的首要工作是控制近远端来阻断血流。其次，鉴于循环系统中的血液容量有限，快速止血可以维持循环中足够的血容量，以便于在修复血管时循环系统中其他部分继续发挥功能。传统上，是通过开放手术显露血管、阻断血管，以及在极端情况下使用止血带来控制血管。这些技术虽然非常有效，但在某些特殊情况下，如解剖学结构交界区、二次手术部位或危重状态的患者，这些技术就显得捉襟见肘（图 15-1）。最新的治疗措施在保持快速控制血管原则的基础上，将操作重点从直接损伤的区域转移到更可控的区域，利用血管结构的完整性来控制损伤血管的近端，最终达到控制出血的目的，因此规避了传统技术的缺陷。

无论是静脉还是动脉的损伤，其病理生理学表现往往都需要急诊手术干预。而且，继发的并发症可能会快速发展为多器官功能紊乱，因此对于几乎没有生理储备功能的患者而言，亟待需要一个简单而有效的措施来减轻影响。这个特点推动了腔内手术治疗血管外科急症的进展。最近的

技术发展逐步拓展血管腔内治疗血管疾病的范围，血管腔内技术不仅治疗血管疾病安全有效，且减少了对患者的总体影响[1-5]。意料之中的是，血管腔内技术越来越多地用于治疗机体生理功能处于衰竭状态患者的急性血管病症[6]。但是，血管腔内技术从可能变为现实需要特殊的技能，不幸的是，很少有普通外科医生或创伤外科医生掌握导管相关技术。而且，普通外科住院医生接受开放性血管手术培训的数量也在逐步下降[7]。如这一趋势持续下去，未经专科培训的外科医生在治疗血管急症方面的作用也会进一步减弱。

创伤救治的进展对手术、介入、影像学及复苏能力提出新的要求。"一站式"治疗模式已经不在适合所有患者，因为创伤患者通常需要当前大

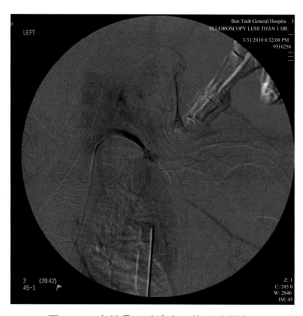

▲ 图 15-1　左锁骨下动脉出血的手动压迫止血

多数医疗机构的所在地平台的资源。这些资源的不同地理位置之所以存在，部分原因是这些资源日益增长的成本结构需要最大限度地利用以提高效率，因此产生了对某些地理位置的要求。通常情况下，当地医疗环境是在占用最多时间的条件下发展起来的，因此在处理平时并没有的额外压力时可能并不是最佳的。医院医疗资源的搭配也不是为了使其在最大压力期间的效率最大化。而且，在患者需要使用位于不同地理位置的医疗资源时，不得不在不同地理位置的医疗机构之间转运，因此也会引发严重的物流转运问题。在不同的创伤中心，患者、医务人员和医疗机构之间的关系差异很大，没有一种解决方案可以解决所有可能出现的难题。

一些批评人士认为，血管腔内手术，无论是从资金投入还是库存支出而言都过于昂贵，因此不切实际。从资金投入方面，很多急诊血管腔内手术可以使用绝大多数医疗机构现有的设备来完成（如 C 形臂和影像手术床）。虽然血管腔内手术中所需使用的耗材比较昂贵，但急诊血管腔内手术所需的库存并不需要太多。作为支持血管腔内技术的证据，Rasmussen 等报道了他们的现代经验，证实了血管腔内技术治疗战时创伤的安全性和有效性[8]。而且，他们进一步证实，血管腔内技术显著提高了伤员的管理水平，在某些情况下是首选的治疗方法。话虽如此，在目前的条件下，血管腔内手术并不能取代传统的开放性手术治疗血管外科急症，而是治疗现代血管外科急症替代方案的一个补充，或作为现代急诊外科医生复合手术全部装备的一部分。

二、血管腔内技术

腔内血管外科同样需要遵循一些基本原则，这些原则不会因为手术的不同而改变，且与开放性手术从概念上而言也有很多类似之处。与传统外科手术不同的是，腔内血管外科是基于术中实时影像学引导下的同轴导丝技术平台。然而，腔

内和开放性血管外科手术在操作上确实存在相似点。

（一）穿刺入路

顾名思义，所有血管腔内手术都需要先建立血管内的穿刺入路，如同开放性手术的切口。穿刺点的选择首先要避开治疗的部位，其次在术后易于止血。股总动脉（common femoral artery，CFA）和肱动脉是常见穿刺点（图 15-2），因为位于骨性组织的浅层，术后便于压迫止血。静脉穿刺点的手动压迫止血并不需要压向骨性组织。一旦确定穿刺点后，穿刺血管，然后置入导管鞘，这个导管鞘即为进出穿刺血管的通道。

（二）导管 / 导丝

传统手术中，打开切口后使用镊子和剪刀开始解剖，并在无影灯下显露病灶。而在血管腔内手术中，使用导管和导丝来进行"解剖"，同时多数情况下在 X 线透视下发现病灶。导管根据不同的形态、大小及长度来分类。导管的形态有很多但主要分为四种：直头、单弯（钝角）、双弯（锐角）及反折弯头（反折导丝方向）。导管的粗细取决于其外径（outer diameter，OD）的 Fr 大小，这与鞘标注的粗细不一样，鞘标注的 Fr 是允许通过导管的粗细。不同导管的长度和其他特点差异很大，根据不同手术的需要来选择不同的导管。

导管内操控的是导丝。造影导丝的特点是基

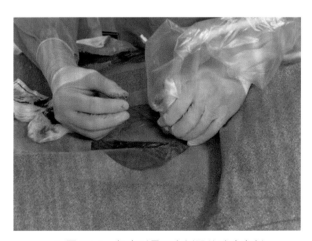

▲ 图 15-2　超声引导下左侧股总动脉穿刺

于长度、直径、可操控性和硬度来区分。导丝的直径虽然有很多种，但大多数急诊血管腔内介入使用的是 0.035 英寸导丝，少部分使用的是 0.014 英寸或 0.018 英寸导丝。不同的 0.035 英寸导丝有不同的操控性能和支撑性能。影响导丝操控性能的是其头端的形状，弯头导丝可以进入分支血管开口，而直头或 J 形导丝旨在行于血管腔内。与操控性能相对应的是导丝的硬度，硬导丝是为了提高导丝的支撑性能以维持整个器具的稳定性。一般来说，先用可操控导丝到达病变然后交换硬导丝，为后续的介入治疗提供稳定性。

导丝和导管相互配合，可以在血管内从穿刺点到达拟介入治疗的部位，所有的操作都在 X 线透视下完成。包括导管和导丝在内的血管腔内器具都有不透射线的标记，以便于在透视下可见。在手术过程中，需要通过推注对比剂进行血管成像检查，来诊断和制订介入治疗计划。

（三）导管鞘

在开放性手术中，放置并经常调整拉钩以保证手术视野的显露。血管腔内治疗中的"拉钩"即导管鞘。导管鞘是维持从建立的血管穿刺入路到靶病变的通道，术中根据需要也可以调整导管鞘的位置。导管鞘有多种不同长度、尺寸和性能。鞘的长度以 cm 为单位，鞘的直径以 Fr 为单位，指的是鞘的内径（inner diameter，ID）。这与导管标注外径不同，是为了便于理解导管和导管鞘的兼容性，即 5Fr 导管可以通过 5Fr 导管鞘。

（四）球囊/支架/弹簧圈

穿刺成功并造影诊断后，下一步则是介入治疗。与开放性手术的切开、缝合和结扎等操作不同的是，血管腔内介入治疗是使用球囊、支架和弹簧圈等来完成。球囊导管的功能很多不仅仅是扩张斑块。血管腔内控制出血，尤其是锁骨下动脉（图 15-3）显露困难或二次手术的血管，其作用不能高估。而且，一旦出血控制后，仍需要根

据实际情况，进一步采取腔内介入治疗（图 15-4）或转为开放性手术，如破裂腹主动脉瘤。

支架相比球囊更多用于治疗，其种类有球扩支架或自膨支架，其结构有金属裸支架或带膜支架，以及上述种类和结构的组合，用于不同治疗目的。而且，支架的尺寸也很多，以适合从细如冠状动脉至粗如主动脉的治疗（图 15-5 和图 15-6）。带膜支架是为了隔绝血管损伤、动脉瘤或动静脉瘘，而金属裸支架则是纠正球囊扩张后的夹层或弹性回缩，以维持管腔的通畅。

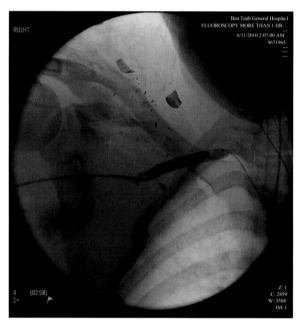

▲ 图 15-3　近心端球囊控制锁骨下动脉损伤

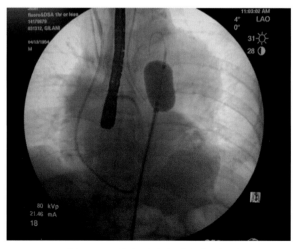

▲ 图 15-4　降主动脉内球囊临时阻断

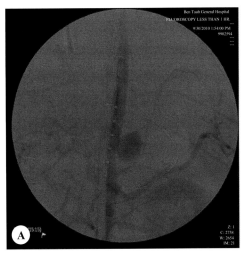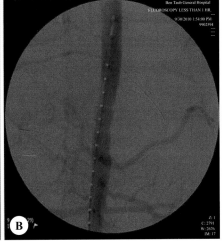

◀ 图 15-5 带膜支架隔绝降主动脉假性动脉瘤

A. 主动脉造影显示贯通伤后引起的降主动脉假性动脉瘤；
B. 带膜支架隔绝降主动脉假性动脉瘤术后造影

外科普遍观点反对采用"寻找并摧毁"的方法来控制多分支动脉的出血，如髂内动脉和股深动脉，这些动脉的出血因为不易控制而让医生陷入窘境，既要做到精准控制出血又不能对其他侧支造成额外的损伤。而血管腔内弹簧圈栓塞术（图15-7）完美地解决了这个难题，弹簧圈由不同材料组成，其设计的目的是为了阻断血流并诱发血栓形成，可以直接释放于损伤出血的部位，尽可能减少对邻近组织结构和血管的损伤及其后续的血栓形成。

虽然在实际操作中有很大的差异，但在概念上，血管腔内手术与开放性手术具有类似的指导原则，也都各具优缺点。尽管手术过程可能较复杂，但是血管腔内基础手术大多比较固定。这些基础知识也有意保持简洁明了，旨在为熟悉操作流程奠定基础，并努力提高血管腔内技术在治疗血管急症中的应用意识和可能性。

三、血管腔内技术的应用

一旦明确出血或血管重建需要控制血管，就必须决定如何进行。传统的从血管外阻断血管仍是处理方法之一，但是作为创伤外科医生应当了解并掌握其他处理方法。虽然有些技术已经临床应用数十年了[9]，但近期血管腔内技术的诞生使人们对血管腔内控制血管重新产生了兴趣[10]。血管

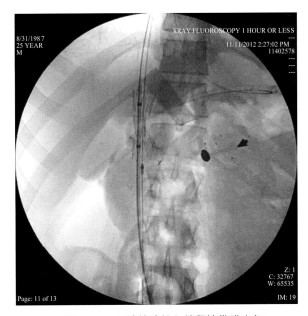

▲ 图 15-6 下腔静脉植入并释放带膜支架

腔内控制并不等同于腔内血管外科，然而这两个术语之间有很大的互换性。保持这两个术语的独立使用，当一种不能使用时则可以进行另一种。

血管腔内控制意味着可以使用多种不同技术到达靶血管。可以是经皮穿刺在 X 线透视下到达靶血管，如股总动脉、肱动脉、股总静脉或颈内静脉，也可以在直视下穿刺到达靶血管，如髂动脉/静脉、主动脉或下腔静脉。选择哪一种方法取决于技术、器械设备和术中情况。如剖腹探查术中损伤 IVC，则直视下穿刺 IVC 来达到血管腔内控制的目的，而对于锁骨下动脉损伤者，经皮穿

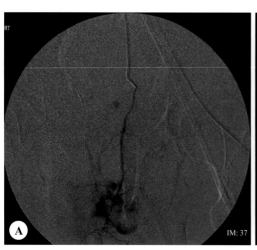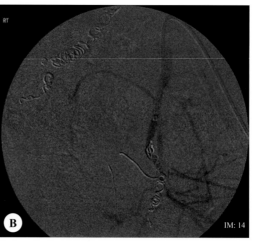

◀ 图 15-7 弹簧圈栓塞治疗髂内动脉出血

刺 X 线透视下控制损伤血管更具可行性。血管腔内控制后并非一定是血管腔内修复，也可以是开放性血管重建的有效辅助操作（图 15-8）。

一旦建立好合适的穿刺入路，然后一般采用球囊来控制出血。应用于控制出血的球囊有很多种类，包括血管成形术球囊、Foley 球囊、Fogarty 球囊和主动脉阻断球囊。不同球囊各具特点，不仅仅是球囊本身，还包括其输送杆，其重要性是适配不同尺寸大小的球囊，能够通过开放性或经皮穿刺入路顺利送达靶血管（表 15-1）。也可以经血管腔内途径输送并植入带膜支架来控制血管出血。带膜支架是由传统的人工血管纺织材料辅以支架的骨架组成，其作用是用纺织材料将受损血管从一端到另一端完整覆盖，将血流限制于纺织材料以内流动。带膜支架可以通过开放性手术直视下植入，也可以通过经皮穿刺在 X 线透视下植入。这一措施在血管创伤治疗中的应用逐年增加[11]，且适应证也越来越宽。

表 15-1　阻断球囊及尺寸的选择
• 无名动脉：10～14mm
• 颈动脉 / 锁骨下动脉 / 腋动脉：8～10mm
• 髂总动脉：8～10mm
• 髂外动脉 / 股总动脉：6～8mm
• 股浅动脉 / 股深动脉：5～7mm
• 主动脉分叉处：双侧髂总动脉球囊、Fogarty 球囊或主动脉阻断球囊
• 主动脉：主动脉阻断球囊

出血血管的临时复苏性阻断减少失血，以维持足够循环血容量供血重要组织器官，也给血管腔内治疗的准备工作创造更多的时间。传统的开放性手术，如急诊室开胸控制出血，往往需要增加额外的切口且不是没有并发症[12]。血管腔内复苏性控制出血并不是新概念[13]，但其虽具有理论上的优势，现实接受度并不高[14, 15]。胸主动脉或腹主动脉的临时阻断最佳入路是股总动脉，可以股总动脉切开或经皮穿刺下进行。然而，在严重骨盆骨折出血时，可能需要控制阻断腹主动脉的

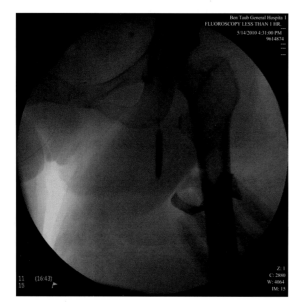

▲ 图 15-8　手术探查股浅动脉损伤时球囊阻断股浅动脉

远端[16]。此时，可以在没有 X 线影像引导下，经双侧股总动脉入路置入合适大小的导管鞘，自鞘内置入 Fogarty 球囊至主动脉并充盈球囊，然后轻轻往后拉直至腹主动脉和髂总动脉交界处受阻，此时的球囊即可以阻断髂总动脉开口。

四、血管腔内介入治疗技术的操作过程

血管腔内治疗方案难以做到面面俱到。然而，当传统技术遇到困难的时候，能够及时意识到腔内方法的可供选择是成功的关键步骤，而且这个关键步骤在术前已经做好了充足的准备和规划。

首先，拥有 X 线透视机和透视手术台。其次，合适的手术室空间来满足患者手术入路和手术操作环境，同时需要符合患者的体位、手术台和影像学设备的摆放。患者处于同时可以进行开放性手术和血管腔内介入治疗的准备、消毒和铺巾。选择合适穿刺点穿刺并建立入路，血管内造影并计划后续介入治疗步骤。待球囊阻断控制出血后稳定患者的病理生理状态，同时召集更多专科医生来参与患者的救治。

这些能力的积累会快速促进血管腔内技术的发展，这不仅需要危重症医生可以熟练完成很多工作，特别是穿刺入路建立和出血的临时阻断，同时也需要规范操作的经验。其目的不是成为一名腔内血管外科医生，而是在紧要关头有意识有能力处理特定危重病情，进而提高取得理想临床结果的成功概率。

血管内（开放）治疗步骤如下：①建立穿刺入路（切口）；②导管 / 导丝（解剖）；③透视 / 造影（显露）；④导管鞘（自动撑开器）；⑤阻断球囊阻断血管（阻断钳阻断血管）；⑥球囊 / 支架 / 弹簧圈（切开 / 缝合 / 结扎）。

成功的球囊阻断术可以被当作是一系列相对简单、序列性操作的总和，但是仍需要多练习并注意操作细节，以规避可能的并发症。切记，手术从患者摆放体位开始，要配有 C 臂机和透视手术床，以及对可能需要的血管入路等都要做好充分的准备。对于多数球囊阻断术病例，在控制出血之前至少应部分遵守以下顺序：穿刺入路、血管选择、置入鞘、球囊输送和充盈及器具移出。

（一）穿刺入路

最常用穿刺入路是股总动脉。当然，在开放性手术中，如果已经显露的动脉，如髂动脉，其直径足以置入器具也可以采用。股总动脉可以经皮穿刺或切开，超声是股总动脉穿刺时有用的工具，尤其是对低血容量患者，可以确保穿刺在股总动脉而不是髂动脉、股深动脉或股浅动脉。对于困难穿刺时为了减少损伤，可以选择微穿刺针，穿刺成功后置入 0.018 英寸导丝再交换 0.035 英寸导丝。最终目的是安全并准确地置入 5Fr 导管鞘。这个穿刺置鞘的过程类似于开放性手术做好切口后放置自动撑开器。

（二）血管选择

放置自动撑开器后的下一步则是开始解剖分离，这在血管腔内手术中是导丝导管的操作过程。主动脉及其可见的一级分支动脉都可以经弯头导管（Bern）或反折弯头导管（VS1）挑选造影。Bern 导管配合 0.035 英寸导丝在透视下逐步上行直至降主动脉，此时就完成了开放性手术中解剖分离的步骤，也接近置入阻断球囊的操作了。

（三）置入导管鞘

主动脉球囊阻断相比其他动脉阻断需要注意一些事项和额外的步骤。主动脉内的动脉压力持续将充盈的球囊往下推，这会导致充盈的球囊向尾端移位而阻断失败。当经股动脉入路置入主动脉阻断球囊时，需要一个径向头端推送的力量来固定球囊而避免其发生移位。此时的操作是将导管鞘的头端置于阻断球囊的下方来保持球囊的稳定，类似于香肠固定于香肠棒上一样的结果。导管鞘也需要严密固定于皮肤上以防止导管鞘和阻断球囊这个组合的整体发生移位。主动脉阻断球囊往往需要大口径导管鞘的输送，因此，典型的

经股总动脉入路的主动脉阻断球囊需要鞘的长度为 45～70cm，直径为 7～14Fr。这些导管鞘本身质硬也需要加硬导丝的支撑。操作流程一般先是将 0.035 英寸软导丝和导管置入至预定降主动脉，撤出软导丝交换 0.035 英寸加硬导丝，在加硬导丝的支撑下置入导管鞘并撤出鞘内的扩张器，切记在撤出扩张器的时候，操作者固定导管鞘，助手在回撤扩张器的同时固定导丝，以防导丝无意中被拉出来。

（四）置入并扩张球囊

撤出扩张器后，在加硬导丝的引导下将阻断球囊置入至预定位置。在 X 线透视下可以见到鞘头端不透射线的标记。阻断球囊的两端也分别有一个不投射线的标记，球囊近端的标记要超过鞘的标记，也就是确保整个球囊都在鞘以外。将对比剂和生理盐水按照 1:1 稀释，注射器抽取稀释的对比剂经球囊导管的侧孔来充盈球囊至合适大小。充盈的球囊与主动脉壁相互贴合即达到阻断主动脉的目的，然后关闭球囊导管的侧孔。当球囊充盈至靶血管直径的大小时，继续充盈球囊会导致球囊破裂，因此不建议过度充盈球囊。一旦球囊充盈后可能会向尾端移位直至接触到鞘的头端。但是，如果移位太多，则需要泄囊并将鞘与球囊导管一起向头端推送，并再次充盈球囊。此时需要将鞘向头端固定，以避免球囊在充盈过程中因血流冲击而发生移位。

（五）器具移出

当不再需要球囊阻断时，下一步则是移出球囊、导丝和鞘。球囊彻底泄囊，在导丝引导下拔除球囊导管。如果股总动脉穿刺入路不再需要时，导丝也同时拔除，然后就是集中力量处理鞘。如果鞘的尺寸是 5～8Fr，直接拔除后通过手动压迫止血。如果是更大尺寸的鞘则需要其他措施来进行穿刺点止血。如果在穿刺之前预计需要大尺寸导管鞘，则在置入鞘之前先预留穿刺点闭合装置，并在术后拔除鞘后闭合穿刺点。另一个办法就是

开放性手术显露股总动脉，分别控制股总动脉穿刺点的近远端，然后拔除鞘，并用 6-0 Prolene 线缝合穿刺点，缝合后注意在打结之前需要排血排气。

五、组织框架

（一）患者需求

严重创伤患者对医务人员和医疗机构的要求较高。但创伤的发生是有迹可循的，一定程度上比较恒定而且预后可预测。创伤患者早期死亡多由于头部创伤和出血，创伤患者因此往往需要输血、成像技术检查、急诊手术和重症监护等措施，同时，其他额外的照护也往往毫无征兆地需要迅速提供。目前，创伤患者的救治难题和患者转运的最大驱动力是诊断和成像技术的需求。在过去，创伤患者救治的普遍原则是直接送手术室进行"寻找并摧毁"。然而目前越来越意识到，替代诊断方法可以及时有效地缩小这个寻找的范围，而且如果允许，最好是在术前就完成这个诊断流程。除了诊断，成像技术有助于减少治疗相关意料外不良事件的发生，因此成像技术引导下治疗成了创伤患者转运的重要驱动力之一，鉴于成像技术将既往不可预知的结果变成可预测的，创伤中心应将更多的时间投入到评估创伤患者诊治需求上来，在创伤中心建立一个整合医务人员和资源的自定义平台，以期满足创伤患者救治的预期需要。

（二）医务人员的综合实力

医务人员的综合能力差别迥异，且不是技能水平的反映指标，而是综合了培训经历、实践经验、兴趣爱好及对接诊患者诊治需求的判断能力。由于创伤患者的诊治往往需要不同专科医务人员的参与，一般而言，医务人员更喜欢在自己熟悉且能够反映自身努力价值的医疗场所工作。相比医院里各种诊疗仪器，医务人员更具流动性和灵活性，因此，由于地理性障碍而无法使医务人员与患者直接互动，但不应该成为提供医疗护理的

限制因素。无论患者在哪里，医务人员都乐意参与患者的救治，提供技术支持，但医疗机构的资源有限难以做到这一点，然而这并不是医务人员的问题。而且，大多数医务人员也愿意并且能够在合作中获得治疗患者所需的更多技能，特别是在自身面临着需要这些技能时。相对而言，医务人员多受限于自身对创伤救治进展的认知和偏见，解决这一问题的最佳方法，是医务人员在地方、国家乃至国际论坛上进行公开且客观的讨论。

（三）医疗机构资源

救治创伤患者的医疗机构，其医疗资源是患者、医务人员及机构组成结构等这些因素中占比最大的组成部分，也是不同医疗机构之间差异最大的因素。医疗资源往往是最难改变的，但是如果没有最基本的医疗资源，就无法提供足够的医疗救治条件。这往往由多个因素造成的，首先是医疗技术越来越亚专科化，不同亚专科之间的交集越来越少，这就给医疗资源的使用效率带来压力，也限制了医疗机构配置这些资源的可能性。虽然"凡事皆有可能"，但现实并非如此。因此，各医疗机构必须对满足一定需求阈值的资源做出决定。然而，医疗资源的单个最大驱动力目前仍是成本。在如今的医疗支出环境下，成本效益已然成为一种机构资源配置成败攸关的现象。如果资源使用效率不能适当体现，成本使用不合理，则资源无法实现其价值。影像成像和介入设备是这类资源的主要例子，成本非常高，可能并非被最大限度地利用，由于使用这些设备需要专业的团队、专业的设备和相关支持人员，因此在医院整个设备系统中可能使用效率并不高。但从临床角度而言，这些设备医疗价值出色，在很多方面为创伤患者提供更好的诊治。因此，如果在个体化设计的医疗机构中，可通过创新性的自定义平台来纠正这些缺陷，充分利用这些医疗资源。事实上，并非所有医疗资源都是必要的，救治创伤患者的医务人员务必参与讨论，来决定哪些医疗

资源是必需的。

（四）臻于理想

在讨论患者救治场所时，还有两个名词常被提到：手术室（operating room，OR）和导管室，还有第三个比较模糊的概念，通常称之为复合手术室（Hybrid OR）。OR 自诞生以来即承担着创伤救治的重任，毫无疑问 OR 为创伤患者提供了强大的救治需求，尤其是对于头部创伤和出血患者。但是通常医护人员所熟悉的 OR 确实也存在一定的局限性。首先，对应急情况的反应迟钝，在实施救治之前需要先考虑详细流程，这对有计划的择期手术很有效，但是在紧急情况下，准备时间有限的时候，即使是增加最基本的手术需求也会引起过程混乱；其次，盲目性，也就是说在手术操作期间，获取病变的信息基本上局限于手术视野所能见到的范围，这可能需要延长切口或打开其他体腔，而这些操作势必给患者带来更多损伤。

作为 OR 的补充是导管室，相比 OR，导管室对应急情况的反应敏捷，可以快速根据需要调整手术方案，并结合其他诊断方法来获取更多的信息。但导管室与 OR 一样也有其使用范围和能力的局限性，首先，在特定时间内只能处理单个方面的问题；其次，也很难同期解决导管室处理不了的其他问题。

理想手术场景的解决方案是介于两者之间的复合手术室，意味着从实体上来看可能更像 OR，但是有时更像导管室。复合手术室可以进行血管成像、内窥镜诊治、颅内动脉造影和血管腔内成像，可以在复苏的同时进行手术。复合手术室功能灵活应变，当不用于创伤救治时，可以用于其他用途；其功能具有交叉性，意味着在手术期间的任何时候，可以发挥的功能涵盖手术室内治疗和导管室内治疗的所有疾病谱。复合手术室看起来是什么样呢？其并不一定是大多数人认为的那种复合，但是建立复合手术室即使是最低成本也需要包括以下条件：①血管成像介入手术台；②C

臂机；③血管腔内耗材；④血管植入物；⑤血管内超声；⑥腹腔镜；⑦胃肠道内镜；⑧呼吸道内镜；⑨移动超声仪；⑩全身麻醉设备；⑪大量输血设备。

（五）未来发展的技术

在不久的将来，成像技术的革新将继续推动复合手术室的发展。目前已经应用的腔内轴位扫描，其操作复杂且性能欠佳。此外，费用昂贵，对多数医疗机构仍然是令人望而却步的。然而，与其他很多科技的进步一样，随着时间的推移，成本会逐渐下降，功能也会逐渐增强。因此，一个真正使用的创伤救治解决方案可能即将诞生，这将显著提高在手术室中对患者病情的获取能力，尤其是对头颅创伤患者。同时，为血管腔内治疗创伤带来契机。然而，只有医务人员能够构思什么在未来是可能的，才能有解决方案的出现。那些欢迎技术进步并抛开个人偏见的人将从未来中获益，否则将会继续苦苦挣扎于传统技术中。

总结

出血及其继发的后遗症难以预测，但一定是血管损伤的结果。

控制损伤的血管来止血并修复血管至关重要，但有时传统技术可能难以实现，如感染、病灶视野的再次手术和解剖学结构交界区。

当传统手术控制血管面临困难时，血管腔内技术为控制血管提供了另一种解决方案。

为手术可能遇到的情况进行预估并做好准备。

参考文献

[1] Barlow B, Rottenberg RW, Santulli TV. Angiographic diagnosis and treatment of bleeding by selective embolization following pelvic fracture in children. J Pediatr Surg. 1975;10:939–42.

[2] Ouriel K, Veith FJ, Sasahara AA. A comparison of recombinant urokinase with vascular surgery as initial treatment for acute arterial occlusion of the legs. Thrombolysis or Peripheral Arterial Surgery (TOPAS) Investigators. N Engl J Med. 1998;338(16):1105–11.

[3] Veith FJ, Ohki T, Lipsitz EC, Suggs WD, Cynamon J. Treatment of ruptured abdominal aneurysms with stent grafts: a new gold standard? Semin Vasc Surg. 2003;16(2):171–5.

[4] White R, Krajcer Z, Johnson M, Williams D, Bacharach M, O'Malley E. Results of a multicenter trial for the treatment of traumatic vascular injury with a covered stent. J Trauma. 2006;60:1189–96.

[5] Demetriades D, American Association for the Surgery of Trauma Thoracic Aortic Injury Study Group, et al. Operative repair or endovascular stent graft in blunt traumatic thoracic aortic injuries: results of an American Association for the Surgery of Trauma Multicenter study. J Trauma. 2008;64:561–70.

[6] Reuben BC, Whitten MG, Sarfati M, Kraiss LW. Increasing use of endovascular therapy in acute arterial injuries: analysis of the National Trauma Data Bank. J Vasc Surg. 2007;46(6):1222–6.

[7] Burkhardt GE, Rasmussen TE, Propper BW, Lopez PL, Gifford SM, Clouse WD. A national survey of evolving management patterns for vascular injury. J Surg Educ. 2009;66(5):239–47.

[8] Rasmussen TE, Clouse WD, Peck MA, Bowser AN, Eliason JL, Cox MW, Woodward EB, Jones WT, Jenkins DH. Development and implementation of endovascular capabilities in wartime. J Trauma. 2008;64(5):1169–76. discussion 1176.

[9] Hughes CW. Use of an intra-aortic balloon catheter tamponade for controlling intraabdominal hemorrhage in man. Surgery. 1954;36:65–8.

[10] Stannard A, Eliason JL, Rasmussen TE. Resuscitative Endovascular Balloon Occlusion of the Aorta (REBOA) as an adjunct for Hemorrhagic shock. J Trauma. 2011;71(6):1869–72.

[11] White R, Krajcer Z, Johnson M, Williams D, Bacharach M, O'Malley E. Results of a multicenter trial for the treatment of traumatic vascular injury with a covered stent. J Trauma. 2006;60(6):1189–95. discussion 1195–6.

[12] Feliciano DV, Bitondo CG, Cruse PA, Mattox KL, Burch JM, Beall AC Jr, Jordan GL Jr. Liberal use of emergency center thoracotomy. Am J Surg. 1986;152(6):654–9.

[13] Gupta BK, Khaneja SC, Flores L, Eastlick L, Longmore W, Shaftan GW. The role of intra-aortic balloon occlusion in penetrating abdominal trauma. J Trauma. 1989;29:861–5.

[14] White JM, Cannon JW, Stannard A, Markov NP, Spencer JR, Rasmussen TE. Endovascular balloon occlusion of the aorta is superior to resuscitative thoracotomy with aortic clamping in a porcine model of hemorrhagic shock. Surgery. 2011;150:400–9.

[15] Avaro JP, Mardelle V, Roch A, et al. Forty-minute endovascular aortic occlusion increases survival in an experimental model of uncontrolled hemorrhagic shock caused by abdominal trauma. J Trauma. 2011;71:720–5.

[16] Martinelli T, Thony F, Declety P, et al. Intra-aortic balloon occlusion to salvage patients with life threatening hemorrhagic shock from pelvic fractures. J Trauma. 2010;68:942–8.

第四篇　迟发性并发症
Delayed

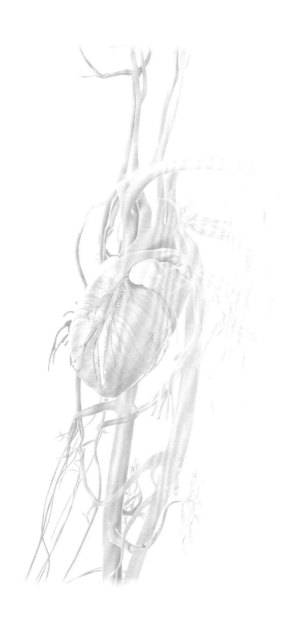

第 16 章　可怕的后期并发症
Dreaded Late Complications

Zachary S. Pallister　Courtney Grant　著

后期并发症对患者而言是非常不幸的，但也是血管外科医生不得不面对的问题。这些并发症是由于病情本身复杂的病理生理学状态引起的。感染一直困扰着血管重建术，尤其在使用人工移植物材料时。而且，假性动脉瘤、吻合口动脉瘤和吻合口直接破裂会发生于血管重建术后的任何时间。主动脉肠瘘也是主动脉重建术后的一个可怕的并发症。最后，淋巴漏及其相关并发症也是血管开放性手术后的灾难性并发症。所有这些可怕的后期并发症都需要仔细斟酌、及时诊断、洞察病情发展并积极治疗。本章将讨论上述并发症的病因、诊断、病理生理学及治疗。

一、感染

血管外科手术切口感染（surgical site infection，SSI）轻者表现为浅表组织感染，重者表现为深部组织感染，甚至灾难性的人工移植物感染。移植物感染显著增加移植物失败、截肢和死亡的发生率，虽然标准治疗方法是取出人工移植物并行旁路转流手术，但是原位重建和保留移植物也逐渐成为可以接受的替代措施。移植物感染的治疗方法较多，具体到患者需要采用个体化治疗以提高治疗效果。这一章将复习人工移植物感染的处理和预防。

（一）发病率

血管手术切口感染发病率为 5%～10%[1]。周围动脉转流术切口感染发病率最高，各家报道的差别较大，为 3%～44%，其中以腹股沟区为最常见的感染部位[2-4]。血管 SSI 根据 Szilagyi 分级分为 Ⅰ、Ⅱ 和 Ⅲ 级，依次为浅表蜂窝织炎、皮下组织感染和血管移植物感染[5]。血管 SSI 以血管移植物感染最为可怕，其发病率高达 15%，切口部位不同发病率差异明显[6]。血管移植物感染发病率最高发生于下肢血管旁路转流术中的腹股沟区，达 10.6%，以主髂总动脉移植物感染发病率为最低，为 0.6%～5%[2, 7-9]。腔内植入物感染发生率较为罕见，为 0.1%～1.2%[9, 10]。

相比其他清洁手术，血管手术患者往往面临更高的感染风险，阻碍切口创面愈合的原因主要包括：肿胀、切口浅表组织的解剖分离、潜在的血肿或淤血、淋巴管损伤和未愈合的创面等，这些因素都给细菌的侵入创造了条件[1]。下肢血管重建术后 SSI 的独立危险因素有：肥胖、抗血小板治疗、既往血管外科手术史（尤其是主动脉瘤病变和人工血管移植物）、透析、高血压病、术中血栓形成、手术时间久、术中血糖峰值高、血管外科大中心或重要教学医院进行的血管手术等[2, 11]。

（二）病理生理学

引起移植物感染的因素有：术中皮肤和软组织的直接感染、腹腔内感染的蔓延、移植物与胃肠道或泌尿生殖道接触、菌血症期间移植物的细菌种植。

手术时，多数 SSI 是由于移植物处理不当和皮肤菌群污染[12]。此外，腹股沟区淋巴管和汗腺，以及血管内的斑块和血栓都可能是细菌滋生地。与胃肠道直接沟通（如主动脉肠浸润或瘘）的移植物感染少见，在主动脉开放性重建术后发病率为 1%～2%，却占移植物感染的 25%[13, 14]，将在后续内容中单独讨论。腹腔感染（如憩室炎或阑尾炎）的蔓延引起的移植物感染，目前仅有孤立的病例报告。菌血症或细菌自其他远处感染部位向移植物的血行感染同样罕见，而且往往难以证实细菌感染最先发生于哪里。结肠镜检查或口腔科手术引起的一过性菌血症可能是迟发性感染的一个潜在因素，但证据也仅限于病例报告。

（三）微生物学

移植物和腔内移植物感染的细菌培养结果，最常见的是革兰阳性葡萄球菌，包括金黄色葡萄球菌和表皮葡萄球菌，以及革兰阴性细菌铜绿假单胞菌[1, 5, 15-17]。

术后 4～6 个月发生的早期感染，最可能源自常见的革兰阳性皮肤菌群，如金黄色葡萄球菌和链球菌[11, 14, 17]。然而，后期移植物感染主要由潜伏的、繁殖缓慢且毒力低的微生物引起，最常见的是表皮葡萄球菌。由于保护性生物膜的形成，这些特定的细菌在移植物中存在较长时间，且没有明显感染迹象或切口细菌培养的阳性证据。移植物感染的细菌培养有高达 40% 为阴性[9, 14-16]。约 1/4 的血管 SSI 是革兰阳性菌感染，最常见的是大肠埃希菌、假单胞菌和变形杆菌[18]。当主动脉移植物感染培养为革兰阳性菌引起的菌血症时，应警惕主动脉肠瘘的可能[1, 9]。

移植物种类似乎并不像微生物那样影响移植物感染的预后。Geary 等通过比较聚四氟乙烯（polytetrafluoroethylene，PTFE）和静脉移植物接种低毒力表皮葡萄球菌和高毒力假单胞菌的研究

发现，高毒力铜绿假单胞菌在两种移植物中均会引起吻合口破裂，且无明显差异[19]。

（四）临床表现

移植物感染的诊断始于临床表现和体格检查，这些表现因移植物位置、感染的微生物和感染时间而不同。早期感染定义为术后 4～6 个月发生的感染，通常由毒性更强的革兰阴性菌引起[15]。周围血管术后的早期感染往往表现为渗出、裂开或脓肿等明显的严重感染体征（图 16-1），伴有或不伴有全身性炎症反应[11]，同时高毒力细菌具有蛋白水解活性，因此，吻合口破裂出血的发生率较高[19]。迟发性感染一般在术后 1 年发生，由于往往由惰性微生物引起，因此起病隐匿，可能更难诊断。患者可能没有发热或脓毒症等全身表现，但可能有全身不适等非特异性表现。

疑似感染时，需要检查切口周围有无蜂窝织炎和渗出，以及触诊有无疼痛，这些皆为切口感染的迹象，当然也是潜在移植物感染的征象。伴有窦道形成和渗出的移植物部位有疼痛和压痛，则是腹股沟区移植物感染最常见的表现。移植物感染也是假性动脉瘤和吻合口出血的原因，因为这些并发症的移植物细菌培养阳性率高达 60%[20]。吻合口假性动脉瘤和破裂出血将在下文中详细讨论。凡显露于体表的移植物皆被认为是移植物感染。

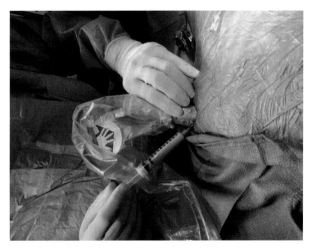

▲ 图 16-1　腹股沟区穿刺抽出液体，提示移植物感染可能

主髂动脉移植物感染的临床表现上并不像下肢移植物感染那么明显。症状无明确定位，患者可能主诉全身不适，或者隐匿的腹痛或背痛。最严重的表现是吻合口出血、主动脉肠瘘引起的胃肠道出血，甚至下肢动脉脓毒性栓塞[21]。支架移植物感染表现以疼痛、发热和白细胞升高最为多见，约 30% 患者主诉有体重下降、疲乏及全身乏力[10, 17]。但是，一项多中心研究显示，多于 1/4 的患者有主动脉肠瘘和内漏，并有 11% 的患者以动脉瘤破裂为表现[14]。少部分主髂动脉移植物感染是无症状性的，在常规随访检查时发现，占 5%～10%[10, 14]。

（五）诊断

人工移植物感染的诊断至少需要满足以下两个条件：①微生物培养阳性；②临床或术中发现感染征象；③移植物感染的影像学证据且排除其他感染灶[15]。

影像学检查不仅有助于诊断移植物感染，且能够明确移植物感染的范围和累及的组织器官。超声检查对诊断肢体移植物感染特别有用，可以发现移植物周围液性暗区和假性动脉瘤。计算机断层扫描（computer tomography，CT）是评估移植物感染最常用的检查方法，文献报道其灵敏度高达 67%～92%[7, 17]。移植物感染的 CT 征象有移植物周围液体、气体、周围软组织粘连增厚或炎症，以及假性动脉瘤形成（图 16-2 和图 16-3）。需要注意的是，术后移植物周围气体和液体分别会残留 2 个月和 3 个月，因此在这段时间内不能认为是移植物感染的征象[20]。核医学检查可以提示感染的存在，尤其是在临床判断不确定时。白细胞闪烁扫描术或标记的白细胞扫描（tagged white blood cell scan，TWBCS），采用放射性同位素来检测与感染或炎症相关的白细胞，该检查可以识别 90% 的移植物感染，但是特异度较低，仅 82%，因此存在一定的假阴性风险，但假阴性率低于单纯 CT 检查[7]。^{18}F- 氟代脱氧葡萄糖正电子发射断层扫描（^{18}F-FDG PET）采用放射性葡萄糖同位素，来检测感染和炎症区域活化白细胞对葡萄糖的高利用率。Meta 分析显示，移植物感染灶摄取葡萄糖的灵敏度和特异度分别高达 97% 和 89%[6, 7]。白细胞闪烁扫描术和 PET 检查都是为了检测炎症，而炎症与感染可能有关也可能无关。因此，在术后前 2～3 个月进行这些检查，可能会由于术后正常的炎症反应或移植物周围组织非感染区，而显示为假阳性的结果。然而，有报道发现，结合 PET 和 TWBCS 及 CT 检查可以区分移植物感染和软组织感染，进而提高诊断的准确性，因此，PET/CT 和 WBC SPECT/CT 检查都比单纯 CT 检查更具诊断价值[6, 7]，其缺点是，并不是每家医疗机构都有这些设备。移植物感染的 MRI 检查表现为 T_2 加权成像中移植物周围的高密度信号，而且在观察由于表皮葡萄球菌感染引起的液体聚集更为准确[20]。血管成像在诊断移植物感染方面并无价值，除非为了了解血管解剖学结构。当发生急性消化道出血或疑似主动脉肠瘘时，推荐消化内镜检查。

从切除的血管移植物、移植物周围液体或其深部组织中直接细菌培养，是诊断移植物感染的确诊依据。由于皮肤菌群污染的高风险，不建议取样浅表创面组织做细菌培养。在探查和评估移植物有无感染的手术中，取样是非常有必要的，特别是临床表现不典型或临床表现典型，但影像

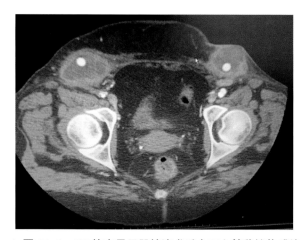

▲ 图 16-2　CT 检查显示股转流术后人工血管移植物感染

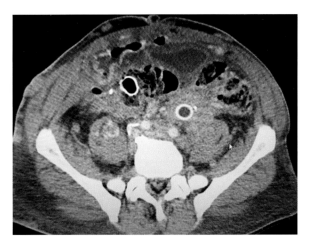

▲ 图 16–3 CT 检查显示血管移植物位于结肠内，周围被炎性病变包裹

学检查阴性时。移植物感染的术中表现为移植物周围液体、肉眼可见的脓性分泌物，以及移植物与周围组织未相互融合。值得注意的是，即使有上述发现，但对于形成生物膜的微生物（如表皮葡萄球菌），培养结果仍可能为阴性，表皮葡萄球菌需要在巧克力琼脂培养基中培养以便可靠地鉴定。

实验室检查，如白细胞计数增多和炎症标志物增加，提高对移植物感染的可疑，但是不能据此诊断移植物感染，因这些检查结果在有些病例中可能是正常的。C 反应蛋白（C-reactive protein，CRP）、红细胞沉降率（erythrocyte sedimentation rate，ESR）和降钙素原都用于移植物感染的辅助诊断依据，因为都是非特异性炎症因子。血培养通常是阴性的，但如果阳性，应及时评估心脏瓣膜有无赘生物。

（六）治疗

外科感染治疗的首要原则是感染源控制和基于细菌培养结果的抗感染治疗。除了浅表皮肤组织感染，单纯抗生素治疗多数是不够的。深部创面感染和有感染风险的大的淋巴漏都需要手术探查，从周围组织、液体或移植物材料本身取材培养，并进行广泛的灌洗和清创。对于人工移植物感染，处理的金标准是完整地切除移植物或血管

内移植物，去除移植物后可能会导致下肢或危及生命的缺血，此时必须在去除移植物后行解剖外旁路手术或原位血管重建。在一些适当选择的周围病例中，在探查创面时采用保留移植物和创面消毒的方法也是可行的。总体而言，人工移植物感染的处理方法多具有患者个体特异性，取决于感染的位置、范围和时间，以及移植物的类型和感染的微生物。

当移植物感染广泛，肉眼可见脓性分泌物，且需要血管重建时，一般推荐解剖外旁路转流以避免在感染灶内的原位重建。在周围旁路转流术中，通常描述的途径有腹股沟外侧旁路术和闭孔旁路术。主髂动脉旁路途径以腋动脉至双股总动脉旁路转流最为常用，如腹股沟区感染，可以绕过腹股沟外侧，将远端的吻合口选择在股深动脉或股浅动脉上。经闭孔管主动脉至股动脉旁路转流术是解剖外旁路转流的可供选择之一，据报道，其通畅率高于传统的腋股动脉转流术[22]。如果需要即刻血管重建，对于一般情况稳定的患者，在移除移植物后同期或分期进行旁路转流术均可。理想情况下在移植物移除术后 2～3 天进行血管重建，但是取决于患者的病情和移植物移除的紧迫性[23]。在出血或感染与胃肠道有沟通时，同期重建很有必要。感染创面充分清创，主动脉残端双层缝线缝合，且用大网膜组织覆盖，以避免再次感染和破裂。解剖外旁路，尤其是主动脉感染患者，整体不良事件发生率很高，主动脉破裂发生率 20%，再感染发生率 15%，5 年转流桥通畅率低至 64%[9, 17, 21, 23, 24]。鉴于此，只要条件允许，越来越多的主动脉重建采用原位重建术。

原位替换感染的移植物的治疗效果更好，5 年移植物通畅率高达 97%，更低的截肢率，而再感染的发生率取决于选用的移植物[8]。该技术最多推荐应用于复杂的主动脉重建病例，感染较轻且感染了毒力较低的微生物。如有需要，彻底切除移植物，包括移植物吻合口，扩大清创消毒感染灶。对于未累及吻合口的局灶性感染，可以考虑保留

未受感染浸润的移植物，但其结果往往较差[25]。原位感染移植物置换的最佳血管移植物仍存在争议，其选择有自体静脉、冷冻保存的同种异体移植物和抗生素涂层的人工移植物。在周围血管重建中，包括血液透析通路在内，生物合成人工血管具有良好的通畅率和较低的再感染风险[26]。

用于重建的自体静脉有自体隐静脉、股腘静脉及很少用到的髂静脉。自体静脉发生再感染率（1%～2%）和后期死亡率（30%～50%）均最低，主动脉重建术后自体静脉移植物的通畅率也最为理想，高达91%[8, 20]，因此是严重感染且高毒力微生物感染患者的最佳选择[21]。一些学者将股静脉重建主髂动脉作为治疗主动脉移植物感染的金标准（图16-4），因而被推荐应用于病情稳定的患者的主动脉重建手术[20, 27]。但是静脉移植物当然也有其自身缺陷。获取自体静脉耗时，因此仅适用于病情稳定的患者；再干预率较高，据报道有5%的患者发生静脉破裂；同时，获取股静脉后，有12%的患者术后需要骨筋膜隔室切开，有15%的患者发生慢性静脉功能不全[20, 21, 24]。

冷冻保存的同种异体移植物已成为另外一种常用选择，其结果与自体静脉移植物相似，尤其是其再感染率低（3%～4%），类似的移植物破裂率及患者死亡率，5年一期移植物通畅率也高达93%～97%[8, 9, 25]。因此被推荐应用于感染较轻的

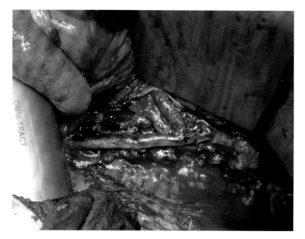

▲ 图16-4　主股动脉转流术后移植物感染，移植物切除后采用股静脉移植物重建血供

患者，避免获取自体静脉，缩短手术时间，这两个优点适用于病情欠稳定的患者。当然也有其缺陷，如退变的风险较高，成本高，且供应有限[9, 25]。

抗生素包被移植物治疗移植物感染的研究结果不一，多数仍处于动物实验阶段。在体内研究中发现，利福平包被涤纶移植物的通畅率与自体静脉及冷冻保存移植物相似，5年一期通畅率为93%，后期死亡率为40%～50%[21]。再感染率据报道高达4%～11.5%，大多与高毒力和抗生素耐药的感染微生物相关[8, 18, 21]。用组织覆盖移植物后可以降低再感染率。用抗生素浸泡移植物的方法也在一些选择性病例获得成功，如无肉眼可见感染或轻微感染，且为低毒力微生物感染[18, 21]，尤其是局灶性周围感染患者。银离子涂层移植物的应用也有少量报道，虽然一期通畅率高达93%，也未增加抗生素耐药的发生，但是这类移植物的再感染率最高，达15.7%[8, 9]。目前的指南只推荐在需要即刻血管重建的不稳定患者中使用抗生素包被或银离子涂层的移植物[27]。

Meta分析显示，无论选择哪种移植物，原位移植物置换的总体桥血管失败率和并发症发生率均低于解剖外旁路转流[8]。主髂动脉移植物及血管内移植物感染发热患者，外科重建主动脉的移植物种类并不影响患者的死亡率[17]，然而，相比外科手术治疗者，保留感染的移植物和非手术治疗的患者死亡率更高，保守治疗和外科手术治疗的生存率分别为33%和58%[16]。

移植物移除后，抗生素治疗的疗程目前尚无标准推荐，多数研究描述为术后持续4～6周的个体化抗生素治疗。一些病例需终身抗生素治疗，尤其是保留人工移植物或使用免疫抑制药的患者[14, 17, 24]。主动脉和消化道相沟通的感染需要考虑使用抗真菌药物[9]。

最后，创面彻底消毒灭菌然后保留移植物，在一些适当选择的病例中已获得成功。对于股血管及其远端的移植物，未发生脓毒症或出血，感染局限于移植物床，未累及移植物吻合口，且移

植物是通畅的，保留移植物是最合适的选择。但是如若感染的是假单胞菌等高毒力微生物时，不应考虑保留移植物[5, 11, 28]。创面消毒灭菌首先是彻底的手术清创和大量冲洗，用或不用必妥碘、双氧化氢和杆菌肽等辅助药物冲洗。经典方法是用聚维酮碘浸泡的敷料对显露的移植物进行消毒，保留移植物的成功概率约为71%[28]。最近有文献报道，使用抗生素珠链对局部创面进行高浓度抗感染治疗的方法。该技术是在术中将聚甲基丙烯酸甲酯粉末与万古霉素及妥布霉素或庆大霉素混合，并揉搓制作成抗生素珠粒，经固定后用缝线串联起来，然后沿着创面包埋，最后缝合创面。每3～5天消毒清创1次，并更换1次抗生素珠链直至阴性培养结果，一般需要更换1～3次[4, 11]。最后缝合创面时，对于移植物广泛显露或巨大软组织缺损者，应取适当肌肉组织覆盖。术后根据细菌培养结果，继续肠外抗感染治疗4～6周。据报道，创面灭菌效率87%～94%，再感染率11%～12.5%[4, 29]。基于临床表现而不是细菌培养结果的抗感染治疗，再感染率更高，达20%[4]。保留移植物的患者，远期吻合口假性动脉瘤形成的发生率为4%～5%，这也强调了这类患者中远期随访的必要性[4, 11]。

（七）预防

感染的最佳治疗方法是预防。动脉血管重建之前的预防性抗感染治疗，可以降低3/4的创面感染和2/3的早期移植物感染[30]。因此，推荐预防用具有广谱抑制革兰阳性菌和革兰阴性菌的一代或二代头孢。β-内酰胺类药物过敏者，使用克林霉素或万古霉素。手术时间长的患者，术中重复给药很重要。鉴于手术时间>250min者，SSI的发病率翻倍，因此术中有效的抗生素治疗至关重要[2]。

附件 A

在血管外科手术中，研究证实使用氯己定代替聚维酮碘消毒皮肤可以降低SSI（参考文献：Factors associated with surgical site infection after lower extremity bypass in the SVS VQI. Kalish JA, Farber A, Homa K, Trinidad M, Beck A, Davies M et al. J Vasc Surg 2014；60：11238-46）。

术中处理移植物时，尽量避免移植物与皮肤有不必要的接触。使用含碘黏性手术洞巾，虽然被认为有微生物屏障的作用，但并不能降低SSI的发生率[12]。优化患者个体因素，如控制并维持血糖<180mg/dl（10mmol/L），避免患者低体温，已被证实与降低SSI发生率相关[2, 18]。主动脉移植物手术时，应避免同期行胃肠道手术。

关切口时，先用后腹膜覆盖主动脉移植物，如果无法做到则建议用大网膜覆盖。腹股沟区创面逐层缝合并用软组织覆盖移植物，以保证移植物不与皮肤接触。在最后关闭腹股沟切口时，将万古霉素粉末撒于腹股沟切口处，据报道，术后30天内，仅浅表组织感染发生率就降低了7.9%，具有统计学差异[31]。术后连续5～7天的闭合切口负压吸引，是一种有效的治疗策略，有助于保持创面贴近皮肤边缘、保护创面免受细菌侵袭、清除促炎液体和水肿，有研究显示，负压吸引将腹股沟切口感染率从25%～30%下降至6%～8.5%[3, 32]。

术后预防性抗生素无使用指征。然而，若患者系移植物或血管内移植物置换术后，在接受某些手术操作时，如口腔科检查、结肠镜检查或膀胱镜检查等，则建议使用预防性抗生素治疗[27]。

（八）小结

外科手术切口和移植物感染是一个开放性手术和逐年增加的腔内血管外科都常见且致命的并发症。不同致病微生物导致不同的临床表现和治疗策略。了解这一并发症的诊断、病原微生物、治疗和预防，对实施安全、高质量的血管外科手术至关重要。

二、假性动脉瘤、吻合口动脉瘤及破裂

后期吻合口并发症有多种不同类型。第一种类型是真性动脉瘤，其表现为吻合口动脉出现扩

张，扩张的动脉含有完整的动脉壁三层结构，内有血流。第二种类型是假性动脉瘤，临床更为常见，表现为动脉壁外形成一个假包膜样结构，与动脉相沟通，其内有持续性血流和动脉压。最后一种是吻合口直接破裂或"喷涌而出"。

早期吻合口失败通常是由于技术问题或严重感染所致。术后一段时间后，吻合口失败的原因更为复杂。本节将重点讨论中远期吻合口并发症。

（一）病理生理学

吻合口并发症的发生发展有几种潜在的病理生理原因。多数病例发生于宿主动脉与人工移植物的吻合口，然而也有罕见病例发生于宿主动脉与自体血管移植物吻合口[33]。有多个吻合口的动脉重建手术，不同吻合口都可能发生并发症。不仅如此，虽然吻合口动脉瘤和吻合口破裂可发生于任何吻合口，但中远期最常发生于主髂动脉和主股动脉重建术后，以及闭塞性病变，而非动脉瘤样病变的动脉重建术后。

吻合口起初只依赖于缝线的缝合来维持其完整性。但随着时间的推移，纤维性瘢痕组织将与缝线一起构建并维持吻合口的完整性，因此，纤维性瘢痕组织也可能出现问题而导致吻合口并发症[34]。因此，吻合口的缝线、纤维瘢痕组织和（或）人工移植物是吻合口中远期并发症形成的必要条件，初次缝合失败、技术失败、动脉或人工移植物变形、感染等都可能是吻合口中远期并发症的原因。

如果动脉或自体静脉移植物发生扩张，则可能形成真性动脉瘤，动脉瘤壁含有三层完整的动脉壁结构。当然，人工血管移植物本身也会随着时间发生扩张，这通常发生于近端或远端吻合口部位，出现瘤样退行性变。例如，人工血管重建术治疗主髂动脉瘤后，近肾腹主动脉的近端吻合口或髂动脉的远端吻合口出现瘤样扩张。有时候这种瘤样扩张也见于主股动脉重建术后的股动脉吻合口。引起血管壁全层增厚扩张形成真性动

脉瘤的原因包括：血压控制不佳、动脉粥样硬化性疾病的进展、过度的动脉内膜切除术等。最后，血管移植物和自体组织之间的顺应性不匹配，也被认为是宿主动脉形成真性动脉瘤的原因之一[35]。

血管壁或吻合口破裂出血并由周围组织包裹而形成一个假性动脉瘤，其发病率高于真性动脉瘤。假性动脉瘤形成的原因有：缝线断裂、人工移植物或宿主动脉全层撕裂、感染或技术缺陷（如血管移植物尺寸太小、吻合口张力太大、缝合不足等），最终导致吻合口缝合失败并在后期形成假性动脉瘤（图16-5）。血管移植物失败或缺陷也会导致该并发症，虽然很罕见。假性动脉瘤会侵袭破坏皮肤而向外破裂出血（图16-6），或者向周围肠道内破裂出血而形成主动脉肠瘘[36]。

中远期吻合口并发症的形成与全身系统性疾病有关。血管炎和结缔组织疾病增加了吻合口并发症的风险[37]。吸烟也是吻合口并发症的风险之一，控制不好的高血压病也会导致该并发症。最后，全身抗凝治疗和（或）抗血小板治疗也增加了假性动脉瘤持续出血的风险。

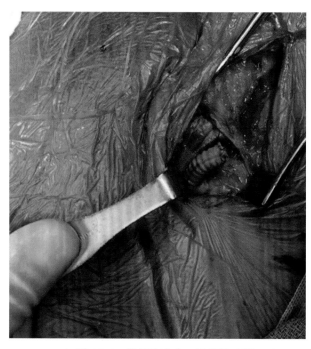

▲ 图 16-5　移植物吻合口迟发性破裂

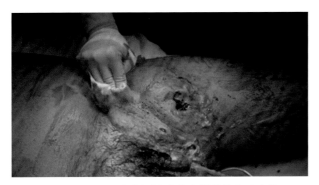

▲ 图 16-6　股动脉假性动脉瘤侵袭并穿破皮肤

（二）诊断

吻合口并发症的临床表现取决于具体的并发症。在一个 142 例吻合口并发症的病例分析中，64% 的患者表现为无痛性搏动性肿块，19% 表现为急性肢体缺血，8% 表现为疼痛性包块，7% 表现为出血[38]。早期表现，术后第一个 6 周内，更可能表现为疼痛、感染体征、出血和急性缺血。后期的典型表现为无痛性搏动性包块。

股动脉重建术后发生吻合口并发症最为常见，有 3% 出现动脉瘤，其中又以主股动脉重建术后发生率更高，有 6%～8% 的主 - 双股动脉转流术后发生吻合口并发症[39]。

体格检查通常可以发现股动脉瘤或假性动脉瘤。很多时候，假性动脉瘤合并有疼痛、局部组织炎症和肿胀。主动脉吻合口并发症更多系影像学检查偶然发现，也可能因为后腹膜破裂或主动脉肠瘘而诊断[40]。彩色多普勒超声对吻合口并发症很有诊断价值，尤其是在确认假性动脉瘤时，可以见到位于动脉管腔外的瘤腔内，有典型的"进进出出"的血流。以 CT 为代表的断层扫描成像技术，可以确诊吻合口并发症，且便于同时评估整个重建血管的状况。多发性假性动脉瘤（如主 - 双股动脉重建术后）需要考虑感染的可能。疑似感染引起的吻合口并发症，有些学者建议使用 PET-CT 检查，虽然并不会改变诊治流程。不仅如此，还有学者建议血管重建术后 5 年常规行 CT 检查，用于排除无症状性吻合口动脉瘤。如果对放射有顾虑，也可以选择 MRA 检查。

（三）治疗

吻合口并发症的治疗原则是基于并发症的病因和所在位置。

明显活动性出血需要即刻手术干预控制出血来源，无论有无感染的存在。后期吻合口破裂出血一般都有感染或移植物失败。治疗计划中需要备有大量输血、开放性手术止血和血管腔内止血等措施。通常血管腔内隔绝术可作为确定重建计划前的临时措施。

所有腹膜后主动脉吻合口动脉瘤和假性动脉瘤，在确诊后都应急诊处理，以避免发生破裂和对周围组织器官的侵袭。如果有感染，切除感染灶并解剖外旁路或原位血供重建。然而，当不太可能有感染的话，血管腔内隔绝术是安全且效果确切的治疗措施，临床使用也越来越多。主动脉肠瘘将在后面内容讨论。

所有股动脉吻合口假性动脉瘤应当急诊处理。后期并发症都与感染或移植物失败相关，因此，一般需要开放性手术处理。有学者建议将传统的主股动脉转流的端侧吻合方法，转变为端 - 端吻合，除非需要股动脉反流血液来供血同侧髂内动脉。如无感染迹象，直接修复移植物或缝线引起的吻合口病变；但是如有感染迹象，需要切除移植物并解剖外旁路转流。经闭孔管进行主腘动脉或髂腘动脉旁路转流术，是治疗感染性股动脉吻合口并发症可供选择的方法之一[33]。如果选择原位动脉重建，务必用自体组织覆盖移植物。如果局部自体组织不足以覆盖移植物，则使用肌肉组织来覆盖，大量研究报道其应用价值[41]。

股动脉吻合口动脉瘤，如果最大直径 > 2cm 则需要干预[42]。直接动脉瘤切除后移植物间置来重建血供。再次强调的是，宿主动脉往往受动脉瘤累及而需要部分切除，因此将端侧吻合转变为端 - 端吻合。腔内隔绝治疗股动脉吻合口动脉瘤的报道越来越多，效果也较理想，但是尚缺少远期数据。

（四）小结

吻合口后期并发症，如吻合口破裂、假性动脉瘤和真性动脉瘤形成等，都是复杂的临床问题。需要高度警惕这些并发症的临床症状和体格检查结果。此外，感染必须始终被认为是潜在的原因。这些并发症都需要及时发现并修复，以规避灾难性后果。

三、主动脉肠瘘

主动脉肠瘘（aortoenteric fstula，AEF）有原发性和继发性两种类型。原发性较罕见，系主动脉瘤退行性变侵袭肠道。本章主要讨论继发性主动脉肠瘘（secondary aortoenteric fistula，SAEF），即主动脉瘤开放性手术或血管腔内支架隔绝术后发生的并发症。这一并发症并不常见，但是死亡率极高，因此，亟须及时识别和治疗。

（一）发病率

SAEF 发病率相对较低。Hallett 等报道了 307 例主动脉术后，SAEF 发病率为 1.6%[43]。Pipinos 等回顾 SAEF 病例发现，98% 发生于人工血管移植物重建术后[44]、腹主动脉瘤病变和主髂动脉闭塞性病变术后。SAEF 发病率类似，这些发现与先前发现 AAA 术后 SAEF 发病率更高的报道相反。近端采用端侧吻合的患者发生 SAEF 风险更高。少量证据发现后腹膜入路增加了 SAEF 发病率。这些瘘要么发生于吻合口（移植物肠瘘）要么沿着移植物出现（移植物肠浸润）。除此之外，也有报道腹主动脉瘤（abdominal aortic aneurysm，AAA）腔内支架隔绝术后发生的 AEF[45]，但极为罕见，MAEFISTO 研究回顾性分析 3932 例腹主动脉瘤腔内修复术（endovascular aneurysm repair，EVAR）后患者，SAEF 发病率仅 0.01%[46]。

SAEF 最常见临床表现是胃肠道出血。通常情况下表现为少量的先兆出血，但也有患者直接以大出血为表现而没有先兆出血。SAEF 的表现还有体重减轻、全身不适、发热、败血症和移植物血栓形成等慢性疾病症状。需要注意的是，很多 SAEF 患者并没有临床出血的表现。SAEF 最常见的表现包括以下一个或多个临床症状和体征：胃肠道出血（80%）、败血症（44%）、腹痛（30%）、腰背痛（15%）、腹股沟包块（12%）和腹部搏动性肿块（6%）[47]。

即使进行了治疗，SAEF 的死亡率和致残率仍然很高。未经治疗的 SAEF 固然是致命的，但是接受各种不同形式修复的患者，术后死亡率同样接近 50%。

（二）病理生理学

AEF 最常发生于十二指肠和主动脉移植物近端之间[48]，这是因为肾下主动脉重建的吻合口最靠近十二指肠（图 16-7）。十二指肠在此处是腹膜后组织，且与主动脉移植物之间的间隙很少有组织充填。SAEF 同样最常发生于十二指肠（62%），其次是空肠、回肠（12%）和结肠（5%）。移植物全程不同部位发生的瘘管都有报道，且有 4%～6% 发生位置远离吻合口[49]。在移植物和肠道之间增加组织填塞，如覆盖带蒂大网膜，以及腹膜后入路重建主动脉被认为可以降低 SAEF 的发病率。

SAEF 的发生有几个可能的发病机制[50]。主动脉移植物感染造成局部炎症和组织破坏。高毒力细菌感染，尤其是金黄色葡萄球菌，是动物模型中被证实最常见诱发 SAEF 发生的细菌[51]。但是

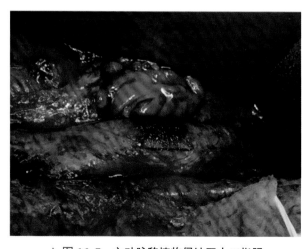

▲ 图 16-7　主动脉移植物侵蚀至十二指肠

有 2/3 的病例培养结果一般是多细菌感染，主要源自肠道的菌群。术中培养阳性的另一个常见细菌是念珠菌[52]，同样可能参与瘘的形成。但是，这些细菌感染是瘘形成的原因还是瘘形成后肠道菌群感染的结果，目前很难解释。主动脉移植物受动脉搏动而发生膨胀，进而挤压和侵袭肠道，也被认为是瘘形成的原因之一。因为这种搏动，对肠道造成持续性的摩擦、挤压并可能引起肠道局部缺血。手术过程中的不当操作也可能促进了 SAEF 的发展，如术中发生的肠道损伤、移植物污染、移植物与肠道隔离不充分等。

EVAR 术后 SAEF 是主动脉病变腔内隔绝术后特殊的问题。一种解释的机制是持续的内漏造成瘤腔的不断增大，并因此直接作用并腐蚀肠道。移植物感染、瘤腔内压增大及移植物移位等都可能参与了 EVAR 术后 SAEF 的发生。更为重要的是，＞30% 的 EVAR 相关 AEF 是主动脉支架自身的缺陷所致，如支架断裂、腐蚀或成角[53]。

（三）诊断

SAEF 的诊断主要取决于患者的临床表现。需要强调的是，必须时刻保持对该并发症的警惕性以便于及时做出正确的诊断，因此，既往有主动脉介入手术的患者，如果出现胃肠道出血，应始终考虑有 SAEF 的可能。当患者出现血流动力学不稳定和大量胃肠道出血时，AEF 往往是在剖腹探查时被诊断，这些患者也可能是经主动脉造影或内镜检查时发现。若患者一般情况稳定时，通常会先行内镜检查，然而内镜检查对 AEF 诊断灵敏度不高，仅 50%[54]。最理想的检查是 CT 血管成像检查，整体评估主动脉移植物及其周围组织，且为手术计划提供足够信息。CTA 检查的灵敏度同样不高，仅 61%[55]，其表现为主动脉周围脂肪层消失、移植物周围液体和气体、移植物与周围肠管缠绕，以及对比剂自主动脉外渗至肠道内。动脉造影对一般情况稳定的患者往往没有诊断价值，因为很少会见到活动性出血。

当患者除了胃肠道出血无其他表现时，诊断则需要其他辅助检查。CTA 往往会提供上文叙述的发现。主动脉移植物感染时，PET 扫描和标记的白细胞扫描有辅助诊断价值[56]。最后，如果是主动脉结肠瘘，结肠镜有诊断意义。

（四）治疗

SAEF 的治疗应视患者的临床表现而定。大出血、不稳定或严重的脓毒血症的患者需要专科急诊处理，以尽力挽救患者于濒死状态。稳定、无感染且表现为典型的先兆出血患者，术前有足够时间规划术前计划、诊断和复苏。但同样在这次住院期间也需要急诊手术治疗。

血流动力学不稳定的患者，必须急诊给予复苏、输血、广谱抗生素等处理，并送手术室急诊剖腹探查。一般首选腹部正中切口，第一步是快速控制主动脉近端，球囊临时阻断控制主动脉近端也是一个不错的选择，尤其是再次手术者，因为手术解剖会更加复杂。远端同样是手术或球囊阻断控制髂动脉。当显露并控制主动脉后，有学者推荐通过充盈顺应性球囊，即复苏性主动脉腔内球囊阻断技术（resuscitative endovascular balloon occlusion of the aorta，REBOA），来桥接缺损的主动脉[57]。肠钳控制病变的肠管，切除瘘管，直接吻合肠管或切除一段肠管后行端 - 端吻合。主动脉的瘘管需要严密缝合并用大网膜覆盖，最后广泛清洗后腹膜。传统上，需要完整去除主动脉移植物并行旁路转流术，如腋双股动脉转流。但是，原位主动脉重建也是可供选择的方法，移植物的种类有冷冻同种异体动脉、抗生素包埋的 Dacron 人工血管或自体股静脉制作的新的主髂动脉系统（Neo-Aortoiliac system，图 16-8）。没有哪种移植物优于其他移植物，移植物的选择反映了操作医生和医疗机构的习惯[58]。手术操作细节详见其他章。

有学者推荐血管腔内支架隔绝术治疗 AEF，通常应用于身体一般情况难以耐受瘘管切除和主

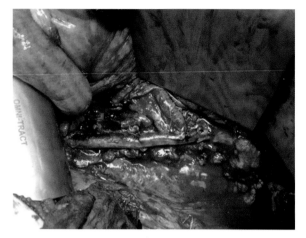

▲ 图 16-8   主动脉重建修复主动脉肠瘘

动脉重建的患者[59]，因此作为一种临时操作步骤或姑息性选择。

（五）小结

SAEF，是主动脉瘤开放性手术、腔内支架隔绝术及主髂动脉闭塞重建术后致命的并发症，而且发病机制复杂。虽然这个并发症意味着极高的死亡率和致残率，但是及时的诊断和治疗可以改善其预后。

四、淋巴囊肿、淋巴漏、乳糜性腹水

血管外科手术后淋巴相关并发症是一类复杂且令人特别厌恶的并发症。从术后早期到后期不同时期里临床表现迥异，包括一系列不同预期的状态，从无症状者的偶然发现，到合并感染的大量淋巴渗漏而需要外科干预，会显著提高患者的死亡率和致残率。对于血管外科医生而言，有必要掌握淋巴相关并发症的临床表现和诊治措施。

（一）病因学

众所周知，淋巴管损伤是开放性手术中的并发症，导致淋巴渗漏。如果淋巴液局限于周围组织中，称之为淋巴囊肿，若淋巴渗漏至皮肤外，则为淋巴漏。这一并发症最常见于肾移植、淋巴结切除和盆腔肿瘤手术后。在血管外科手术中，淋巴管损伤最常见于两个部位[60, 61]，一是腹股沟区，开放性股血管重建后；另一个是后腹膜，

开放性主髂动脉重建术后。这是因为股三角和后腹膜是淋巴组织密集区域。淋巴漏的危险因素主要有：未结扎损伤的淋巴管、同一个区域的再次手术、感染和人工移植物材料的植入等[62]。这些并发症可能会导致伤口延迟愈合、增加感染的风险、体液的丢失导致脱水，进而会延长患者的住院时间。不仅如此，乳糜中高浓度的甘油三酯丢失会造成患者营养不良，尤其是乳糜经皮肤的大量丢失或腹水的形成。小肠分泌的乳化脂肪参与淋巴液的成分，并将后腹膜和腹腔内的淋巴组织产生的淋巴液转化为乳糜。

（二）发病率

腹股沟区动脉重建术后发生淋巴囊肿相对常见，一项大宗数据研究显示发病率为 4%[63]。淋巴管与淋巴囊肿相沟通是其形成的必要条件。淋巴囊肿是由假膜形成的致密空间和充满其内的淋巴液组成。淋巴囊肿和淋巴漏通常发生于术后 1 个月内，但也可以发生于术后任何时候[64]。当有清亮的淋巴液持续从皮肤切口渗出时，诊断为淋巴漏。相比淋巴囊肿，淋巴漏发生率相对较低。Kalman 等分析了 4000 例股动脉重建术后患者信息，淋巴漏发病率仅 0.1%[62]。因为体液的持续丢失、手术切口相关并发症及感染的风险，所以与淋巴囊肿不同，淋巴漏需要更加积极的治疗。开放性主髂动脉手术也会发生淋巴相关并发症，表现为腹膜后淋巴囊肿或乳糜性腹水[61]。这种并发症罕见，仅有少量文献报道。

（三）诊断

超声检查常用于诊断淋巴囊肿。如果手术 1 个月以后发生的淋巴囊肿，增强 CT 检查有助于鉴别假性动脉瘤或脓肿。淋巴漏的诊断基于上述临床表现，但 CT 和超声检查用于排除后腹膜淋巴漏。诊断淋巴囊肿、淋巴漏或乳糜性腹水的金标准是淋巴核素扫描[65]。术后早期，这一技术还可以用于鉴别淋巴相关并发症和单纯的血肿。

（四）治疗

淋巴囊肿的治疗取决于囊肿的压迫症状、感染的迹象或逐渐增加的体积等，小的淋巴囊肿通常会自行消退，因此更适合继续观察。当囊肿位于人工移植物重建术附近时，很多学者主张积极预防性干预，以防发生移植物感染。有些症状性淋巴囊肿通过经皮穿刺引流来缓解，一般辅助硬化剂注射治疗提高囊肿闭合效果，如乙醇、聚维酮碘、四环素、多西环素、博来霉素、滑石粉或纤维蛋白胶等。据报道，单纯引流后腹膜淋巴囊肿复发率高达 50%[66]。难治性淋巴囊肿，需要手术探查，直接结扎淋巴管，并切除假膜。淋巴漏通常需要积极干预，以促进手术切口的愈合，避免叠加发生切口感染。然而也有学者提倡保守治疗，包括卧床休息、局部切口护理和经验性的抗生素治疗[67]。创面负压封闭技术也越来越多地被应用于治疗淋巴漏，并取得了理想效果，如Haman 等报道了 100% 的淋巴漏闭合率[68]。保守治疗失败者，建议探查切口并结扎受损的淋巴管。乳糜性腹水往往症状比较严重，且丧失大量营养，因此多需要积极治疗，主要通过饮食调整。全肠外营养或限制中链甘油三酯饮食来减少乳糜的生成，并促进集聚的乳糜的消退[69]。即使是难治性乳糜性腹水，也很少需要经皮穿刺或手术来治疗。Pabst 等报道了手术治疗开放性主动脉术后发生的乳糜性腹水，虽然淋巴管结扎的手术技术成功率很高，但该团队建议该手术方法仅仅是最后不得已的办法[70]。在该报道中，主动脉手术后发生的乳糜漏，无论采用哪种方法治疗，其死亡率仍高达 11.5%。

（五）小结

淋巴管相关并发症多样且复杂。这些并发症可发生于术后早期，也会在后期出现，或与感染相互叠加而导致更加严重的后果。掌握淋巴管相关并发症的病理生理学和临床表现，有助于预防和治疗这类并发症。

总结

令人生畏的血管外科后期并发症涵盖了广泛的不同临床表现和病理生理学机制。感染、吻合口并发症、AEF 和淋巴并发症，会造成严重临床不良事件的发生甚至死亡。血管外科医生应掌握现代诊断和治疗方法，以熟练解决这些后期并发症。

参考文献

[1] Bandyk DF. Vascular surgical site infection: risk factors and preventive measures. Semin Vasc Surg. 2008;21(3):119–23. https://doi.org/10.1053/j.semvascsurg.2008.05.008.

[2] Davis FM, Sutzko DC, Grey SF, Mansour MA, Jain KM, Nypaver TJ, Gaborek G, Henke PKJ. Predictors of surgical site infection after open lower extremity revascularization. Vasc Surg. 2017;65(6):1769–1778. e3. https://doi.org/10.1016/j.jvs.2016.11.053. PMID: 28527931.

[3] Matatov T, Reddy KN, Doucet LD, Zhao CX, Zhang WW. Experience with a new negative pressure incision management system in prevention of groin wound infection in vascular surgery patients. J Vasc Surg. 2013;57(3):791–5. https://doi.org/10.1016/j.jvs.2012.09.037. Epub 2013 Jan 9.

[4] Stone PA, Mousa AY, Hass SM, Dearing DD, Campbell JR 2nd, Parker A, Thompson S, AbuRahma AF. Antibiotic-loaded polymethylmethacrylate beads for the treatment of extracavitary vascular surgical site infection. J Vasc Surg. 2012;55(6):1706–11. https://doi.org/10.1016/j.jvs.2011.12.037. Epub 2012 Mar.

[5] Szilagyi DE, Smith RF, Elliott JP, Vrandecic MP. Infection in arterial reconstruction with synthetic grafts. Ann Surg. 1972;176(3):321–33.

[6] Rojoa D, Kontopodis N, Antoniou SA, Ioannou CV, Antoniou GA. 18F-FDG PET in the diagnosis of vascular prosthetic graft infection: a diagnostic test accuracy meta-analysis. Eur J Vasc Endovasc Surg. 2019;57(2):292–301. https://doi.org/10.1016/j.ejvs.2018.08.040. Epub 2018 Sep 18. Review. PMID: 30241981.

[7] Reinders Folmer EI, Von Meijenfeldt GCI, Van der Laan MJ, Glaudemans AWJM, Slart RHJA, Saleem BR, Zeebregts CJ. Diagnostic imaging in vascular graft infection: a systematic review and meta-analysis. Eur J Vasc Endovasc Surg. 2018;56(5):719–29. https://doi.org/10.1016/j.ejvs.2018.07.010. Epub 2018 Aug 16.

[8] O'Connor S, Andrew P, Batt M, Becquemin JP. A systematic review and meta-analysis of treatments for aortic graft infection. J Vasc Surg. 2006;44(1):38–45. Review.

[9] Ben Ahmed S, Louvancourt A, Daniel G, Combe P, Duprey A, Albertini JN, Favre JP, Rosset E. Cryopreserved arterial allografts for in situ reconstruction of abdominal aortic native or secondary graft infection. J Vasc Surg. 2018;67(2):468–77. https://doi.org/10.1016/j.jvs.2017.06.088. Epub 2017 Aug 18.

[10] Argyriou C, Georgiadis GS, Lazarides MK, Georgakarakos

E, Antoniou GA. Endograft infection after endovascular abdominal aortic aneurysm repair: a systematic review and meta-analysis. J Endovasc Ther. 2017;24(5):688–97. https://doi. org/10.1177/1526602817722018. Epub 2017 Jul 31.

[11] Zamani N, Sharath SE, Barshes NR, Braun JD, Kougias P. Long-term outcomes of lower extremity graft preservation using antibiotic beads in patients with early deep wound infections after major arterial reconstructions. J Vasc Surg. 2019. pii: S0741–5214(19)31786–0.; https://doi.org/10.1016/j.jvs.2019.06.192.

[12] Webster J, Alghamdi A. Use of plastic adhesive drapes during surgery for preventing surgical site infection. Cochrane Database Syst Rev. 2015;4:CD006353. https://doi.org/10.1002/14651858. CD006353. pub4.

[13] Hallett JW Jr, Marshall DM, Petterson TM, Gray DT, Bower TC, Cherry KJ Jr, Gloviczki P, Pairolero PC. Graft-related complications after abdominal aortic aneurysm repair: reassurance from a 36–year population-based experience. J Vasc Surg. 1997;25(2):277–84; discussion 285–6.

[14] Smeds, Duncan, Harlander-Locke. Treatment and outcomes of aortic endograft infection. J Vasc Surg. 2016;63:332–40.

[15] Rawson TM, Lee MJ, Khanna P, Gopal Rao G, Renton S, Buckley J. Microbiological characterisation of prosthetic vascular graft infection. J Infect. 2015;71(3):400–2. https://doi. org/10.1016/j.jinf.2015.04.008. Epub 2015 Apr 23.

[16] Li H, Chan YC, Cheng SW. Current evidence on management of aortic stent-graft infection: a systematic review and meta-analysis. Ann Vasc Surg. 2018;51:306–13. https://doi. org/10.1016/j.avsg.2018.02.038. Epub 2018 Jun 11.

[17] Davila, Stone, Duncan, et al. A multicenter experience with the surgical treatment of infected abdominal aortic endografts. J Vasc Surg. 2015;63:877–83.

[18] Bandyk DF, Novotney ML, Johnson BL, Back MR, Roth SR. Use of rifampin-soaked gelatin-sealed polyester grafts for in situ treatment of primary aortic and vascular prosthetic infections. J Surg Res. 2001;95(1):44–9.

[19] Geary KJ, Tomkiewicz ZM, Harrison HN, Fiore WM, Geary JE, Green RM, DeWeese JA, Ouriel K. Differential effects of a gram-negative and a gram-positive infection on autogenous and prosthetic grafts. J Vasc Surg. 1990;11(2):339–45; discussion 346–7.

[20] Chung J, Clagett GP. Neoaortoiliac System (NAIS) procedure for the treatment of the infected aortic graft. Semin Vasc Surg. 2011;24(4):220–6. https://doi.org/10.1053/j. semvascsurg.2011.10.012.

[21] Oderich GS, Bower TC, Hofer J, Kalra M, Duncan AA, Wilson JW, Cha S, Gloviczki P. In situ rifampin-soaked grafts with omental coverage and antibiotic suppression are durable with low reinfection rates in patients with aortic graft enteric erosion or fistula. J Vasc Surg. 2011;53(1):99–106, 107.e1–7; discussion 106–7. https://doi. org/10.1016/j.jvs.2010.08.018.

[22] Masaki H, Tabuchi A, Yunoki Y, et al. Long-term results of obturator bypass. Ann Vasc Dis. 2016;9(2):80–4.

[23] Seeger JM, Pretus HA, Welborn MB, Ozaki CK, Flynn TC, Huber TS. Long-term outcome after treatment of aortic graft infection with staged extra-anatomic bypass grafting and aortic graft removal. J Vasc Surg. 2000;32(3):451–9; discussion 460–1.

[24] Heinola I, Kantonen I, Jaroma M, Albäck A, Vikatmaa P, Aho P, Venermo M. Treatment of aortic prosthesis infections by graft removal and in situ replacement with autologous femoral veins and fascial strengthening. Eur J Vasc Endovasc Surg. 2016;51(2):232–9. https://doi. org/10.1016/j.ejvs.2015.09.015. Epub 2015 Nov 2.

[25] Harlander-Locke MP, Harmon LK, Lawrence PF, Oderich GS, McCready RA, Morasch MD, Feezor RJ, Vascular Low-Frequency Disease Consortium, Zhou W, Bismuth J, Pevec WC, Correa MP,

Jim J, Ladowski JS, Kougias P, Bove PG, Wittgen CM, White JV. The use of cryopreserved aortoiliac allograft for aortic reconstruction in the United States. J Vasc Surg. 2014;59(3):669–74. https://doi. org/10.1016/j.jvs.2013.09.009. Epub 2013 Nov 14.

[26] Lindsey P, Echeverria A, Lin PH. Lower extremity bypass using bovine carotid artery graft (artegraft): an analysis of 124 cases with long-term results. World J Surg. 2017. PMID: 28819879.

[27] Chaikof EL, Dalman RL, Eskandari MK, Jackson BM, Lee WA, Mansour MA, Mastracci TM, Mell M, Murad MH, Nguyen LL, Oderich GS, Patel MS, Schermerhorn ML, Starnes BW. The Society for Vascular Surgery practice guidelines on the care of patients with an abdominal aortic aneurysm. J Vasc Surg. 2018;67(1):2–77.e2. https://doi.org/10.1016/j. jvs.2017.10.044.

[28] Calligaro KD, Veith FJ, Schwartz ML, Goldsmith J, Savarese RP, Dougherty MJ, DeLaurentis DA. Selective preservation of infected prosthetic arterial grafts. Analysis of a 20–year experience with 120 extracavitary-infected grafts. Ann Surg. 1994;220(4):461–9; discussion 469–71.

[29] Poi MJ, Pisimisis G, Barshes NR, Darouiche RO, Lin PH, Kougias P, Bechara CF. Evaluating effectiveness of antibiotic polymethylmethacrylate beads in achieving wound sterilization and graft preservation in patients with early and late vascular graft infections. Surgery. 2013;153(5):673–82. https://doi.org/10.1016/j.surg.2012.10.011. Epub 2012 Dec 24.

[30] Stewart A, Eyers PS, Earnshaw JJ. Prevention of infection in arterial reconstruction. Cochrane Database Syst Rev. 2006;3:CD003073. Review. PMID: 16855996.

[31] Mohammed S, Pisimisis GT, Daram SP, Bechara CF, Barshes NR, Lin PH, Kougias P. Impact of intraoperative administration of local vancomycin on inguinal wound complications. J Vasc Surg. 2013;57(4):1079–83. https://doi.org/10.1016/j.jvs.2012.09.073. Epub 2013 Jan 11.

[32] Kwon J, Staley C, McCullough M, Goss S, Arosemena M, Abai B, Salvatore D, Reiter D, DiMuzio P. A randomized clinical trial evaluating negative pressure therapy to decrease vascular groin incision complications. J Vasc Surg. 2018;68(6):1744–52. https:// doi.org/10.1016/j. jvs.2018.05.224. Epub 2018 Aug 17. PMID: 30126781.

[33] Gaylis H, Dewar G. Anastomotic aneurysms: facts and fancy. Surg Annu. 1990;22:317–41.

[34] Evans WE. Anastomotic femoral false aneurysms. In: Complications in vascular surgery. New York: Grune & Stratton; 1985. p. 205–12.

[35] Mehigan DG, Fitzpatrick B, Browne HI. Is compliance mismatch the major cause of anastomotic arterial aneurysms? Analysis of 42 cases. J Cardiovasc Surg (Torino). 1985;26:147–50. PMID: 3156861.

[36] Satiani B. False aneurysms following arterial reconstruction. Surg Gynecol Obstet. 1981;152:357–63. PMID: 7466589.

[37] Alpagut U, Ugurlucan M, Dayioglu E. Major arterial involvement and review of Behcet's disease. Ann Vasc Surg. 2007;21(2):232–9. PMID: 17349371.

[38] Demarche M, Waltregny D, van Damme H, Limet R. Femoral anastomotic aneurysms: pathogenic factors, clinical presentations and treatment. A study of 142 cases. Cardiovasc Surg. 1999;7(3):315–22.

[39] Chavez CM. False aneurysms of the femoral artery: a challenge in management. Ann Surg. 1976;183:694–700. PMID: 135534.

[40] Perdue GD, Smith RB, Ansley JD. Impending aortoenteric hemorrhage: the effect of early recognition on improved outcome. Ann Surg. 1980;192:237–43. PMID: 6967716.

[41] Meland NB, Arnold PG, Pairolero PC, Lovich SF. Muscle-flap coverage for infected peripheral vascular prostheses. Plast Reconstr Surg. 1994;93(5):1005–11.

[42] Demarche M, van Damme H, Limet R. Femoral anastomotic aneurysms: pathogenic factors, clinical presentations and treatment. A

study of 142 cases. Cardiovasc Surg. 1999;7(3):315–22.

[43] Hallett JW Jr, Marshall DM, Pettterson TM, Pairolero PC. Graft-related complications after abdominal aortic aneurysm repair: reassurance from a 36–year population-based experience. J Vasc Surg. 1997;25:277. PMID: 9052562.

[44] Pipinos II, Carr JA, Haithcock BE, et al. Secondary aortoenteric fistula. Ann Vasc Surg. 2000;14:688. PMID: 11128470.

[45] Riera del Moral L, Fernández Alonso S, Stefanov Kiuri S. Aortoenteric fistula arising as a complication of endovascular treatment of abdominal aortic aneurysm. Ann Vasc Surg. 2009;23(2):255.e13–7. Epub 2008 May 22. PMID: 18513484.

[46] Kahlberg A, Rinaldi E, Piffaretti G. Results from the Multicenter Study on Aortoenteric Fistulization After Stent Grafting of the Abdominal Aorta (MAEFISTO). J Vasc Surg. 2016;64(2):313–20. PMID: 27289529.

[47] Reynolds JY, Galloway JMD. Primary aortoduodenal fistula: a case report and review of the literature. Ir J Med Sci. 1991;160:381–4.

[48] O'Mara C, Imbembo AL. Paraprosthetic-enteric fistula. Surgery. 1977;81(5):556–66. PMID: 300510.

[49] Bergqvist D. Arterioenteric fistula. Review of a vascular emergency. Acta Chir Scand. 1987;153(2):81–6. PMID: 3303777.

[50] Elliott JP Jr, Smith RF, Szilagyi DE. Proceedings: aortoenteric and paraprosthetic-enteric fistulas. Problems of diagnosis and management. Arch Surg. 1974;108(4):479–90. PMID: 4815922.

[51] Bussuttil RW, Rees W, Baker JD. Pathogenesis of aortoduodenal fistula: experimental and clinical correlates. Surgery. 1979;85:1–13. PMID: 153003.

[52] Chopra A, Cieciura L, Modrall JG, et al. Twenty-year experience with aorto-enteric fistula repair: gastro-intestinal complications predict outcome. J Am Coll Surg. 2017;225:9–18. PMID: 28161484.

[53] Bergqvist D, Bjork M, Byman R. Secondary aortoenteric fistula after endovascular aortic interventions: a systemic literature review. J Vasc Interv Radiol. 2008;19:163–5. PMID: 18341942.

[54] Deijen CL, Smulders YM, Coveliers HME. The importance of early diagnosis and treatment of patients with aortoenteric fistulas presenting with herald bleeds. Ann Vasc Surg. 2016;36. PMID: 27423720.

[55] Raman SP, Kamaya A, Federle M. Aortoenteric fistulas: spectrum of CT findings. Abdom Imaging. 2013;38:367. PMID: 22366854.

[56] Krupnick AS, Lombardi JV, Engels FH. 18–fluorodeoxyglucose positron emission tomography as a novel imaging tool for the diagnosis of aortoenteric fistula and aortic graft infection–a case report. Vasc Endovasc Surg. 2003;37(5):363–6. PMID: 14528383.

[57] Miyamoto K, Inaba M, Kojima T, et al. Intra-Aortic Balloon Occlusion (IABO) may be useful for the management of secondary aortoduodenal fistula (SADF): a case report. Int J Surg Case Rep. 2016;25:234–7. PMID: 27414993.

[58] Saers SJF, Scheltinga MRM. Primary aortoenteric fistula. Br J Surg. 2005;92:143–52. PMID: 15685700.

[59] Kakkos S, Christeas N, Lampropoulos G, Papadoulas S, Makri R, Zampakis P, et al. Endovascular management of aortoenteric fistulas with aortic cuff extenders: report of two cases. Int Angiol. 2011;30(3):290–4.

[60] Croft RJ. Lymphatic fistula: a complication of arterial surgery [letter]. BMJ. 1978;2:205. PMID: 678862.

[61] Savrin RA, High R. Chylous ascites after abdominal aortic surgery. Surgery. 1985;98:866. PMID: 3933135.

[62] Kalman PG, Walker PM, Johnston KW. Consequences of groin lymphatic fistulae after vascular reconstruction. Vasc Endo Surg. 1991;25:210.

[63] Roberts JR, Walters GK, Zenilman ME, Jones CE. Groin lymphorrhea complicating revascularization involving the femoral vessels. Am J Surg. 1993;165:341–4. PMID: 8447539.

[64] Sidaway AN, Perler BA. Local complications: lymphatic. In: Rutherford's vascular surgery and endovascular therapy, vol. 52; 2018. p. 647.

[65] Stolzenberg J. Detection of lymphaticocutaneous fistula by radionuclide lymphangiography. Arch Surg. 1978;113:306. PMID: 637696.

[66] Karcaaltincaba M, Akhan O. Radiologic imaging and percutaneous treatment of pelvic lymphocele. Eur J Radiol. 2005;55:340–54. PMID: 15885959.

[67] Obara A, Dziekiewicz MA, Maruszynski M. Lymphatic complications after vascular interventions. Wideochir Inne Tech Maloinwazy. 2014;9:420. PMID: 25337168.

[68] Hamed O, Muck PE, Smith JM, Krallman K, Griffith NM. Use of vacuum-assisted closure (VAC) therapy in treating lymphatic complications after vascular procedures: new approach for lymphoceles. J Vasc Surg. 2008;48:1520. PMID: 19118737.

[69] Weninger M, D'Haese JG, Angele MK, Kleepies A. Treatment options for chylous ascites after major abdominal surgery: a systematic review. Am J Surg. 2016;211:206. PMID: 26117431.

[70] Pabst TS, McIntyre KE, Schilling JD, et al. Management of chyloperitoneum after abdominal aortic surgery. Am J Surg. 1993;166:194–8. PMID: 8352415.

参 考 资 料 A

Skin preparation with chlorhexidine instead of povidone-iodine has been shown to reduce SSI in vascular surgical procedures. [Ref: Factors associated with surgical site infection after lower extremity bypass in the SVS VQI. Kalish JA, Farber A, Homa K, Trinidad M, Beck A, Davies M et al. J Vasc Surg 2014;60:1 1238–46].

第 17 章　困难解剖区域手术的考量因素
Considerations for Surgery in Hostile Zones

Jessica M. Mayor　Joseph L. Mills Sr.　著

计划二次手术前需要考虑更多的因素，邀请血管外科医生会诊可能有益于手术的规划。术前血管外科医生会诊的主要目的是协助术中可能需要的血管重建、出血控制和困难区域的解剖[1-4]。这些会诊可作为术前手术计划的一部分内容完成，或者在术中出现意料之外的血管问题时会诊。本章内容主要阐述一些基本概念，旨在提高二次手术的患者术后的治疗效果。

一、案例分析

下面的案例阐明了可能改善该患者围术期病程的潜在考量因素。一名身体状态良好的中年女性，患有甲状腺功能减退，既往有肺栓塞病史，几年前因左肾细胞癌（renal cell carcinoma，RCC）行左肾切除术。术后 2 年，左肾癌局部复发，再次手术切除。随访影像学检查显示主动脉左侧

2.5cm 大小的肿块和右肺 1.5cm 大小的结节（图 17-1）。两个部位的占位活检均提示为转移性肾癌。医生对患者进行了肺结节楔形切除术，康复后计划限期切除主动脉左侧的肿块。

左侧肋下切口（经既往的手术切口），泌尿外科医生解剖显露了左侧后腹膜。在尝试切除肿块时，发生了大出血，手术团队考虑是损伤了主动脉外膜。急诊血管外科医生台上会诊，协助修复重建主动脉。虽然起初并不明显，但是主动脉损伤范围太大了以至于难以直接缝合修补，并且此时出现大量的出血，到了手动压迫难以控制出血的程度。外科医生向上延长切口，显露近端主动脉，于腹腔干动脉平面以上用阻断钳阻断主动脉。在保留主动脉右肾动脉开口的同时，连同肿瘤及其周围的主动脉一道完整地切除，并采用斜行 Dacron 人工血管间置切除的腹主动脉段。近端

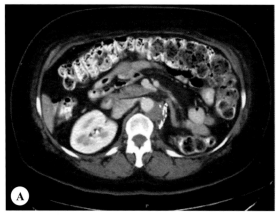
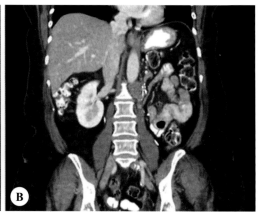

▲ 图 17-1　CT 检查显示肾癌术后原位复发并包裹腹主动脉

吻合后将阻断钳移位至人工血管，以尽快恢复内脏动脉和右肾动脉的供血。

术中患者失血 2.5L，因此需要大量输血和使用升压药。患者低血容量休克很严重，术中复苏时需要压迫腹主动脉 30min 来维持动脉压。患者术后恢复良好，并于术后第 7 天出院回家。

二、一般考虑

该案例强调了几个应当在术前手术计划阶段考虑的重要因素，而且这些因素直接关系着患者围术期的病程。术前断层扫描成像检查对明确肿瘤与附近重要血管组织有无粘连尤其重要。

虽然微创手术一般会减轻患者围术期疼痛，并缩短住院时间，但是往往这种微创手术切口不利于控制出血血管的近端和远端。二次手术的术野，由于组织器官之间的紧密粘连和组织之间间隙的消失，充分显露手术视野非常有用，尤其是既往有过手术史或放疗史的后腹膜，若肿瘤累及或紧贴大血管，应当优先考虑控制受累及血管的近远端。

术前断层扫描检查提示术中可能需要血管重建，血管外科医生必须考虑血管移植物的选择。在术前既往病史询问和体格检查时，需要明确既往有无手术史，如静脉曲张 / 静脉功能不全手术史和中心静脉置管病史，以及了解有无血液高凝疾病和深静脉血栓形成的患者个人或家族史，这也可能关系着血管重建后移植物通畅情况。

三、肿瘤考虑因素

不同肿瘤外科亚专科，术前术中都可能需要血管外科医生会诊。随着外科技术和先进治疗措施的发展，很多既往不能手术的肿瘤患者目前也能通过外科手段治疗。这些技术中往往涉及血管的切除和重建。

肿瘤外科手术术前血管外科医生会诊的重要价值已经阐述过了。术前会诊往往会提高自体静脉移植物的使用率，且相比术中台上急会诊，也降低了血管损伤的风险 [5, 6]。

四、肉瘤

肉瘤切除往往也需要血管外科医生会诊。目前全身系统性治疗效果通常不是很有效。因此，肉瘤的完整切除仍是这类肿瘤最主要的治疗措施。由于肉瘤易复发的性质，有些患者需要二次手术，从病史来看，这些患者既往经历过放疗。有的中心在术前常规建立肉瘤手术多学科团队，团队成员包括血管外科、肿瘤外科、肿瘤内科及放疗科等不同科室医生。所有患者术前都会进行 CT 血管成像检查，并采用常规超声评估下肢股静脉和大隐静脉情况，这些检查多是术前血管外科的会诊意见 [7, 8]。图 17-2A 展示的是 1 例左侧颈部肉瘤儿童患者的术前 CT 影像学检查，血管外科会诊切除了左侧颈动脉，并采用颈内静脉作为血管移植物重建了左侧颈动脉（图 17-2B）。

有血管外科医生参与的肉瘤切除手术，其并发症要低于没有血管外科医生参与的（74% vs. 44%，$P=0.002$），也降低了输血的需求（66% vs. 33%，$P<0.001$），但术后 30 天和 90 天死亡率、肿瘤复发率及总体死亡率两组患者之间没有显著性差异 [8]。由于累及血管的肿瘤病例往往是晚期病变，该研究根据肿瘤相关的变量，如肿瘤大小、分级、原发还是复发等，对两组患者进行了匹配 [8]。这些信息在术前与患者家属沟通时可能有用。

根据软组织肉瘤累及血管程度的不同，学者们提出了一种分类系统，用于协助术前的手术规划和标准化的报告（图 17-3）。Ⅰ 型，肿瘤同时累及动脉和静脉；Ⅱ 型，肿瘤仅累及动脉；Ⅲ 型，肿瘤仅累及静脉；Ⅳ 型，肿瘤未累及血管。在下肢软组织肉瘤和后腹膜软组织肉瘤中，分别有 9.9% 和 17.7% 的患者肿瘤累及血管（即 Ⅰ、Ⅱ 和 Ⅲ 型）[9, 10]。

五、肾细胞癌

RCC 的特点在于，它是少数几种会在肾静脉内形成癌栓的肿瘤种类，癌栓可能蔓延至下腔静脉（IVC），甚至直达右心房。根据血栓大小与累及范围，有多种不同手术方案，如直接取栓和一期修复、补片成形术及移植物间置术重建 IVC。梅奥医学中心认为，以下术前影像学表现增加 IVC 切除的概率：右侧 RCC、肾静脉开口的 IVC 前后径>24mm 及肾静脉开口处 IVC 完全闭塞[11]。但其他研究发现这些危险因素并没有显著增加 IVC

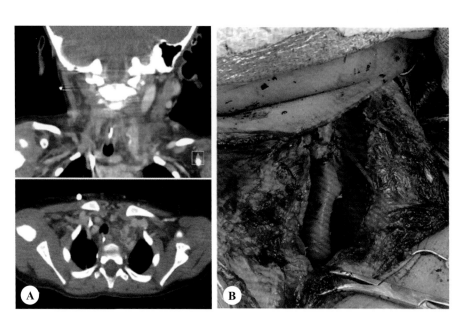

◀ 图 17-2 **A.** 术前 CT 检查显示左侧颈部肉瘤并包裹颈动脉；**B.** 以颈内静脉作为血管移植物重建左侧颈动脉

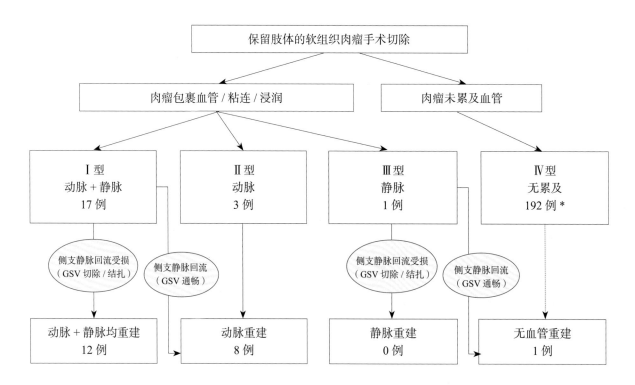

▲ 图 17-3 下肢软组织肉瘤累及血管的类型及其血管重建策略
*. 研究期间的Ⅳ型软组织肉瘤患者（从既往研究中排除）；GSV. 大隐静脉

重建的风险，虽然会增加 CIV 重建的整体发生率[12]。IVC 癌栓也见于肾上腺皮质肿瘤、平滑肌肉瘤及嗜铬细胞瘤[13]，相比 RCC 更为罕见。

六、胰腺癌

胰头癌能不能切除往往取决于肿瘤是否累及周围的血管。肿瘤切除的边缘会部分累及门静脉、肠系膜上静脉、肠系膜上动脉和（或）腹腔干血管，因此，完整切除肿瘤时需要重建这些血管。虽然重建血管增加出血量并延长手术时间，但是胰十二指肠切除术联合血管重建术，与传统的胰十二指肠切除术相比，在术后短期生存率上并无差异[14-17]。术前 CT 检查是评估肿瘤与周围血管之间关系的首选方法，并邀请多学科诊疗团队参与术前 CT 的评估[18]，有助于术前手术的规划，而且血管外科医生参与其中会诊很有价值。但是，很多术前 CT 成像检查提示肿瘤没有累及血管，但是术中却发现血管已经受到肿瘤的浸润[17]。根据肿瘤浸润血管的范围，术中重建的方法有受累及的血管直接修复术、补片成形术或血管移植物间置术。血管移植物的选择，颈内静脉、大隐静脉和股静脉等自体静脉最为常用，也有报道使用同种异体冷冻血管，如 CryoVein[15-18]。

胰头癌切除术中，肠系膜上静脉和脾静脉汇合而成的门静脉，是最常需要重建的血管。图 17-4 是 1 例术前 CT 显示的胰头癌，肿瘤累及汇入至门静脉处的肠系膜上静脉，术前血管外科医生参与手术规划，术中采用左侧颈内静脉作为门静脉间置术的血管移植物。术后彩超提示静脉移植物通畅。患者术后恢复良好。术后门静脉血栓形成的危险因素主要包括人工血管移植物的使用和手术时间长[19]。

胰腺手术中动脉重建相对少见，通常应用于胰腺癌患者对全身系统性治疗有效时。胰十二指肠切除术后，肠系膜上动脉的边缘是最可能阳性的切缘[18]。切除肠系膜上动脉至今仍充满争议，因为显著增加了小肠自主神经损伤所造成的并发症发生率。胰体或胰尾肿瘤可能累及腹腔干，由于肝固有动脉通常接受胃十二指肠动脉的供血，因此切除腹腔干后往往无须重建[18, 20]。肝总动脉（common hepatic artery，CHA）会受到胰头或胰体肿瘤的浸润，CHA 供血胆囊和胆管，因此切除后需要重建[18, 20]。

七、其他注意事项和获益

血管外科医生参与的肿瘤外科手术，不仅直接有利于患者的救治，还有其他优势，包括经济效益和教育意义。有血管外科医生参与的手术，足够证据显示其对医疗机构的经济效益。血管外科会诊参与的病例显著增加其边际效益（14 406 美元 vs. 5491 美元，P=0.002），且这种差异无关计划内还是计划外的血管外科医生会诊[21]。这些血管外科医生会诊的病例，平均每个病例增加 20～30 个额外工作相对价值单位（work relative

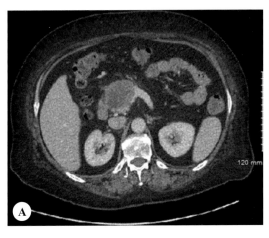
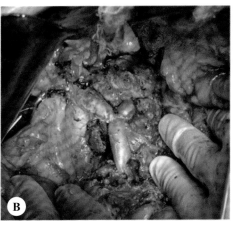

◀ 图 17-4　**A.** 胰头占位性病变位于门静脉分叉处，累及肠系膜上静脉；**B.** 颈内静脉作为移植物重建门静脉分叉处的肠系膜上静脉

value unit，wRVU）[1-3]。在单个医学院医学中心，这些病例给医疗机构平均每年增加 1371.46 个额外wRVU，占整个血管外科专科 wRVU 的 7%[2]。这些血管外科会诊病例虽然创造了额外的经济效益，但是对血管外科本人的患者预约或医疗机构的患者预约都没有明显的不利影响，即使是计划外的会诊[3]。

从教育培训角度而言，血管开放性手术操作得越少，术中血管外科医生会诊进行的开放性转流手术、补片成形术或大血管直接修复等手术，对年轻医生都是极好的培训机会。由于血管外科医生台上会诊的不同手术，解剖位置差异较大，因此会诊的医生必须掌握不同血管解剖显露的方法，尤其是腹部血管，当然也包括盆腔、颈部和四肢血管的解剖显露[2, 3, 5, 6]。

是否有血管外科医生会诊是另一个值得讨论的话题。术中血管外科会诊通常需要占用大量时间和精力，并且经常会干扰血管外科医生的其他临床工作和管理职责[1]。医院和健康机构解决这个问题的措施是组建血管外科专业团队，在急诊术中会诊时可以相互协助帮忙。为此，健康机构需要提供更多的医疗资源，如引进专业人员来组建血管外科专业团队。较小的医疗机构可能因为血管外科医生数量有限，因此需要及时安排，将患者转运至具有成熟多学科团队的更高级医疗诊治中心。

参考文献

[1] Danczyk RC, Coleman J, Allensworth J, Azarbal AF, Mitchell EL, Liem TK, et al. Incidence and outcomes of intraoperative vascular surgery consultations. J Vasc Surg. 2015;62(1):177–82.

[2] Tomita TM, Rodriguez HE, Hoel AW, Ho KJ, Pearce WH, Eskandari MK. Implications of intraoperative vascular surgery assistance for hospitals and vascular surgery trainees. JAMA Surg. 2016;151(11):1032.

[3] Manzur MF, Ham SW, Elsayed R, Abdoli S, Simcox T, Han S, et al. Vascular surgery: an essential hospital resource in modern health care. J Vasc Surg. 2017;65(6):1786–92.

[4] Kalipatnapu S, Agarwal S. IPC23. Vascular Surgery in a Tertiary Care Center—Profile and outcomes of intraoperative consultations. J Vasc Surg. 2019;69(6):e94.

[5] Smith MC, Connolly P, Meltzer AJ. PC114. The role of the vascular surgeon in open oncologic resection: benefiting everyone involved. J Vasc Surg. 2019;69(6):e237.

[6] Mogannam AC, Chavez de Paz C, Sheng N, Patel S, Bianchi C, Chiriano J, et al. Early vascular consultation in the setting of oncologic resections: benefit for patients and a continuing source of open vascular surgical training. Ann Vasc Surg. 2015;29(4):810–5.

[7] Song TK. Major blood vessel reconstruction during sarcoma surgery. Arch Surg. 2009;144(9):817.

[8] Poultsides GA, Tran TB, Zambrano E. Sarcoma resection with and without vascular reconstruction: a matched case-control study. J Vasc Surg. 2015;62(6):1677.

[9] Schwarzbach MHM, Hormann Y, Hinz U, Bernd L, Willeke F, Mechtersheimer G, et al. Results of limb-sparing surgery with vascular replacement for soft tissue sarcoma in the lower extremity. J Vasc Surg. 2005;42(1):88–97.

[10] Schwarzbach MHM, Hormann Y, Hinz U, Leowardi C, Böckler D, Mechtersheimer G, et al. Clinical results of surgery for retroperitoneal sarcoma with major blood vessel involvement. J Vasc Surg. 2006;44(1):46–55.

[11] Psutka SP, Boorjian SA, Thompson RH, Schmit GD, Schmitz JJ, Bower TC, et al. Clinical and radiographic predictors of the need for inferior vena cava resection during nephrectomy for patients with renal cell carcinoma and caval tumour thrombus. BJU Int. 2015;116(3):388–96.

[12] Overholser S, Raheem O, Zapata D, Kaushik D, Rodriguez R, Derweesh IH, et al. Radiologic indicators prior to renal cell cancer thrombectomy: implications for vascular reconstruction and mortality. Urol Ann. 2016;8(3):312–6.

[13] Boneschi M, Miani S, Erba M, Giuffrida GF, Giordanengo F. Malignant neoplasms invading into the inferior vena cava. Surgical indications. Minerva Cardioangiol. 1995;43(3):91–5.

[14] Zhang X, Zhang J, Fan H, He Q, Lang R. Feasibility of portal or superior mesenteric vein resection and reconstruction by allogeneic vein for pancreatic head cancer—a case-control study. BMC Gastroenterol. 2018;18(1):49.

[15] Cheung TT, Poon RTP, Chok KSH, Chan ACY, Tsang SHY, Dai WC, et al. Pancreaticoduodenectomy with vascular reconstruction for adenocarcinoma of the pancreas with borderline resectability. World J Gastroenterol. 2014;20(46):17448–55.

[16] Sgroi MD, Narayan RR, Lane JS, Demirjian A, Kabutey N-K, Fujitani RM, et al. Vascular reconstruction plays an important role in the treatment of pancreatic adenocarcinoma. J Vasc Surg. 2015;61(2):475–80.

[17] Lee DY, Mitchell EL, Jones MA, Landry GJ, Liem TK, Sheppard BC, et al. Techniques and results of portal vein/superior mesenteric vein reconstruction using femoral and saphenous vein during pancreaticoduodenectomy. J Vasc Surg. 2010;51(3):662–6.

[18] Younan G, Tsai S, Evans DB, Christians KK. Techniques of vascular resection and reconstruction in pancreatic cancer. Surg Clin N Am. 2016;96(6):1351–70.

[19] Glebova NO, Hicks CW, Orion KC, Abularrage CJ, Weiss MJ, Cameron AM, et al. Portal vein reconstruction in pancreatic resection: technical risk factors for portal vein thrombosis◊. J Vasc Surg. 2014;60(3):831–2.

[20] Christians KK, Pilgrim CHC, Tsai S, Ritch P, George B, Erickson B, et al. Arterial resection at the time of pancreatectomy for cancer. Surgery. 2014;155(5):919–26.

[21] Johnson CE, Manzur MF, Wilson TA, Brown Wadé N, Weaver FA. The financial value of vascular surgeons as operative consultants to other surgical specialties. J Vasc Surg. 2019;69(4):1314–21.

第 18 章　救治失败的医学和法律含义
Medical and Legal Implications of Failure to Rescue

George E. Anton　Robbin S. Sabo　著

2000 年，美国医学科学院（Institute of Medicine）发表了《人类孰能无过：建立更加安全的健康系统》（*To Err is Human: Building a Safer Health System*）的报告，旨在激励国家努力改善患者的医疗安全。美国医学科学院建议医学应当采用类似于航空安全的无差错规则。而在此之前，专家认为有太多患者因为意外的医疗差错而遭到伤害。而且从历史上来看，职业培训更加侧重于技术而不是人际交往能力。

早在 1924 年，美国联邦外科医生协会成员之一的 W. Wayne Babcock 博士就提出了一个关键问题："手术室里救生站的工作效率如何？"[14]。90 多年过去了，Lipshy 和 Loporta 意识到这个问题至今还是没有答案。

1990 年，James Reason 指出，差错的发生主要有两种不同形式：正确的行动没有按照预期执行（执行失败）和最初预期的操作不正确（计划差错）。多数外科医生都知道，患者生命的悲剧结局并不总是突然或意外发生的。20 世纪 80 年代末，患者安全领域的领导者 Gaba 和 Runciman 发现，小的差错和系统故障的相互作用会造成严重并发症。而且 Gaba 注意到，在发生不良事件的级联过程中，其实有很多中止这一过程的机会[20]。在这些不良事件发生的过程中，反而往往伴随着一系列固定的临床线索[7]。

1995 年，Norman Hertzer 在其血管外科学会主席致辞中说道，当患者的最大利益受到威胁时，优秀的外科医生会果断采取措施。赫尔兹医生建议外科医生需要坚持以结果为导向，并总结出："结果意味着一切"[9]。

1992 年，Silber、Williams、Krakauer 和 Schwartz 将抢救失败定义为因不良事件而发生的院内死亡[24]。抢救失败理论提出了这样一种观点，即医疗系统应该能够及时发现并治疗并发症。Ghaferi 进一步将救援失败的因素分为两类，及时响应和适当响应，包括正确的处理和治疗[26]。

根据 Rosero 等的研究，抢救失败与否是衡量医疗机构识别和治疗严重并发症熟练程度的指标，与医疗机构特征的相关性要比与患者特征的相关性更强。事实上，抢救效率高的医疗机构，本身就是以能够有效救治严重并发症的患者为特点。越来越多的证据表明，与死亡率直接相关的不是并发症的发生率，而是对并发症的救治率。Ghaferi 等发现[6]，高死亡率的医疗机构，其在发生严重并发症后死亡的概率几乎是低死亡率医疗机构的 2 倍。McEwan 等报道[16]，医疗过程中约 70% 的不良事件并非由于个人差错引起的，而是由于失败的团队合作所导致的。

1990 年，James Reason 提出了广为流传的"事件因果推断的瑞士奶酪模型"（Swiss cheese model of accident causation），该模型着重培养安全的工作习惯。James Reason 认为"事故发生的原因并非人们博弈输了，而是因为人们相信即将发生的事故根本不可能会发生"（Reason 于 2003 年提出）。瑞士奶酪模型认为，导致行动失败的危险因素其实一直潜伏在行动的各个环节。手术室中就有很多这些潜在的危险因素，外科医生与其他医护人员之间缺乏沟通就是潜在的危险因素。外科医生提前告知其他医护人员手术计划，后者主动核实并准备术中可能需要用到的器械和设备，以便于在术中需要时能够及时提供。一旦患者被麻醉后，就无法获取该患者的特殊需求，比如对镍过敏的患者需要备有无镍器具。处境意识有助于识别潜在的危险因素，从而提高系统的防御能力。在整件事情中时刻保持警惕性、监督意识、注意力集中，将会大大提高术前准备和术中应变的能力。

一、机组资源管理

医疗卫生行业通常被比作航空业，两者都是由训练有素的专业人员组成，并在高风险情况下应用技术完成工作。在这两种职业中，差错将会影响安全性和公众信任度。Agha 等报道称[1]，将航空业中采用的策略应用于外科领域，其重点是提高技术和非技术技能。

安全文化是团队成员对安全责任性的所有态度和观念，团队合作对于确保航空和医疗安全至关重要[13]。根据对外科医生进行的保密访谈报告，约 43% 的医疗差错是由团队沟通不畅造成的。

机组人力资源管理（crew resource management，CRM）是一套完整的培训流程，在人为差错可能产生毁灭性影响的情况下使用。CRM 主要为了提高航空飞行安全，侧重于非技术技能，如领导技能、人际沟通、团队合作、处境意识、决策把握、工作负荷管理、压力调节及疲劳处理等[15]。没有传统的阶级约束，对团队所有成员的支持意味着提高沟通的效率并因此改善安全文化。

CRM 是在一次集中讨论人为因素引发飞机失事的会议中提出来的，而这个会议是美国国家运输安全委员会（National Transportation Safety Board，NTSD）调查联合航空公司 173 号航班坠毁和 1977 年特内里费机场空难后召开的。173 号航班在俄勒冈州波特兰市上空因起落架故障，最终燃油耗尽而坠毁[11]。特内里费机场空难是两家波音 747 飞机在跑道上相撞并造成 583 人死亡。是环境不利条件和组织沟通不畅造成了两机相撞。荷兰皇家航空公司的机长是一位强势领导人，不允许他的团队作为一个团队整体行事[25]。1981 年，联合航空公司是第一家为驾驶舱机组人员提供 CRM 培训的航空公司。到 20 世纪 90 年代，CRM 培训已经成为全球航空领域的标准，并继续在飞行学校为飞行员和工作人员提供必要的培训。

美国国家航空航天局（National Aeronautics and Space Administration，NASA）心理学家 John Lauber，经过多年对驾驶舱内人员之间交流的研究，于 1979 年提出"驾驶舱人力资源管理"的概念。这一概念是在保留指挥等级制度的同时，旨在培养一种不太专制的驾驶舱文化，鼓励副机长在发现机长犯错时能够及时提出质疑。

航空公司的统计数据显示，人为失误造成的事故远远多于机械故障。最常见的人为失误是机组人员未能有效沟通和未能有效利用可用资源。

手术室 CRM 要求指定该手术领域的某位外科医生作为领导者，建立一种鼓励团队参与和信息交流的氛围，并且不必担心会受到报复。CRM 强调这种氛围在术前、术中和术后保持一致。术前准备、手术计划和保持警惕性（处境意识）将决定手术室工作人员识别新威胁、制订应急措施和采取相应行动的能力。这些内容必须总是在飞机起飞前考虑。CRM 这一理念是手术室和医院的长期文化变革，需要不断地强化和实践。

2000 年，美国医学科学院建议医疗卫生部门实施机组人力资源管理（CRM）理念，以提高医疗安全性，避免人为差错造成的严重不良后果。CRM 是一种运营理念，促进团队成员的投入并积极主动地规避事故。CRM 充分有效地利用所有可用的资源，以确保手术操作的安全有效，减少差错并避免压力。CRM 理念已被其他涉及先进技术和复杂流程的"高可靠性"行业所接受。

2010 年，退伍军人卫生管理局国家患者安全中心启动了 CRM 多点试点项目。该项目主要内容包括安全文化建设、领导力建设和处境意识培训、对抗疲劳、简报汇报和流程清单及减少分心等。Young Xu 等观察到抢救事件的失败率从训练前的 25% 显著下降至培训后的 12%（$P=0.03$）[31]。

CRM 培训在医学上的最终成功是非常多变复杂的。Bacon 等[2] 认为，团队强有力的安全文化辅以全面的 CRM 培训，将显著改善抢救失败率并降低院内死亡率。同时他们发现，团队若未接受 CRM 系统的强化训练和更新学习，即使实施 CRM 管理流程，对抢救失败率和死亡率并没有明显改善作用。因此，作者提倡团队定期培训或进修学习 CRM 系统，以加强并巩固团队成员的安全行为。

Salas 倡议对团队提供不断的 CRM 培训和实践[23]，培训不是一次性活动，如果重点关注安全性，经常进行 CRM 培训是非常必要的。

Weller 和 Boyd 等[30] 发现，简化流程、手术清单、团队培训和组织变革对手术室团队合作具有积极作用。但是，这个积极作用在随后的 4 年时间内逐渐减弱，因此，持续的监测和评估非常有必要。教育培训过程必须具有可持续性。

Musson 和 Helmreich 等建议医院、医疗机构、护理学校和医学院应该在建立 CRM 培训团队和培训课程中发挥重要作用[18]。医生必须发挥领导作用，并长期致力于促进和维持此类课程的培训。而且为了提高培训内容的专业性，这些课程应当为医学领域量身定制，而不一定是直接从航空领域的拿来主义。

二、韧性

Atul Gawande 2012 年在威廉姆斯学院毕业典礼演讲中指出，最优秀的外科医生，其关键技能是体现在处理复杂和突发事件的能力上，这些外科医生已经锻炼出了对团队合作的判断力和理解力，并愿意为自己的决策承担责任。加文德进一步指出，最好的医院，并不一定在控制和降低风险方面做得有多好，而是在防止事态进一步恶化方面做得更好[5]。

Weick 和 Sutcliffe 认为韧性是高可靠性组织（High Reliability Organization，HRO）的特征。韧性被定义为成功地在高压环境下的适应能力。韧性由三个部分组成：能够承受压力并继续发挥作用的能力、恢复活性的能力和从错误中学习的能力。具有韧性的团队，具备意识潜在的问题并在问题出现时迅速降低这些问题带来的负面影响。具有韧性的团队通过人际互信和相互尊重的交流，以及新的数据来更新自身的处境意识能力，不断强化自身对环境的理解，这个过程叫意义建构（sensemaking）。在意义建构期间，处理并整合新的信息，外科医生很容易丧失处境意识和决策判断的能力。从良好的机组人力资源管理技能中培训出来的团队韧性将会弥补个人的缺陷，从而获得更加安全的结果。韧性可以通过有效沟通、注意力恢复、持续学习机会和强化来得到升华。责任、能力和认知，是一个富有韧性的团队的基本组成部分。风险的集体意识是高可靠性组织的一个决定性特征。

多项研究表明，手术差错会随着信息误导、设备故障或技术并发症、术中干扰或人员疲劳等问题的简单叠加而进一步恶化。Lipshy 和 LaPorta 等[14] 认为，当团队成员压力过大、注意力分散或陷入确认偏倚时，会丧失处境意识的判断能力，团队也因此出现脱离实际的危险境地。Neisser 等[19] 发现，当人们专注于一项任务时，往往不会注意到一个意外但完全可见的物体，这种现象被称为注意力不集中性失明。越是注意力不集中，越可能会忽视对周围环境的意识。注意力不集中时会出现视觉偏盲。注意力不集中性失明的概念，强调了术前准备、教育培训和处境意识的重要性[8]。

Lipshy 和 LaPorta 认为，一旦不良适应得到有效控制，称职的领导、果断的沟通、风险的评估、规划和实施将创造出成功之路。正如必须在危机发生前选择领导者一样，必须提前规划与团队合作有关的指导方针。同时，Lipshy 和 LaPorta

进一步强调了在任何危机发生后要进行汇报的重要性。

三、高可靠性组织

医疗操作过程复杂，且一旦出现意外可能会造成灾难性后果，因此高可靠性组织的理念在医疗卫生领域非常关键。高可靠性组织优先考虑安全而不是其他绩效来培养团队韧性。高可靠性组织对失败耿耿于怀、不屑于简化流程、关注手术整体环境（处境意识）及崇尚韧性。高可靠性组织中的成员都知道，最接近某项工作的人通常最了解这项工作。崇尚韧性，确立于对系统故障的频发性和不可预知性的基本理解。当地领导者倡导安全文化，营造心理安全的氛围。高可靠性的建立和维护是一个持续的过程，是思维的组织框架。联合委员会（Joint Commission）建议，医疗卫生组织需要致力于建立一个强大的根基，包括领导者的担当，以减少伤害并构建积极的安全文化。患者的安全是安全文化的组成部分，但更是一个理想的追求目标。同时，安全文化还包括心理安全、责任感、团队合作、沟通及协商[6]。

医疗健康领域与航空领域通常具有可比性，两个领域都是由训练有素的专业人员在高风险情况下进行先进技术的工作。Wachter 指出[27]，保证外科手术安全的最重要两大因素：充满激情并具有责任感，作者进一步建议，在安全文化中，学员（及其他工作人员）理当明白，当一个人面临苦难且无计可施时寻求帮助不是软弱的表现，恰恰是强大的象征。

Kao 等明确指出团队合作对于建立航空和医疗安全至关重要[13]。航空和医疗卫生之间的相似之处就是以安全为主要目标。随着技术的不断发展，这两个领域的安全性稳步提高，但团队合作对于降低或规避错误尤为关键。威胁这两个领域安全的因素包括：技术、人及环境因素。

安全文化是什么样子的呢？Ghaferi 和 Dimick 认为是共享的、常常是潜意识的、支配行为的态度[7]。作者提出，组织的价值观、信仰和传统所塑造的力量会影响其文化。Ghaferi 强调，对文化的理解是改变文化的必要条件。一个高可靠性组织（HRO）的特征并不是不犯错误，而是出现错误也不会导致组织功能的丧失。

Weller 等认识到[29]，团队成员之间的合作和沟通障碍会直接降低对患者的救治水平，并会造成成员的压力、抑郁、紧张及工作效率的下降，这些因素的叠加带来超过 60% 的潜在不良事件。高可靠性组织将"差一点犯错误"视为一个学习和改进的机会。如果人们将"差一点犯错误"当作侥幸成功的话，这会强化对错误的认知，并满足于当前的危险操作，以为可以规避因疏忽造成的后遗症。权宜之计并非意味着有韧性。

成功塑造自信。但障碍在于，如果将成功视为能力的表现，可能会因此陷入自满。应该将"差一点犯错误"当作安全掩盖下的危险，而不是危险掩盖下的安全。抢救成功取决于对并发症的早期发现和及时有效的处理。最终的目的是对并发症的发生即刻提供高质量的响应，从而避免可能导致"抢救失败"的不良事件终点的级联反应。一个富有韧性的团队是在不断审视患者和周围环境，并及时发现病情的重大变化，以便能够迅速采取行动以减轻额外的伤害。

四、OODA 循环的实现

提高组织快速且果断行动能力的一个过程是"观察 – 判断 – 决策 – 行动（observe-orient-decide-act，OODA）"循环（图 18-1）。OODA 循环由美国空军战斗机飞行员和教官 John Boyd 上校创立。Boyd 被称为"40s 博伊德（forty-second Boyd）"，因为他作为一名教练飞行员，从一个不利的位置开始，他可以在不到 40s 的时间内击败任何对手飞行员。Boyd 倡议，决策发生在一个反复出现的 OODA 循环中。观察结果是决策和行动所依据的原始证据。博伊德主张实现 OODA 循环快速，而且复杂程序的决策往往需要多个 OODA 循环[17]。

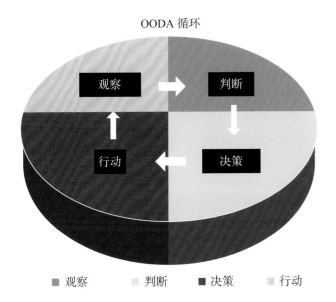

OODA 循环

■ 观察　■ 判断　■ 决策　■ 行动

▲ 图 18-1 "观察 - 判断 - 决策 - 行动"（OODA）循环

根据 Boyd 的观点，OODA 循环是在高压力状态下做出快速、准确且关键决策的循环。

- 观察（observe）：收集信息。
- 判断（orient）：信息解读（意义建构）。
- 决策（decide）：根据既往的知识和经验。
- 行动（act）：深思熟虑后的执行计划。

整合 OODA 循环与全面的 CRM 技能、良好的领导力和团队合作、优质的沟通技巧和有效的处境意识、决策判断及任务分配等，将为不良事件的预防、识别和管理提供最佳机会。

五、完结循环

据笔者的观察，在面对危机时，90% 的人会感到震惊或吓到发呆，从而表现出犹豫不决，而另外 10% 的人会做出错误的决定。作为强有力的领导者，必须展现出一种解救那些缺乏韧性的团队成员于危难之中的能力，并促进其恢复。在危机的处理中，思路清晰和高度专注有益于提高解决问题的能力，冷静且明确地阐述自己的意图。在这些危急关头，良好的判断力、合理的决策判断，以及充分利用既往经验和知识的能力等都极为重要。及时且准确的医疗图文记录，为无论是避免诉讼还是辩护诉讼都提供了最有说服力的证据。在法律调查过程中，及时准确的文字记录让您的证词和可信度几乎没有怀疑和不确定性。医疗事故索赔需要数月或数年才能解决，难以单纯依赖记忆来准确回忆。拥有快速响应、强大团队合作和专业技术的永久记录，为坚定团队的信心和韧性提供客观证据。

总结

自 20 世纪 90 年代以来，医疗安全一直是倡议的目标。尽管采取了一系列安全措施并提供了大量安全信息，救治失败仍然是一个没有落伍的话题。医疗差错是多因素的，而且也非常复杂。将患者从意外并发症中成功救治依赖于整个医疗系统及其团队合作。

医生有可能影响当地患者的生命和安全。患者将他们的生命和健康托付给医务人员，这是一种神圣的信任。根据联合委员会（Joint Commission）的说法，在领衔构建安全文化过程中的核心关键作用，应当是医生和医疗系统的首要任务[12]。

成功的抢救有赖于对严重并发症的早期识别和及时有效的处理。努力创建高可靠性组织（HRO）和减少错误的安全文化至关重要。创建真正的安全文化的关键部分，是要求领导者 / 医生拥护者致力于优先考虑和创建安全文化，这与投入到收益、系统整合和生产力上的时间和资源一样重要。笔者认为，医生在这努力过程中的领衔作用，对于安全文化的最终采纳和意义最大化都是至关重要的。

Weick 和 Sutcliffe 于 2001 年指出，文化是在理念一致的基础上形成的产物。在与患者接触和与同事交流时，花时间培养改善沟通的技巧和习惯，比花时间救治由于沟通不畅所造成的并发症，压力要小得多。

医疗事故案例通常揭示了医院错失成功识别和治疗并发症的一连串机会，经常被发现是沟通失败和领导力及决策技巧的缺陷。通过坚定不移地致力于强有力的领导、教育和文化的改进，可以为实现高质量和高安全的医疗保健提供机会。

据笔者所知，没有哪位医生或员工在工作时故意犯错误或故意伤害患者。诉讼的威胁、医院的制裁、患者转诊的损失和自尊心的丧失都会激励外科医生去提高工作能力。飞行员还有另外一种激励，即求生的欲望。

医疗并发症让医务人员悔恨不已，也会因此而走向被告席。在航空领域，如果飞机着陆滑行的距离太长，无论是在 Sierra、Oscar、Lima 或是在其他跑道上滑行，总会驶出跑道的。

参 考 文 献

[1] Agha R, Fowler A, Sevalis N. The role of non-technical skills in surgery. Ann Med Surg. 2015;4:422–7.

[2] Bacon C, McCoy T, Henshaw D. Failure to rescue and 30–day in-hospital mortality with and without crew-resource-management safety training. Res Nurs Health/Early View. 2019. Retrieved from: https://onlinelibrary.wiley.com/doi/10.1002/nur.22007.

[3] Bickell W, Wall M Jr, Pepe P, Martin R, Ginger V, Allen M, Mattox K. Immediate versus delayed fluid resuscitation for hypotensive patients with penetrating torso injuries. N Engl J Med. 1993;331:1105–9.

[4] Crico Strategies. Malpractice risks in communication failures. 2015 annual benchmarking report. 2015.

[5] Gawande A. Failure to rescue. The New Yorker. 2010, June 2. Retrieved from https://www. newyorker.com/new/news-desk/failure-and-rescue.

[6] Ghaferi AA, Birkmeyer JD, Dimick JB. Variation in hospital mortality associated with inpatient surgery. N Engl J Med. 2009;361(14):1368–75.

[7] Ghaferi AA, Dimick JB. Understanding failure to rescue and improving safety culture. Ann Surg. 2015;261(5):839.

[8] Hatchimonji JS, Kaufman EJ, Sharoky CE, Ma L, Whitlock AEG, Holena DN. Failure to rescue in surgical patients: a review for acute surgeons. J Trauma Acute Care Surg. 2010;87(3):699–706.

[9] Hertzer N. Presidential address: outcome assessment in vascular surgery-results mean everything. J Vasc Surg. 1995;1995(21):6–15.

[10] Institute of Medicine. To error is human: building a safer health system. 2000. Retrieved from http://www.nap.edu/books/030906837/html/.

[11] Jedick RA. United Airlines 173–the need for CRM. 2014. Retrieved from https://goflightmedicine. com/united-airlines-173.

[12] Joint Commission. The essential role of leadership in developing a safety culture. Sentinel Event Alert. 2017;(57):1.

[13] Kao L, Thomas E. Navigating towards improved surgical safety using aviation-based strategies. J Surg Res. 2008;145(2):327–35.

[14] Lipshy KA, LaPorta A. Operating room crisis management leadership training: guidance for surgical team education. Bull Am Coll Surg. 2013;98(10):24–33.

[15] Martin W. Crew resource management and individual resilience crew resource management. 3rd ed. San Diego: Academic Press; 2019. p. 218.

[16] McEwan D, Ruissen GR, Eys MA, Zumbo BD, Beauchamp MR. The effectiveness of teamwork training on teamwork behaviors and team performance: a systematic review and meta-analysis of controlled interventions. PLoS One. 2017;12(1):e0169604.

[17] Mulder P. OODA loop. 2017. Retrieved 17 Oct 2019 from Tools Hero: https://www.toolshero. com/decision-making/ooda-loop/.

[18] Musson D, Helmreich R. Team training and resource management in healthcare: current issues and future Musson and Helmreich team training and resource management. Harvard Health Policy Rev. 2004;5:25–35.

[19] Neisser R. Becklan R. Selective looking: Attending to visually specified events. Cogn Psychol. 1975;7(4):480–94.

[20] Reason J. Understanding adverse events: human factors. BMJ Qual Saf. 1995;4(2):80–9.

[21] Reason J, Hobbs A. Safety culture. In: Reason J, Hobbs A, editors. Managing maintenance error: a practical guide. Hampshire: Ashgate Publishing Company; 2003. p. 145–8.

[22] Rosero EB, Joshi GP, Minhajuddin A, Timaran CH, Modrall JG. Effects of hospital safety-net burden and hospital volume on failure to rescue after open abdominal aortic surgery. J Vasc Surg. 2017;66(2):404–12.

[23] Salas E, Wilson K, Burke S, Wightman E, Howse W. A checklist for crew resource management training. Ergon Des. 2006:6–15.

[24] Silber JH, Williams SV, Krakauer H, Schwartz JS. Hospital and patient characteristics associated with death after surgery: a study of adverse occurrence and failure to rescue. Med Care. 1992:615–29.

[25] Smith P. The true story behind the deadliest air disaster of all time. The Telegraph. 2017. https://www.telegraph.co.uk/travel/comment/tenerife-airport-disaster/.

[26] Taenzer AH, Pyke JB, McGrath SP. A review of current and emerging approaches to address failure-to-rescue. Anesthesiol: J Am Soci Anesthesiol. 2011;115(2):421–31.

[27] Wachter RM. The evolution of patient safety in surgery. Patient Safety Network. 2017, December 1. Retrieved from https://www.psnet.ahrq.gov/perspective/evolution-patient-safety-surgery.

[28] Weick KE, Sutcliffe KM. Managing the unexpected, vol. 9. San Francisco: Jossey-Bass; 2001.

[29] Weller J, Boyd M, Cumin D. Teams, tribes and patient safety: overcoming barriers to effective teamwork in healthcare. Postgrad Med J. 2014;90(1061):149–54.

[30] Weller J, Boyd M. Making a difference through improving teamwork in the operating room: a systematic review of the evidence of what works. Curr Anesthesiol Rep. 2014;4:77–83.

[31] Young-Xu Y, Fore AM, Metcalf A, Payne K, Neily J, Sculli GL. Using crew resource management and a "read-and-do checklist" to reduce failure-to-rescue events on a step-down unit. AJN: Am J Nurs. 2013;113(9):51.

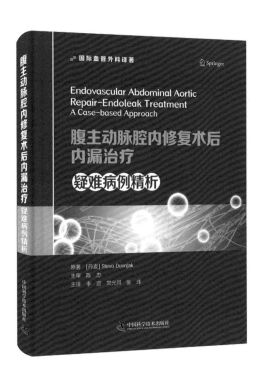

原著：[丹麦]Stevo Duvnjak

主审：陈　忠

主译：李　震　常光其　张　玮

定价：128.00 元

　　本书引进自 Springer 出版社，是 Stevo Duvnjak 教授及其团队长期研究主动脉腔内修复技术的成果。本书精选了著者及其团队治疗过的大量经典病例，就各型内漏的影响因素和处理方法进行了分析总结，旨在帮助相关专业医师进一步认识内漏，为临床决策提供依据。著者参照经典的内漏分型方法，对相关病例进行分类归纳，首先对内漏分型等内容进行了概要性阐述，然后详细介绍了 I ～ V 型内漏修复手术病例共 47 例。对于重要的手术步骤，均配有清晰的手术照片及详尽的解释说明，犹如亲临手术现场。全书共 5 章，内容丰富新颖，阐释由简入繁，病例真实，配图丰富，可供血管外科、介入科等相关医师治疗此类病例时参考。

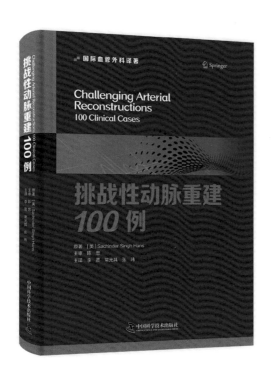

原著：[美]Sachinder Singh Hans

主审：陈 忠

主译：李 震 常光其 张 玮

定价：298.00 元

　　本书引进自 Springer 出版社，由国际知名血管外科专家 Sachinder Singh Hans 教授领衔编写。著者精选了其团队治疗过的 100 个经典病例，有成功，也有曲折，每个病例都充满挑战。书中介绍了血管外科及腔内技术重建的各种复杂病例，涉及颈动脉、锁骨下动脉、无名动脉、主动脉、髂动脉、内脏动脉及肢体动脉等，几乎囊括了全身的外周动脉血管。本书前半部分主要介绍了应用外科技术进行相关血管修复、重建的手术方式选择、方案设计、材料选择、手术过程及技术要点；而后半部分则主要是应用血管腔内技术进行上述工作的介绍。本书内容丰富，条理清晰，重要的手术步骤均配有精美的手术照片或示意图，同时附有详尽的说明，使读者仿佛亲临手术现场，可供国内血管外科、心外科及介入科等相关专业医师在临床实践中借鉴参考。